Kohlhammer

Die Autoren

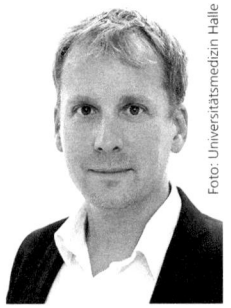

Univ.-Prof. Dr. med. Jan Schildmann, MA, ist Internist und Direktor des Instituts für Geschichte und Ethik der Medizin an der Medizinischen Fakultät, Martin-Luther-Universität Halle-Wittenberg. Seine Forschungsschwerpunkte umfassen Themen der klinischen Medizinethik, ethische Aspekte digitaler Technologien sowie methodische Aspekte der Verbindung empirischer und normativer Analysen. In der Lehre und Fortbildung liegt ein Schwerpunkt auf der integrierten Vermittlung ethischer und kommunikativer Kompetenzen.

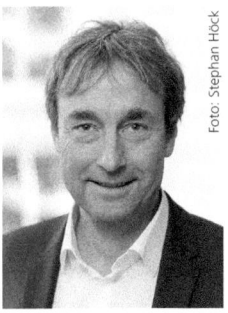

Univ.-Prof. Dr. med. Georg Marckmann, MPH, studierte Medizin und Philosophie an der Universität Tübingen und Public Health an der Harvard Universität in Boston. Seit 2010 leitet er das Institut für Ethik, Geschichte und Theorie der Medizin an der Ludwig-Maximilians-Universität München. Er hat maßgeblich die Methode der prinzipienorientierten ethischen Falldiskussion für die Ethikberatung in Deutschland etabliert und arbeitet als Trainer für Ethikberatung im Gesundheitswesen.

Unter Mitarbeit von

Dr. iur. Kim Philip Linoh, M. mel., ist wissenschaftlicher Mitarbeiter und Habilitand am Lehrstuhl für Strafrecht, Strafprozessrecht und Medizinrecht der Martin-Luther-Universität Halle-Wittenberg. Nach seinem Studium der Rechtswissenschaft an der Universität Augsburg und dem juristischen Referendariat im OLG-Bezirk München folgte ein Masterstudium Medizin – Ethik – Recht und die Promotion an der Martin-Luther-Universität Halle-Wittenberg.

Dr. Linoh verfasste für dieses Werk den Beitrag »Rechtliche Aspekte der Ethikberatung« (▶ Kap. 11).

Jan Schildmann
Georg Marckmann

Ethikberatung in der Patientenversorgung

Ein Handbuch für die Praxis

Mit einem Beitrag von Kim Philip Linoh

Verlag W. Kohlhammer

Dieses Werk einschließlich aller seiner Teile ist urheberrechtlich geschützt. Jede Verwendung außerhalb der engen Grenzen des Urheberrechts ist ohne Zustimmung des Verlags unzulässig und strafbar. Das gilt insbesondere für Vervielfältigungen, Übersetzungen, Mikroverfilmungen und für die Einspeicherung und Verarbeitung in elektronischen Systemen.

Pharmakologische Daten, d. h. u. a. Angaben von Medikamenten, ihren Dosierungen und Applikationen, verändern sich fortlaufend durch klinische Erfahrung, pharmakologische Forschung und Änderung von Produktionsverfahren. Verlag und Autoren haben große Sorgfalt darauf gelegt, dass alle in diesem Buch gemachten Angaben dem derzeitigen Wissensstand entsprechen. Da jedoch die Medizin als Wissenschaft ständig im Fluss ist, da menschliche Irrtümer und Druckfehler nie völlig auszuschließen sind, können Verlag und Autoren hierfür jedoch keine Gewähr und Haftung übernehmen. Jeder Benutzer ist daher dringend angehalten, die gemachten Angaben, insbesondere in Hinsicht auf Arzneimittelnamen, enthaltene Wirkstoffe, spezifische Anwendungsbereiche und Dosierungen anhand des Medikamentenbeipackzettels und der entsprechenden Fachinformationen zu überprüfen und in eigener Verantwortung im Bereich der Patientenversorgung zu handeln. Aufgrund der Auswahl häufig angewendeter Arzneimittel besteht kein Anspruch auf Vollständigkeit.

Die Wiedergabe von Warenbezeichnungen, Handelsnamen und sonstigen Kennzeichen in diesem Buch berechtigt nicht zu der Annahme, dass diese von jedermann frei benutzt werden dürfen. Vielmehr kann es sich auch dann um eingetragene Warenzeichen oder sonstige geschützte Kennzeichen handeln, wenn sie nicht eigens als solche gekennzeichnet sind.

Es konnten nicht alle Rechtsinhaber von Abbildungen ermittelt werden. Sollte dem Verlag gegenüber der Nachweis der Rechtsinhaberschaft geführt werden, wird das branchenübliche Honorar nachträglich gezahlt.

Dieses Werk enthält Hinweise/Links zu externen Websites Dritter, auf deren Inhalt der Verlag keinen Einfluss hat und die der Haftung der jeweiligen Seitenanbieter oder -betreiber unterliegen. Zum Zeitpunkt der Verlinkung wurden die externen Websites auf mögliche Rechtsverstöße überprüft und dabei keine Rechtsverletzung festgestellt. Ohne konkrete Hinweise auf eine solche Rechtsverletzung ist eine permanente inhaltliche Kontrolle der verlinkten Seiten nicht zumutbar. Sollten jedoch Rechtsverletzungen bekannt werden, werden die betroffenen externen Links soweit möglich unverzüglich entfernt.

1. Auflage 2025

Alle Rechte vorbehalten
© W. Kohlhammer GmbH, Stuttgart
Gesamtherstellung: W. Kohlhammer GmbH, Heßbrühlstr. 69, 70565 Stuttgart
produktsicherheit@kohlhammer.de

Print:
ISBN 978-3-17-043516-2

E-Book-Formate:
pdf: ISBN 978-3-17-043517-9
epub: ISBN 978-3-17-043518-6

Inhalt

Übersicht über das elektronische Zusatzmaterial		9
Danksagung		10
Zur Einführung		11

1 Grundlagen der Ethikberatung 15
Jan Schildmann
- 1.1 »Ethikberatung«: Ein Begriff, viele Bedeutungen 15
- 1.2 Ziele von Ethikberatung: Mit welchen Themen sollte sich Ethikberatung (nicht) befassen? 16
- 1.3 Eine kurze Geschichte der Ethikberatung 17
- 1.4 Aktuelle Entwicklungen (in) der Ethikberatung............ 20
- 1.5 (Wie) wirkt Ethik(fall)beratung? 22

2 Organisationsformen der Ethikberatung 24
Jan Schildmann
- 2.1 Ethikkomitees 24
- 2.2 Ethikberater*innen 26
- 2.3 Integrierte Modelle 28

3 Implementierung von Ethikkomitees: Ein Vorschlag in drei Phasen 31
Jan Schildmann
- 3.1 Phase 1: Vorbereitung 32
- 3.2 Phase 2: Konstituierung des Ethikkomitees 36
- 3.3 Phase 3: Etablierung des Ethikkomitees 41

4 Arbeitsfelder der Ethikberatung 45
Jan Schildmann
- 4.1 Welche Ethikberatung für wen? Vorschlag für eine Bedarfsanalyse 45
- 4.2 Fallbezogene Ethikberatungsangebote 47
- 4.3 Aus- und Fortbildungsveranstaltungen 55
- 4.4 Weitere Veranstaltungsformate 57
- 4.5 Ethische Empfehlungen 59

	4.6	Advance Care Planning: Ein Beispiel für ein angrenzendes Arbeitsfeld	61
5		**Ethikfallberatung: Grundlagen und Einführung in die prinzipienorientierte ethische Falldiskussion**	**64**
	Georg Marckmann		
	5.1	Grundlagen der Ethikfallberatung	64
	5.2	Ausgewählte methodische Ansätze der Ethikfallberatung	65
	5.3	Methode der prinzipienorientierten ethischen Falldiskussion	68
	5.4	Die prinzipienorientierte ethische Falldiskussion in der Praxis: Eine Anleitung	75
	5.5	Moderation der Ethikfallberatung	99
	5.6	Herausforderungen bei der Durchführung von Ethikfallberatung	105
	5.7	Dokumentation von Ethikfallberatungen	115
6		**Umsetzung der prinzipienorientierten ethischen Falldiskussion in spezifischen Kontexten**	**118**
	Georg Marckmann		
	6.1	Ethische Fallberatung in der vorgeburtlichen Medizin	118
	6.2	Ethische Fallberatung in der Kinder- und Jugendmedizin	126
	6.3	Ethische Visite auf der Intensivstation	132
7		**Ethikberatung bei Anfragen nach Assistenz bei der Selbsttötung**	**138**
	Georg Marckmann und Jan Schildmann		
	7.1	Mögliche Arbeitsfelder für Ethikberatung im Kontext von Anfragen nach Assistenz bei der Selbsttötung	139
	7.2	Grenzen der Ethikberatung im Kontext von Anfragen nach Assistenz bei der Selbsttötung	146
8		**Ethikfallberatung kompetent durchführen: Qualifizierung und Demonstration erworbener Kompetenzen**	**148**
	Jan Schildmann		
	8.1	Anforderungen an kompetente Ethikfallberatungen: Vielfältig und anspruchsvoll	148
	8.2	Qualifizierung für Ethikfallberatungen: Prozess und Methoden	151
	8.3	Kompetenzen demonstrieren: Keine einfache Aufgabe	152
9		**Ethikberatung im ambulanten Sektor und in stationären Pflegeeinrichtungen**	**154**
	Jan Schildmann und Georg Marckmann		
	9.1	Anlässe für Ethikberatung im außerklinischen Kontext	154

	9.2	Strukturelle und organisatorische Besonderheiten der außerklinischen Ethikberatung	155
	9.3	Vorschläge zur Implementierung außerklinischer Ethikberatung	158

10 Organisationsethik in Gesundheitseinrichtungen **161**
Georg Marckmann
- 10.1 Organisationsethische Handlungsperspektiven in Gesundheitseinrichtungen 162
- 10.2 Organisationsethische Beratung durch Ethikkomitees 165
- 10.3 Methodisches Vorgehen bei einer organisationsethischen Beratung 166

11 Rechtliche Aspekte der Ethikberatung **168**
Kim Philip Linoh
- 11.1 Institution »Ethikberatung« und Beratungscharakter 169
- 11.2 Berufliche Schweigepflicht 170
- 11.3 Haftungsfragen 176
- 11.4 Strafrecht 181
- 11.5 Ethikberatung und Rechtsberatung 182
- Weiterführende Literatur zu medizinrechtlichen Fragestellungen in der Ethik(fall)beratung 185

12 Evaluation von Ethikfallberatung und Qualitätssicherung ... **186**
Jan Schildmann
- 12.1 Gegenstand, Ziele und Ansätze der Evaluation 187
- 12.2 Methoden der Datenerhebung und Auswertung 190
- 12.3 Praktisches Vorgehen bei der Evaluation und Beispiele 194

13 Anwendung der prinzipienorientierten ethischen Falldiskussion bei ausgewählten klinischen Konstellationen **200**
Georg Marckmann und Jan Schildmann
- 13.1 Maximaltherapie oder Therapiebegrenzung? 200
- 13.2 Patientenwohl durch Zwangsbehandlung? – Ethikfallberatung bei einem Menschen mit psychischer Erkrankung 212
- 13.3 »Unser Kind soll nicht sterben« – Ethikfallberatung bei einem Kind 218

Literaturverzeichnis **225**

Zusatzmaterial zum Download **234**

Stichwortverzeichnis **235**

Übersicht über das elektronische Zusatzmaterial

Den Weblink, unter dem die Zusatzmaterialien zum Download verfügbar sind, finden Sie ganz hinten in diesem Buch unter dem Kapitel »Zusatzmaterial zum Download«.

- Muster als Orientierung für die Formulierung einer Satzung
- Beispiel für einen Jahresbericht
- Prinzipienorientierte ethische Falldiskussion Übersicht
- Leitfragen für die prinzipienorientierte ethische Falldiskussion
  - Erwachsenenmedizin
  - Kinder- und Jugendmedizin
  - Pränatalmedizin
- Protokollbogen für die prinzipienorientierte ethische Falldiskussion
- Feedbackbogen zur Moderation einer prinzipienorientierten ethischen Falldiskussion

Danksagung

Dieses Buch wäre ohne die sehr gute Zusammenarbeit vieler Beteiligter nicht möglich gewesen.

Zunächst danken wir Nadine Wäldchen und Nicole Adam für die unzähligen, immer zeitnahen und sehr sorgfältigen formalen Bearbeitungen sowie Rebecca Martin für ihre Unterstützung beim Layout und bei weiteren Arbeiten. Sinah Wiborg danken wir für die redaktionelle Bearbeitung des Manuskripts.

Weiterhin danken wir folgenden Menschen für die konstruktiven und unterstützenden Hinweise zu einzelnen Kapiteln des Buchs: Katharina Ille, Alexander Kremling, Hannah Mrozynski, Andre Nowak, Caspar Radunz, Theresa Schneider, Jutta Schrezenmeier und Christiane Vogel. Kim Philip Linoh danken wir für sein fundiertes und umfängliches Kapitel zu rechtlichen Aspekten der Ethikberatungen.

Schließlich möchten wir dem Kohlhammer Verlag und hier insbesondere Anita Brutler und Ruprecht Poensgen für das Vertrauen danken, dass wir nach zwei erfolgreichen Auflagen des Buches »Klinische Ethikberatung« (Hrsg. Andrea Dörries, Gerald Neitzke, Alfred Simon, Jochen Vollmann) dieses Handbuch »Ethikberatung in der Patientenversorgung« verfassen durften.

Zur Einführung

Wenn Sie dieses Buch in der Hand halten (oder am Bildschirm lesen), haben Sie vielleicht gerade an einer Schulung zur Qualifizierung als Ethikberater*in teilgenommen oder sind Mitglied eines Klinischen Ethikkomitees und überlegen, wie die Ethikarbeit in ihrer Einrichtung am besten organisiert werden kann. Möglicherweise sind Sie aber auch mit dem Management einer Gesundheitseinrichtung betraut und interessieren sich für den professionellen Umgang mit ethischen Herausforderungen bei der Versorgung von Patient*innen in Ihrer Einrichtung. Vielleicht fragen Sie sich dabei auch, warum es nun ein weiteres Buch zum Thema gibt, wo doch bereits eine Vielzahl englischsprachiger und auch einige deutschsprachige Bücher zur Ethikberatung vorliegen.

Für unsere Entscheidung, ein »Handbuch für die Praxis« zum Thema Ethikberatung zu verfassen, waren vor allem drei Gründe maßgeblich. Zum ersten wurden wir in Fortbildungen, die wir in den letzten Jahren zur Qualifizierung von Ethikberater*innen durchgeführt haben, immer wieder nach *ergänzenden Materialien* »zum Nachlesen« gefragt. Diese Anfragen betrafen insbesondere konkrete Hinweise zur Moderation ethischer Fallbesprechungen und Fallbeispiele zum Vorgehen bei der ethischen Fallanalyse, aber auch praktische Aspekte der Implementierung oder Qualitätssicherung. Zum zweiten hat sich fünfzehn Jahre nach Erscheinen der zweiten Auflage des Buches »Klinische Ethikberatung« in diesem Verlag einiges im Feld verändert. Belege hierfür sind die *methodische Ausdifferenzierung von Ethikfallberatung* oder auch *neue Organisationsformen und Arbeitsfelder* der Ethikberatung. Ethikberatung geht heute weit über die klassische Trias von Fallberatungen, Fortbildungen und Erstellung ethischer Leitlinien hinaus. Dies ist notwendig, um bedarfsgerechte Angebote für die Praxis zu machen, gleichzeitig sind diese neueren Entwicklungen nach unserer Kenntnis bislang nicht gebündelt in einem Buch zu finden. Der dritte und vielleicht wichtigste Grund ist, dass es nach unserer Kenntnis keine deutschsprachige Publikation gibt, in der eine konkrete Methode der Ethikfallberatung – in diesem Fall die wesentlich von Georg Marckmann in Deutschland etablierte *prinzipienorientierte ethische Falldiskussion – normativ begründet, detailliert dargestellt* und *auf typische Fallbeispiele angewendet* wird.

Die Methode der Ethikfallberatung ist zentral. Die Ziele, die im Rahmen von Ethikfallberatungen erreicht werden können, hängen auch von der jeweils gewählten Methode ab. Weiterhin bestimmt die Wahl der Methode ganz wesentlich die erforderlichen Kompetenzen. Auch die Kriterien für eine angemessene Moderation, Dokumentation, Evaluation und Qualitätssicherung werden beeinflusst von der Methode der Ethikfallberatung. Vor diesem Hintergrund stellt dieses Buch neben generischen Aspekten der Ethik(fall)beratung eine Methode – und damit in Zusammenhang stehende praktisch relevante Aspekte der Ethikfallberatung – in detaillierter Form vor. Wir sind uns bewusst, dass in Deutschland, wie auch in anderen Ländern, viele unterschiedliche Methoden zur Ethikfallberatung eingesetzt werden. Nur für einen Teil liegen allerdings detaillierte Beschreibungen der Methodik vor.

Wir möchten mit diesem Buch die bestehenden Wissenslücken zumindest in Bezug auf die Methode der prinzipienorientierten ethischen Falldiskussion schließen. Die Methode orientiert sich im Ablauf an der Struktur medizinischer Behandlungsentscheidungen und an den weithin zustimmungsfähigen Prinzipien biomedizinischer Ethik. Sie erfüllt damit auch wesentliche medizinisch-fachliche und medizinrechtliche Anforderungen an gute Entscheidungen in der Patientenversorgung. Verschiedene Elemente der Methode, wie bspw. die Analyse der Behandlungsoptionen mit ihrem weiteren Verlauf, die strukturierte Ermittlung des Patientenwillens oder die begründete Abwägung konfligierender ethischer Verpflichtungen können nach unserer Einschätzung auch auf andere Vorgehensweisen übertragen werden. Wir würden uns freuen, wenn die Darstellung generischer Inhalte zur Ethik(fall)beratung in Verbindung mit den detaillierten Ausführungen zu einer spezifischen Methode der Ethikfallberatung für eine breite Leser*innenschaft von Interesse ist.

Entsprechend der an uns herangetragenen Bedarfe soll das vorliegende Buch einen *auf die Praxis der Ethik(fall)beratung ausgerichteten Einstieg in die Thematik* bieten. Es kann als Ergänzung und zur Vertiefung von Fortbildungen dienen, die entsprechend den Zertifizierungsanforderungen für Ethikfallberatung von Seiten der Akademie für Ethik in der Medizin (AEM) an vielen Orten in Deutschland angeboten werden. Das Buch ist keine Einführung in die Medizin- bzw. Gesundheitsethik. Weiterhin werden keine medizinrechtlichen Grundlagen referiert, die für die verschiedenen Themen der Ethikberatung relevant sind. Leser*innen finden hierzu allerdings entsprechende Hinweise auf einschlägige Literatur.

Wir haben uns entschieden, Struktur und Inhalte des Buches an unsere Fortbildungen zur Ethikfallberatung und unsere Tätigkeit als klinische Ethiker an den Universitätskliniken Halle/Saale und LMU München anzulehnen. Die ein oder andere Wiederholung ist dabei unvermeidbar, da die einzelnen Kapitel auch unabhängig von den anderen Teilen des Buchs verständlich sein sollen.

Nach einem kurzen einführenden Kapitel zu Grundlagen, Entwicklungen und Zielen der Ethikberatung (▶ Kap. 1) bilden die Darstellung von unterschiedlichen Organisationsformen der Ethikberatung, praktischen Hilfestellungen zu Aufbau und Implementierung von Ethikkomitees sowie die verschiedenen Arbeitsfelder der Ethikberatung den Fokus von ▶ Kap. 2, ▶ Kap. 3 und ▶ Kap. 4. Neben etablierten Arbeitsfeldern, wie etwa Fortbildungen oder die Entwicklung ethischer Empfehlungen, werden auch neuere und an die Ethikfallberatung angrenzende Arbeitsfelder, wie bspw. das Advance Care Planning (ACP), vorgestellt. ▶ Kap. 5 und ▶ Kap. 6 widmen sich der Ethikfallberatung. Nach einer Einführung und kurzen Übersicht über ausgewählte methodische Ansätze der Ethikfallberatung stellen wir die prinzipienorientierte Methode der ethischen Falldiskussion detailliert vor. Angesichts der auch in unserer eigenen Arbeit zunehmenden Aktivitäten von Ethikberatung bei Anfragen nach Assistenz bei der Selbsttötung widmen wir diesem Thema ▶ Kap. 7. Die weiteren Kapitel umfassen übergeordnete Themen der Ethikberatung: ▶ Kap. 8 befasst sich mit Qualifizierung und Kompetenzen von Ethikberater*innen, ▶ Kap. 9 mit dem zunehmend angefragten Bereich der Ethikberatung in außerklinischen Versorgungsbereichen. Ergänzend zu den auf die unmittelbare Patientenversorgung ausgerichteten Kapitel stellen wir in ▶ Kap. 10 die Bedeutung der Ethikberatung unter organisationsethischen Gesichtspunkten dar. ▶ Kap. 11 umfasst eine von Kim Philip Linoh ausgearbeitete ausführliche Darstellung rechtlicher Aspekte der Ethikberatung und ▶ Kap. 12 Ausführungen zu Zielen und Methoden der Evaluation und Qualitätssicherung. Den Abschluss des Handbuchs bildet in ▶ Kap. 13 eine Sammlung typischer Fallbeispiele, anhand derer wir Schritt für Schritt die Anwendung der prinzipienorientierten ethischen Falldiskussion darstellen.

Wir hoffen, dass dieses Buch die Umsetzung von Ethikberatung in den verschiedenen Organisationsformen und Arbeitsfeldern unterstützen kann. Gleichzeitig freuen wir uns über Rückmeldungen zur Weiterentwicklung dieses Handbuchs für die Praxis der Ethikberatung.

Halle/Saale und München, im August 2025
Jan Schildmann und Georg Marckmann

1 Grundlagen der Ethikberatung

Jan Schildmann

1.1 »Ethikberatung«: Ein Begriff, viele Bedeutungen

Der Begriff *Ethikberatung* wird nicht einheitlich und bisweilen auch etwas vage verwendet. Während manche den Begriff für fallbezogene Beratungen (»Ethikfallberatung«) in Gesundheitseinrichtungen verwenden, nutzen ihn andere für ein ganzes Spektrum an ethischen Unterstützungsangeboten, das auch Fortbildungen oder ethische Empfehlungen umfasst. Darüber hinaus wird der Begriff Ethikberatung für die Politikberatung zu ethisch relevanten Fragen verwendet. Eine Klärung der Begriffsverwendung in diesem Buch ist notwendig, da wir andernfalls nicht sinnvoll Ziele und Methoden von Ethikberatung oder auch praktische Fragen der Implementierung und Evaluation erörtern können.

Mit dem Begriff *Ethikberatung* beziehen wir uns in diesem Buch auf alle Aktivitäten zur Unterstützung der Versorgung von Patient*innen[1] in Bezug auf ethische Aspekte. Wir fokussieren uns dabei auf ethische Beratungsangebote auf der Mikroebene der Gesundheitsversorgung (Interaktion zwischen Gesundheitspersonal und Patient*innen) bzw. auf der Mesoebene (Krankenhaus oder andere Gesundheitseinrichtung).

Unter *Organisationsform der Ethikberatung* verstehen wir diejenigen *Strukturen*, mit denen die verschiedenen Aktivitäten der Ethikberatung umgesetzt werden. Im deutschsprachigen Raum ist das *Ethikkomitee* die am häufigsten etablierte Organisationsform. Ein anderes Beispiel für eine Organisationsform der Ethikberatung sind Ethikberater*innen, die als Einzelpersonen ethische Entscheidungsunterstützung anbieten.

Mit den *Arbeitsfeldern der Ethikberatung* bezeichnen wir die unterschiedlichen Aktivitäten im Rahmen der Ethikberatung. In der Literatur werden als Arbeitsfelder häufig die Trias von *Ethikfallberatung*, *Fortbildungen* und Entwicklung *ethischer Empfehlungen* benannt (AEM 2022a). Zwischenzeitlich wurden allerdings zahlreiche weitere Arbeitsfelder der Ethikberatung erschlossen. Wir werden einige hiervon in ▶ Kap. 4 näher vorstellen.

---

1 Sofern nicht explizit vermerkt, sind immer alle Geschlechter gemeint; so bezieht sich bspw. »die Patient*in« trotz des aus Gründen der Lesbarkeit verwendeten Pronomens »die« nicht nur auf das weibliche Geschlecht, sondern auf alle Geschlechter.

1 Grundlagen der Ethikberatung

> **Merke**
>
> **Ethikberatung:** Unterstützung bei der Suche nach ethisch gut begründeten Entscheidungen in der Patientenversorgung
> **Organisationsform der Ethikberatung:** Strukturen, mit denen Ethikberatung umgesetzt wird; eine häufige Organisationsform ist das Ethikkomitee.
> **Arbeitsfelder der Ethikberatung:** Aktivitäten in verschiedenen Formaten und unter Anwendung unterschiedlicher Methoden der Ethikberatung; ein häufiges Arbeitsfeld sind Ethikfallberatungen.

1.2 Ziele von Ethikberatung: Mit welchen Themen sollte sich Ethikberatung (nicht) befassen?

Das *Ziel der Ethikberatung*, wie wir sie vorstehend definiert haben, ist die *Unterstützung bei ethischen Fragen oder Herausforderungen* in der Patientenversorgung[2] durch eine strukturierte medizinische und ethische Analyse und Identifizierung ethisch begründeter Handlungsoptionen. Ethikberatung bietet bei korrekter Anwendung einer normativ fundierten Methode zuverlässig eine ethisch begründete Antwort auf die Frage, welche Vorgehensweise bei moralischer Unsicherheit zu bevorzugen ist. Dabei kann es bei schwierigen ethischen Entscheidungssituationen durchaus vorkommen, dass es nicht die eine zu bevorzugende Vorgehensweise gibt. Allerdings kommt dies nach unserer Erfahrung in der Praxis zum einen eher selten vor und zum anderen bietet selbst in diesen Fällen Ethikberatung den Mehrwert einer strukturierten Herausarbeitung der verschiedenen ethisch begründeten Vorgehensweisen. Trotz Unterschieden hinsichtlich ethisch-theoretischer Fundierung und methodischer Vorgehensweise können Gemeinsamkeiten der Ethikberatung festgehalten werden: Erstens sind alle ethisch relevanten Sachverhalte für die Beratung zu klären. Zweitens muss die Ethikberatung inhaltlich alle relevanten ethischen Werte und Normen berücksichtigen. Drittens muss die Beratung auch hinsichtlich des Prozedere, etwa mit Blick auf die Zusammensetzung der an der Beratung Beteiligten, ethisch begründet sein.

Die *Ein- und Abgrenzung der Ethikberatung* von anderen Aktivitäten in Gesundheitseinrichtungen ist in der Praxis bisweilen nicht ganz einfach. Es gibt Gesundheitseinrichtungen, in denen Ethikkomitees bspw. zur Beratung bei Konflikten zwischen unterschiedlichen Berufsgruppen angerufen werden. Auch wenn Team-

---

2 Insbesondere die Ethikberatung im außerklinischen Kontext bezieht sich nicht immer auf »Patient*innen« im engeren Sinn, sondern bspw. auch auf ethische Konflikte, die im Kontext der Betreuung von Bewohner*innen in Pflegeeinrichtungen bestehen. Zur Vereinfachung und mit Blick auf die große Mehrheit von Anlässen für Ethikberatung verwenden wir in diesem Buch den Begriff der Patientenversorgung.

konflikte auf unterschiedlichen ethischen Bewertungen beruhen können, kann Ethikberatung *nur dort sinnvoll eingesetzt* werden, wo *ethische Fragestellungen im Mittelpunkt* stehen, d.h. Fragen, die sich auf ethische Verpflichtungen der beteiligten Personen beziehen. Es ist nicht immer einfach, bei einer Anfrage nach Ethikberatung zu erkennen, ob hinter dem geschilderten Konflikt oder der erlebten Unsicherheit tatsächlich eine ethische Herausforderung steht. Bei bestehender Unklarheit sollte zumindest ausgeschlossen werden, dass es sich erkennbar und primär um ein »anderes Problem« handelt. Zu klären ist also: geht es bei einer Anfrage tatsächlich um die Begründung des »guten« oder »richtigen« Handeln im ethischen Sinne? Bisweilen sind ethische Fragestellungen auch hinter medizinischen Fachfragen »versteckt«. Ein typisches Beispiel hierfür sind Diskussionen im Team über die Indikation für die Durchführung diagnostischer oder therapeutischer Maßnahmen. Diese Diskussionen basieren häufig auf unterschiedlichen Bewertungen von Nutzen und Schaden bestimmter Maßnahmen und beziehen sich damit auf die beiden wichtigen ethischen Prinzipien Wohltun und Nichtschaden.

Wir werden in ▶ Kap. 5 auf konkrete Techniken und Methoden eingehen, die dabei helfen können, eine ethisch begründete Fragestellung von Anfragen an angrenzende Fachgebiete zu unterscheiden. Diese Klärung ist auch deshalb wichtig, damit Anfragen, die bspw. primär auf Unsicherheiten in Bezug auf psychische oder soziale Aspekte beruhen, zeitnah an die entsprechenden fachlichen Stellen weitergeleitet werden. Zudem sollten zwischenmenschliche Konflikte im Team primär durch eine (Team-)Supervision behandelt werden. Die multiprofessionelle Besetzung von Ethikkomitees kann helfen, zeitnah die geeignete Stelle zur Bearbeitung einer »nicht primär ethischen« Anfrage zu identifizieren.

> **Merke**
>
> Das Abgrenzungskriterium für den angemessenen Einsatz von Ethikberatung ist das Vorliegen von Fragen, Unsicherheiten oder Konflikten, die sich auf das »richtige« bzw. »gute« Handeln in der Patientenversorgung hinsichtlich ethischer Werte und Normen beziehen.

1.3 Eine kurze Geschichte der Ethikberatung

Die Entwicklung der Ethikberatung wird in der Literatur mit unterschiedlichen Akzenten nachgezeichnet (vgl. Bruns 2012, Frewer 2012). Während an dieser Stelle keine historische Aufarbeitung erfolgen soll, können wir festhalten, dass die ersten Gremien, in denen Aufgaben der Ethikberatung wahrgenommen wurden, bereits in den 1960er und den 1970er Jahren vorrangig in den USA gegründet wurden. Beispiele sind sogenannte »Kidney Dialysis Selection Committees« (Alexander 1962), »Optimum Care Committees« oder das Bioethics Committee am Montefiore

Center in New York (Rothman 2003, zitiert nach Bruns 2012, Übersicht bei Tulsky & Fox 1996). Auf nationaler Ebene in den USA ist weiterhin die 1978 initiierte President's Commission for the Study of Ethical Problems in Medicine and Biomedical and Behavioral Research zu nennen, die in der Folge für die Entwicklung der Ethikberatung relevante Stellungnahmen veröffentlichte (Hesters 2007).

Für das Entstehen und die Verbreitung von Ethikberatungsangeboten können inhaltliche Gründe sowie weitere Anforderungen angeführt werden. Als ein *inhaltlicher Grund* wird häufig der *Bedarf an ethischer Reflexion angesichts neuer medizinischer Möglichkeiten* und dadurch hervorgerufenen Unsicherheiten oder Konflikte benannt. Exemplarisch hierfür stehen die technologischen Entwicklungen im Bereich der intensivmedizinischen Versorgung, wie etwa die Intubation und künstliche Beatmung Ende der ersten Hälfte des 20. Jahrhunderts, die dazu führten, dass Menschen, die zuvor gestorben wären, am Leben erhalten werden konnten. Mit diesen technologischen Veränderungen ergaben sich ethische Fragen in Bezug auf die Abwägung von Nutzen und Schaden der entsprechenden lebenserhaltenden Maßnahmen, die bis heute Gegenstand vieler Ethikfallberatungen (nicht nur) auf Intensivstationen sind. Als weiterer inhaltlicher Grund für die Entwicklung von Ethikberatung wird häufig der *Wertepluralismus* angeführt, der sich auch auf Fragen eines ethisch guten bzw. richtigen Handelns in der Patientenversorgung erstreckt. Unterschiedliche individuelle Werthaltungen bei Patient*innen, etwa in Bezug auf eine angemessene Gestaltung der Behandlung bei fortgeschrittenen Erkrankungen, können ethische Fragen aufwerfen. Gleiches gilt für unterschiedliche Werthaltungen von Mitgliedern im Behandlungsteam, die das professionelle Verhalten durchaus beeinflussen und nach unserer Erfahrung bisweilen für heftige Konflikte im Team sorgen können. Als dritter inhaltlicher Grund für das in den letzten Jahrzehnten gestiegene Interesse an Ethikberatung werden häufig historische Veränderungen im Verhältnis von Ärzt*innen und Patient*innen genannt. Die rechtliche *Stärkung der Patientenautonomie* gab und gibt bis zum heutigen Tage Anlass zur Ethikberatung. Beleg hierfür sind Anfragen nach Ethikfallberatungen in Situationen, in denen Patient*innen oder deren Stellvertreter*innen lebenserhaltende Maßnahmen ablehnen. Es ist davon auszugehen, dass die Stärkung der Autonomie von Bürger*innen in Bezug auf Entscheidungen über das eigene Leben, wie dies das Bundesverfassungsgericht im Februar 2020 in seinem Urteil zur Verfassungswidrigkeit des strafrechtlichen Verbotes der geschäftsmäßigen Förderung der Selbsttötung (Bundesverfassungsgericht 2020) erneut betont hat, auch für die Ethikfallberatung zunehmend von Relevanz sein wird (siehe auch ▶ Kap. 7). Dies nicht zuletzt deshalb, weil im Unterschied zur rechtlichen Argumentation bei ethischen Analysen der Assistenz bei der Selbsttötung häufig auch am Wohlergehen der Patient*innen orientierte Argumente von Bedeutung sind.

Neben den vorstehend genannten inhaltlichen Gründen können weitere Faktoren identifiziert werden, die die Entwicklung von Ethikberatung befördert haben. Dies gilt insbesondere für *Anforderungen an die Qualität der Versorgung von Patient*innen*. So wurde in den USA die Einrichtung ethischer Unterstützungsangebote von der Rechtsprechung sowie von der bereits erwähnten US President's Commission for the Study of Ethical Problems in Medicine and Biomedical and Behavorial Research (US President's Commission 1983) in Sinne der Förderung ethischer Qualität in der Gesundheitsversorgung befürwortet. Weiterhin empfahl die mit der Akkreditierung US-amerikanischer Gesundheitseinrichtungen betraute Joint Commission on Accreditation of Health Care Organizations (JCAHO) bereits in den 1990er Jahren Angebote zur angemessenen Bearbeitung ethischer Konflikte in der Patientenversorgung (Schyve 1996, Hesters 2007).

Entwicklung der Ethikberatung in Deutschland
Die 1997 in einer *gemeinsamen Erklärung der beiden großen konfessionellen Krankenhausverbände* (Deutscher Evangelischer Krankenhausverband und Katholischer Krankenhausverband 1997) empfohlene Einrichtung Klinischer Ethikkomitees wird häufig als erster wichtiger überregionaler Impuls für die Entwicklung der Ethikberatung in Deutschland benannt. Das Thema Ethikberatung war an einzelnen Orten in Deutschland allerdings schon deutlich früher präsent. Ein Beleg hierfür ist etwa das bereits 1987 veröffentlichte Heft Nr. 4 der Medizinethischen Materialien des Bochumer Zentrums für Medizinische Ethik mit dem Titel »Ethische Expertise und Ethische Komitees in der Medizin« (Sass 1989, 2. Auflage). Etwa fünf Jahre nach der gemeinsamen Erklärung der beiden konfessionellen Krankenhausverbände wurde im Rahmen der freiwilligen *Zertifizierung nach KTQ* (Kooperation für Transparenz und Qualität im Gesundheitswesen) ein Anreiz für die Einrichtung von Ethikstrukturen gesetzt. Analog zu Zertifizierungsvorgaben in den USA wird die Einrichtung von Ethikkomitees oder vergleichbaren Strukturen seitdem bei der Zertifizierung positiv berücksichtigt. 2006 forderte die *Zentrale Ethikkommission bei der Bundesärztekammer* (ZEKO) in einer Stellungnahme Krankenhäuser und andere Institutionen zur Versorgung von Kranken und der Pflege bedürftigen Menschen in Deutschland zur Implementierung von Strukturen zur Ethikberatung auf (ZEKO 2006). Diese Stellungnahme der ZEKO wurde 2020 um Empfehlungen zur außerklinischen Ethikberatung ergänzt (ZEKO 2020). Die *Akademie für Ethik in der Medizin* (AEM) veröffentlichte erstmals 2010 und erneut 2023 Standards zur Methodik und Umsetzung von Ethikberatung (AEM 2023). Diese Dokumente werden durch weitere Veröffentlichungen zur Ethikberatung von Seiten der AEM ergänzt. Neben einem Curriculum zur Fortbildung von Ethikberater*innen (AEM 2022a) wurden unter anderem Empfehlungen zur Dokumentation (AEM 2011) und Evaluation veröffentlicht (AEM 2013).[3] Im Unterschied zur forschungsethischen Beratung bei Studien zur Prüfung von Arzneimitteln oder Medizinprodukten ist die *Ethikberatung in der Patientenversorgung* in Deutschland *rechtlich nicht eigens geregelt* (vgl. auch ▶ Kap. 11). Eine Ausnahme bildet das Bundesland Hessen. In § 6 des dortigen Krankenhausgesetzes ist seit 2011, erstmals und bis heute als einziges Bundesland, rechtlich verpflichtend geregelt, dass in hessischen Krankenhäusern eine Ethikbeauftragte*r bestellt werden muss (Hessisches Krankenhausgesetz 2011).

Empirische Untersuchungen zeigen, dass in den vergangenen Jahrzehnten ein *Anstieg an Strukturen* für die Durchführung von *Ethikberatung in Deutschland* zu verzeichnen ist. So verfügten laut einer im Jahr 2005 durchgeführten Umfrage 312

---
3 Die Standards und Empfehlungen der AEM finden Sie online unter https://aem-online.de/standards-und-empfehlungen-fuer-ethikberatung/.

1 Grundlagen der Ethikberatung

Institutionen des Gesundheitswesens in Deutschland über Angebote zur Ethikberatung (Dörries & Hespe-Jungesblut 2007). Einer 2014 durchgeführten nationalen Erhebung zufolge hatte 912 Krankenhäuser in Deutschland eine Organisationsform der Ethikberatung implementiert (Schochow et al. 2019). Für den Bereich der psychiatrischen Akutkrankenhäuser und Maßregelvollzugskliniken wurden 2019 Zahlen zur Häufigkeit von Ethikberatungsstrukturen publiziert. Demnach halten 92 % der an der Studie teilnehmenden psychiatrischen Akutkrankenhäuser und 29 % der Maßregelvollzugskliniken Strukturen zur Ethikberatung vor (Gather et al. 2019).

> **Merke**
>
> Für die Verbreitung von Ethikberatung können als inhaltliche Gründe erstens ethische Herausforderungen im Kontext neuer (technologischer) Entwicklungen in der Medizin, zweitens Wertepluralismus sowie drittens die zunehmende Bedeutung der Patientenautonomie genannt werden. Darüber hinaus befördern Einflussfaktoren wie Vorgaben bei der Zertifizierung von Gesundheitseinrichtungen die Entwicklung von Ethikberatungsstrukturen.

1.4 Aktuelle Entwicklungen (in) der Ethikberatung

Ethikkomitees in Krankenhäusern, die Angebote zur Fallberatung, Fortbildung und Entwicklung ethischer Empfehlungen machen, dominierten lange das Bild von Ethikberatung. Die Ausweitung von *Ethikberatung* auf den *außerklinischen Bereich*, etwa im ambulanten Sektor, ist eine der in den letzten Jahren zu beobachtenden Neuerungen. Bereits 2008 wurde auf dem 111. Deutschen Ärztetag darauf hingewiesen, dass Angebote der Ethikberatung auch für den ambulanten Bereich von Bedeutung sind. Die Zunahme medizinischer Maßnahmen, für die ein stationärer Aufenthalt nicht oder nur noch kurzfristig erforderlich ist, erhöht die Komplexität der Versorgung im außerklinischen Setting. In diesem Kontext entstehen neben bekannten ethischen Fragestellungen der Versorgung, wie etwa zur Begrenzung der Ernährung via PEG-Sonde, auch neue ethisch relevante Themen. Ein Beispiel sind ethische Herausforderungen bei der Durchführung bzw. Begrenzung außerklinischer Beatmung. Ethikberatung außerhalb einer Klinik ist organisatorisch mit einigen Besonderheiten verbunden. Als Mitglieder einer Arbeitsgruppe der Zentralen Ethikkommission bei der Bundesärztekammer durften wir an einer Stellungnahme zu diesem Thema mitwirken (ZEKO 2020) und werden uns dem Thema in ▶ Kap. 9 detaillierter zuwenden.[4]

---

4 Informationen zur außerklinischen Ethikberatung von Seiten der Akademie für Ethik (AEM) finden Sie unter https://aem-online.de/ausserklinische-ethikberatung/.

Die *Diversifizierung* von Angeboten der *Ethikberatung* kann als zweite neuere Entwicklung benannt werden. Allein das Angebot der Ethikfallberatung hat in den letzten Jahren allerdings eine Ausdifferenzierung erfahren. So werden fallbezogene Beratungen teils proaktiv angeboten, etwa in Form von vorab festgelegten Visiten auf den Intensivstationen oder im Rahmen der in der Palliativmedizin etablierten Fallbesprechungen. Ein Treiber für neue Beratungsangebote war die COVID-19-Pandemie. Vertreter*innen der Ethikberatung sahen sich mit neuen Themen, wie etwa der ethisch begründeten Priorisierung von Impfstoffen für die Mitarbeitenden einer Einrichtung, konfrontiert. Die Etablierung von Angeboten zur Vorausplanung von Behandlungsentscheidungen (engl. Advance Care Planning, ACP) im Kontext von Ethikberatungsstrukturen ist eine weitere Neuerung. Obgleich ACP keine Form der Ethikberatung, wie sie von uns eingangs definiert wurde, darstellt, kann ACP die Ethikberatung unterstützen – vor allem angesichts der häufig bestehenden Unsicherheit hinsichtlich des Willens von Patient*innen bei der Ethikfallberatung. In ▶ Kap. 4 werden wir etablierte und neuere Arbeitsfelder der Ethikfallberatung und angrenzender Angebote vorstellen.[5]

Als dritte neuere Entwicklung in Bezug auf die Ethikfallberatung sei das verstärkte Augenmerk auf *Qualifizierung, Evaluation und Qualitätssicherung* der verschiedenen Angebote erwähnt. Die Durchführung einer Ethikfallberatung kann die Versorgung von Patient*innen in weitreichender Weise beeinflussen. Auch vor diesem Hintergrund sollte gefordert werden, dass für Ethikberatung die Struktur-, Prozess- und Ergebnisqualität nachgewiesen werden kann. Eine Schwierigkeit besteht darin, dass die etablierten Qualitätsparameter aus Medizin und Gesundheitsforschung nur teilweise auf die Ethikberatung übertragen werden können. Wir werden in ▶ Kap. 12 sowohl methodische Herausforderungen als auch pragmatische Handlungsstrategien zur Evaluation von Ethikfallberatungsangeboten erörtern. Weiterhin werden wir uns in ▶ Kap. 8 mit Aspekten der Qualifizierung als Voraussetzung für eine qualitativ hochwertige Ethikfallberatung befassen.

Ergänzend zu den vorstehenden strukturellen und prozessualen Veränderungen werden aktuell auch neue Inhalte Bestandteil der Arbeit mancher Ethikkomitees in Deutschland. Ein Hintergrund ist das bereits zitierte Urteil des Bundesverfassungsgerichts im Jahr 2020, das die Rechtmäßigkeit auch der geschäftsmäßigen Assistenz bei der Selbsttötung unter der Voraussetzung einer freiverantwortlichen Entscheidung festschreibt. Dieses Urteil hat bereits jetzt erkennbare Auswirkungen auf die Praxis der Ethikberatung. So haben einzelne klinische Ethikkomitees bereits an der Entwicklung von Handlungsempfehlungen zum angemessenen Umgang mit Anfragen nach assistierter Selbsttötung mitgewirkt (Universitätsklinikum Bonn 2023). Aufgrund internationaler Entwicklungen ist davon auszugehen, dass die Anzahl von Anfragen in Deutschland erheblich zunehmen wird. In diesem

---

5 Einen Überblick über die verschiedenen Angebote von Ethikberatung einschließlich Beispielen für Leitlinien, Falldarstellungen sowie Kontaktdaten von Einrichtungen mit ethischen Unterstützungsangeboten finden Sie unter der Website www.ethikkomitee.de. Stellungnahmen und weitere Dokumente der Akademie für Ethik (AEM) sind unter https://aem-online.de/standards-und-empfehlungen-fuer-ethikberatung/ zu finden.

Zusammenhang stellen sich Fragen zur Expertise und Funktion von Ethikberatungsstrukturen, die wir in ▶ Kap. 7 erörtern werden.

> **Merke**
>
> Neuere Entwicklungen der Ethikberatung betreffen insbesondere die Umsetzung außerklinischer Ethikberatungsangebote, bspw. im ambulanten Setting, die Ausdifferenzierung von Arbeitsfeldern der Ethikfallberatung sowie Initiativen zur Qualitätssicherung und Evaluation.

1.5 (Wie) wirkt Ethik(fall)beratung?

Der *Mangel an Evidenz* für die Effektivität von *Ethikberatung* ist schon seit längerer Zeit Gegenstand der Diskussion (Strätling & Sedemund-Adib 2013, Wiesemann 2013). Ein 2019 veröffentlichtes Cochrane Review zur Wirksamkeit von Ethikfallberatung zeigt, dass auf der Grundlage der berücksichtigten Studien keine verlässlichen Aussagen über die Wirkung von Ethikfallberatungen gemacht werden können (Schildmann et al. 2019).

Dies scheint zunächst prominent zitierten Studien, wie etwa der bereits 2003 im Journal of the American Medical Association publizierten multizentrisch randomisiert kontrollierten Studie von Schneiderman et al. (2003) zu widersprechen. Die Autor*innen konnten damals unter anderem zeigen, dass nach Ethikfallberatung weniger intensivmedizinische Maßnahmen vor dem Tod durchgeführt wurden als in der Kontrollgruppe, in der keine Ethikfallberatung proaktiv angeboten wurde. Dieses Ergebnis wurde insofern positiv gewertet, als weniger intensivmedizinische Maßnahmen mit weniger Belastungen für die Patient*innen und auch weniger Kosten verbunden waren.

Der vermeintliche Widerspruch zwischen dem Ergebnis der systematischen Übersichtsarbeit und der vorstehenden Studie löst sich auf, wenn die methodischen Anforderungen einer solchen Metaanalyse und damit verbundenen Einschränkungen etwa beim Einschluss von Studien reflektiert werden. Für eine solide Aussage über die Wirksamkeit von Ethikfallberatung sind mehrere vergleichbare und methodisch hochwertige Studien erforderlich. Weiterhin muss auch klar definiert werden, was im Rahmen einer Ethikfallberatung passiert. Sowohl das Cochrane Review als auch begleitende Forschung zeigen, dass diesbezüglich erhebliche Defizite bestehen. Dies betrifft zunächst den Mangel an methodisch hochwertigen Studien. So wird die »Intervention Ethikfallberatung« in vielen Studien nur vage beschrieben. Damit bleibt häufig unklar, wie Ethikfallberatung wirkt bzw. wirken soll. Die Unterschiede in der Praxis der Ethikfallberatung beziehen sich nicht nur auf strukturelle und prozedurale Aspekte, sondern teilweise auch auf die ethisch-normativen Prämissen der Ethikfallberatung und die davon abgeleitete Zielsetzung. Dabei macht es auch für die Bewertung der Wirksamkeit einer Ethikfallberatung selbstverständlich einen großen Unterschied, ob bspw. primär ein Konsens hinsichtlich der Handlungsmöglichkeiten oder eine ethisch begründete Entscheidung entsprechend einer spezifischen Methode angestrebt werden soll (Haltaufderheide et al. 2022).

Zu bedenken ist schließlich, dass die Wirksamkeit im Sinne der Ergebnisqualität ein wichtiger, aber nicht der einzige Maßstab für die Bewertung der Qualität von Ethikfallberatung ist. Wir werden auf die Bedeutung von Struktur- und Prozessqualität als weitere wichtige Parameter für die Qualität von Ethik(fall)beratung in ▶ Kap. 12 zur Evaluation und Qualitätssicherung eingehen. Darüber hinaus spielt die Qualifizierung sowie die Prüfung von Kompetenzen für die Qualität der Ethikfallberatung eine große Rolle. Dies werden wir in ▶ Kap. 8 thematisieren.

> **Merke**
>
> Die Bewertung der Wirksamkeit von Ethikfallberatung erfordert methodisch hochwertige Studien. Herausforderungen bei der Evidenzgenerierung betreffen unter anderem die genaue Beschreibung der Interventionen, der möglichen Wirkweise sowie die Auswahl geeigneter Evaluationskriterien.

2 Organisationsformen der Ethikberatung

Jan Schildmann

Ethikberatung kann in unterschiedlichen Strukturen oder, wie eingangs definiert, *Organisationsformen* umgesetzt werden. Bei der Wahl der jeweiligen Organisationsform ist einerseits darauf zu achten, dass diese für die avisierten Zielsetzungen funktional ist. So eignet sich bspw. ein monatlich tagendes Ethikkomitee gut für die Diskussion übergeordneter ethisch relevanter Themen an der jeweiligen Einrichtung. Dagegen erfordert die Durchführung prospektiver Ethikfallberatungen im Sinne der Unterstützung bei ethischen Anfragen in der laufenden Versorgung eine flexiblere Organisationsform. Andererseits muss bei der Wahl der Organisationsform bedacht werden, dass diese unterschiedlichen Anforderungen an Qualifikation sowie Personal- und Zeitaufwand stellen. Wenn bspw. ein Ethikkomitee eine Arbeitsgruppe einsetzt, die flexibel an einem Krankenhaus Ethikfallberatung durchführen soll, muss vorab geklärt werden, ob hierfür ausreichend qualifizierte Ethikberater*innen verfügbar sind, die die zeitlichen Ressourcen haben, um diese Aufgabe zu übernehmen.

In diesem Kapitel werden wir *drei Organisationsformen – Ethikkomitees, Ethikberater*innen* und *integrierte Modelle* – kurz beschreiben und unter Berücksichtigung von *Zielsetzung, Arbeitsweise* und *Funktionen* abgrenzen. Im Unterschied zu anderen Darstellungen geht es uns dabei nicht um unterschiedliche Modelle der Ethik(fall)beratung (vgl. z. B. Neitzke in Dörries et al. 2010), sondern um unterschiedliche Strukturen, mithilfe derer die verschiedenen Arbeitsfelder der Ethikberatung in Gesundheitseinrichtungen umgesetzt werden können. Uns ist dabei bewusst, dass sich die Bezeichnungen für die verschiedenen Organisationsformen unterscheiden. Weiterhin existieren in der Praxis eine Vielzahl von Varianten bzw. Kombinationen von Organisationsformen. Die Darstellung in diesem Kapitel fokussiert sich auf Organisationsformen in Kliniken. Wir werden auf Besonderheiten der Organisationsformen von Ethikberatung im außerklinischen Kontext in ▶ Kap. 9 eingehen.

2.1 Ethikkomitees

Das Ethikkomitee ist im deutschsprachigen Raum und nach unserer Kenntnis auch in vielen anderen Ländern die häufigste Organisationsform der Ethikberatung (Schochow et al. 2019). Die Struktur und Arbeitsweise von Ethikkomitees sind häufig in einer Satzung festgelegt (ein Muster als Orientierung für die Formulierung einer Satzung finden Sie im Kap. »Zusatzmaterial zum Download«). Diese umfasst auch die Festlegung bestimmter Rollen, wie bspw. die einer Geschäftsführung und des Vorstandes des Ethikkomitees mit ihren jeweiligen Zuständigkeiten. Die Arbeitsweise von Ethikkomitees ist charakterisiert durch regelmäßige, vorab terminierte Sitzungen, in denen eine zuvor festgelegte Tagesordnung behandelt wird. Ethikkomitees bilden häufig Arbeitsgruppen für spezifische Arbeitsfelder, wie bspw. die Durchführung von Ethikfallberatungen.

Zielsetzungen, Arbeitsweise und Funktionen: Ethikkomitees verfolgen in der Regel die übergreifende Zielsetzung, die Ethikarbeit an einer Gesundheitseinrichtung zu organisieren. Insbesondere bieten sie die Möglichkeit, das breite Spektrum ethisch relevanter Fragen, die sich bei der Versorgung der Patient*innen oder Bewohner*innen stellen, mit Mitarbeitenden unterschiedlicher Berufsgruppen zu erörtern und gut begründete Handlungsoptionen zum Umgang mit diesen Fragen zu entwickeln. Die Aufgaben sind vielfältig und umfassen konkrete inhaltliche Themenstellungen, wie bspw. die Entwicklung einer Handreichung zum Umgang bei Anfragen nach späten Schwangerschaftsabbrüchen oder auch strukturelle Maßnahmen, wie bspw. die Einrichtung eines oder mehrerer Räume für Gläubige unterschiedlicher Religionen.

Nach unseren Erfahrungen variieren die Arbeitsschwerpunkte und Arbeitsweisen einzelner Ethikkomitees in der Praxis erheblich. Als ein gemeinsamer Nenner kann der Austausch von Informationen zu klinisch-ethischen Fragestellungen über die verschiedenen Berufsgruppen an einer Einrichtung hinweg ausgemacht werden. Eine zweite Funktion der meisten Ethikkomitees ist die Abstimmung bezüglich übergeordneter Entscheidungen. Beispiele hierfür sind die Konsentierung von ethischen Empfehlungen oder auch die Festlegung von Themen von Veranstaltungen des Ethikkomitees. Die Mitglieder von Ethikkomitees können darüber hinaus als wichtige Multiplikator*innen für die Weiterleitung ethischer Themen in ihre Bereiche dienen. Der Informationsfluss läuft im besten Fall auch in die andere Richtung, sodass ein ethisches Thema, das sich bspw. auf einer Station ergibt, in das Ethikkomitee eingebracht wird.

Die Arbeitsweise von Ethikkomitees unterscheidet sich. Während manche Ethikkomitees in ihren Sitzungen inhaltlich an konkreten Aufgabenstellungen arbeiten oder Fälle diskutieren, empfiehlt es sich aus unserer Sicht, wenn Ethikkomitees konkrete (und zeitaufwendige) detaillierte Arbeiten an Arbeitsgruppen delegieren, die dann bspw. Arbeitsentwürfe erstellen und zur Diskussion an das Ethikkomitee »zurückspielen«. Die Gestaltung der Arbeitsweise muss sich aber letztlich an den Möglichkeiten einer Gesundheitseinrichtung orientieren. Dies hat auch Auswirkungen auf die Häufigkeit der Treffen (und damit auch auf den Zeitaufwand für die Mitglieder von Ethikkomitees). So trifft sich das gesamte Ethikkomitee am Universitätsklinikum Halle/Saale bspw. regulär zweimal pro Jahr. Ergänzend gibt es mehrere Arbeitsgruppen, die je nach Thematik längerfristig (z. B. Durchführung von Ethikfallberatungen) oder auch kurzfristig (z. B. Erstellung einer ethischen Empfehlung) arbeiten. Diese Arbeitsgruppen stehen sowohl Mitgliedern des Ethikkomitees als auch weiteren interessierten Mitarbeitenden offen. Andere Ethikkomitees treffen sich häufiger, bspw. einmal monatlich, und besprechen dann die Themen überwiegend im Gesamtkomitee. Häufigere Treffen des

Ethikkomitees können vor allem in der Anfangsphase nach Implementierung sinnvoll sein, damit die Mitglieder sich hinsichtlich Aufgaben und Arbeitsweise besser abstimmen und einen gemeinsamen Arbeitsstil entwickeln können. Die Häufigkeit der Sitzungen kann dann im weiteren Verlauf reduziert und inhaltliche Arbeit zunehmend durch sich dann häufiger treffende Arbeitsgruppen unterstützt werden.

Wie im vorstehenden Abschnitt skizziert, sind beim Aufbau und bei der Etablierung von Ethikkomitees eine Vielzahl von Entscheidungen zu treffen, um Organisationsform und Arbeitsfelder gut aufeinander abzustimmen. Wir werden diese Entscheidungen sowie konkrete Arbeitsschritte bei der Etablierung eines Ethikkomitees in ▶ Kap. 3 ausführlich darstellen.

2.2 Ethikberater*innen

Ethikberater*innen sind als Einzelpersonen oder im Team in einer Gesundheitseinrichtung tätig. Ihre Aufgaben unterscheiden sich in Abhängigkeit von der Verortung in der jeweiligen Einrichtung. Während einige von ihnen zentral für die gesamte Gesundheitseinrichtung zuständig sind, sind andere dezentral für einen bestimmten Bereich der Einrichtung, etwa eine Klinik oder den Bereich der Verwaltung, tätig. In einigen Einrichtungen gibt es auch Kombinationen beider »Typen« von Ethikberater*innen.

2.2.1 Zentral verortete Ethikberater*innen

In einigen Einrichtungen werden eine oder mehrere Einzelpersonen ernannt, um die Ethikberatung zentral zu koordinieren bzw. unterschiedliche Arbeitsfelder der Ethikberatung, wie bspw. die Ethikfallberatung, umzusetzen.[6] Wesentliches Strukturmerkmal dieser Organisationsform ist die Etablierung einer oder mehrerer Ansprechpersonen für ethische Belange in der gesamten Einrichtung. Zentral verortete Ethikberater*innen verfügen zumeist über eine Qualifikation in Medizin, Pflege und weiteren Gesundheitsberufen oder in philosophischen, juristischen oder theologischen Studiengängen. Hinzu kommt häufig ein Aufbaustudiengang in Medizin- bzw. Gesundheitsethik sowie eine Zertifizierung als Koordinator*in (K2) oder auch als Trainer*in für Ethikberatung im Gesundheitswesen (K3) entsprechend den Vorgaben der AEM.[7]

---

6 Nach Auskunft von Prof. Alfred Simon, Leiter der Geschäftsstelle der Akademie für Ethik in der Medizin, stehen an mehr als der Hälfte der universitären Klinischen Ethikkomitees in Deutschland Stellen(-anteile) für die Arbeit zur Verfügung (Kommunikation via E-Mail am 27.10.24).

7 Die Akademie für Ethik in der Medizin (AEM) definiert drei Kompetenzstufen K1 bis K3, denen unterschiedliche Rollen in der Ethikberatung entsprechen. Weiter Informationen zu

Zielsetzungen, Arbeitsweise und Funktionen

Die Ziele und Arbeitsweise zentraler Ethikberater*innen hängen einerseits von den Vereinbarungen mit der Einrichtung und andererseits von den individuellen Arbeitsschwerpunkten ab. Ergänzend zu den unterschiedlichen Arbeitsfeldern der Ethikberatung – bspw. Ethikfallberatung oder Durchführung von Fortbildungen – besteht auch die Möglichkeit, ergänzende Organisationsformen zu gründen, wie bspw. ein Ethikkomitee mit unterschiedlichen Arbeitsgruppen. Dies ist insofern sinnvoll, als sich mit einer Unterstützung von Mitgliedern eines Ethikkomitees eine bessere Durchdringung in der Einrichtung erreichen lässt. Weiterhin bietet diese Vorgehensweise den Vorteil, dass unterschiedliche fachliche Kenntnisse sowie professionsethische Perspektiven in die Ethikberatung eingebracht werden können. Wichtig ist bei einer Kombination von Organisationsformen eine klare Festlegung von Zuständigkeiten.

2.2.2 Dezentrale Ethikberater*innen und Liaison-Strukturen

Dezentrale Ethikberater*innen werden, wie vorstehend skizziert, häufig in Kombination mit einer zentralen Organisationsform – also einem Ethikkomitee und/oder einer zentralen Ethikberater*in – benannt. So werden bspw. am LMU Klinikum in München in den einzelnen Kliniken Ethikbeauftragte benannt, die sowohl für das Ethikkomitee als auch für die Mitarbeitenden vor Ort Ansprechpersonen für ethische Themen sind. Nach dem Tübinger Modell der »Ethikbeauftragten der Station« stehen speziell geschulte Pflegekräfte auf allen Stationen des Universitätsklinikums Tübingen als Ansprechpersonen für ethische Fragen zur Verfügung und erweitern damit die etablierten Top-down-Strukturen der Ethikberatung (Ranisch et al. 2021). Das wesentliche Strukturmerkmal ist die Etablierung von ethisch interessierten und qualifizierten Ansprechpersonen in unterschiedlichen Bereichen einer Gesundheitseinrichtung. Dies können bspw. Pflegende oder Ärzt*innen in den unterschiedlichen klinischen Abteilungen oder Angehörige anderer Berufsgruppen in der Verwaltung einer Gesundheitseinrichtung sein.

Sind Ethikberater*innen fest in das jeweilige Behandlungsteam integriert, spricht man auch von *Liaison-Strukturen*, *Ethik-Liaisondienst* oder *Liaison-Angeboten*[8], weil die ethischen Beratungsangebote eine enge Verbindung zwischen den Teams vor Ort und der von der ethischen Entscheidungsstützung durch die eingebundene Ethikberater*in vorsehen (Richter 2016b). Im Rahmen des Ethik-Liaisondienstes nehmen die Ethikberater*innen meist nicht nur regelmäßig an den

---

Kompetenzstufen und Zertifizierung finden sich unter https://aem-online.de/zertifizierung-fuer-ethikberatung/.

8 Der Liaisonbegriff wird in Bezug auf die Ethikberatung unterschiedlich verwendet. Wir verwenden den Begriff in diesem Buch ausschließlich dann, wenn Ethikberater*innen Teil eines Behandlungsteams sind und in dieser Funktion Angebote der Ethikberatung umsetzen.

Visiten teil, sondern stehen darüber hinaus auch für das jeweilige klinische Team als Unterstützung in schwierigen ethischen Entscheidungssituationen zur Verfügung. Die Qualifikation dezentraler Ethikberater*innen variiert. Insbesondere dann, wenn vor Ort ethische Falldiskussionen moderiert werden sollen, empfiehlt sich die Zertifizierung entsprechend der K1-Stufe nach den Vorgaben der AEM als Mindeststandard.

Zielsetzungen, Arbeitsweise und Funktionen

Dezentrale Ethikberater*innen können als wichtige Multiplikator*innen für die Arbeit, die in zentralen Ethikstrukturen geleistet wird, fungieren. So können sie Themen oder Arbeitsergebnisse aus dem Ethikkomitee, wie bspw. die Inhalte einer neuen Ethik-Empfehlung, auf den Stationen bekannt machen. Dezentrale Ethikberater*innen können weiterhin auf Veranstaltungen des Ethikkomitees hinweisen, wie etwa den Ethiktag oder Fortbildungen. Die Mittlerrolle dezentraler Ethikberater*innen kann auch dazu dienen, Themen aus den verschiedenen Bereichen einer Gesundheitseinrichtung an das Ethikkomitee oder eine andere zentrale Ethikstruktur heranzutragen. Ein Beispiel aus der eigenen Praxis ist die Erörterung technischer Möglichkeiten zur Dokumentation von vorausverfügten Entscheidungen hinsichtlich Wiederbelebung auf den Intensivstationen im Ethikkomitee. Der Impuls hierfür kam von Teilnehmenden an einer K1-Schulung zur Ethikfallberatung im Universitätsklinikum Halle. Das geplante Prozedere inklusive Abstimmung mit den zuständigen IT-Beauftragten wurde im Ethikkomitee erörtert, an die mit der Thematik bereits befassten Mitarbeitenden wieder zurückgegeben und von diesen dann umgesetzt. Weiterhin können dezentrale Ethikberater*innen Fälle für die Ethikberatung identifizieren. Sofern eine entsprechende Qualifizierung vorhanden ist und eine externe Ethikfallberatung nicht erforderlich scheint, bietet die dezentrale Organisationsform auch eine Möglichkeit ethische Falldiskussionen intern und ohne externe Moderation durchzuführen.

2.3 Integrierte Modelle

In einigen Einrichtungen wurden *integrierte Modelle der Ethikberatung* entwickelt. Darunter verstehen wir Ethikberatungsangebote in einer Einrichtung, die *verschiedene Organisationsformen abgestimmt verbinden*. Grundgedanke ist eine bestmögliche Passung zwischen unterschiedlichen Bedarfen an ethischer Unterstützung in der Praxis sowie den Beiträgen, die Ethikberatung in unterschiedlichen Organisationsformen leisten kann. Ein im deutschsprachigen Raum bekanntes integriertes Modell ist das in Basel entwickelte METAP-Modell (Albisser Schleger et al. 2014). Das Akronym steht für Module, Ethik, Therapieentscheide, Allokation und Prozess und umfasst ein mehrstufiges Angebot, innerhalb dessen ethische Fragestellungen in der Patientenversorgung entlang eines »Eskalationsmodells«

bearbeitet werden. Infobox 1 fasst die Stufen des Modells nach Albisser Schleger et al. (2014) zusammen.

> **Infobox 1: Stufen des Eskalationsmodells METAP nach Albisser Schleger et al. (2014)***
>
> - *Stufe 1:* Unterstützung von Kolleg*innen vor Ort, bspw. auf Station, bei der Bearbeitung eines ethischen Problems mithilfe von ethischen Empfehlungen oder anderen Materialien, die von einem Ethikkomitee oder Mitarbeitenden einer anderen Ethikstruktur erstellt werden
> - *Stufe 2:* Erörterung des ethischen Problems mit den benannten und zu diesem Zweck befähigten Mitarbeitenden der Einrichtung
> - *Stufe 3:* Hilfestellungen zur strukturierten Durchführung einer ethischen Fallbesprechung auf Station unter Leitung der dezentralen Ethikberater*innen
> - *Stufe 4:* bei Bedarf Unterstützung durch zentrale Ethikstruktur, bspw. dem Ethikkomitee oder zentral verorteten Ethikberater*innen
>
> * In Abhängigkeit von der Anfrage an die Ethikfallberatung kann auf Stufe 1 oder auch gleich auf einer höheren Stufe begonnen werden.

Wir haben in diesem Kapitel eine Auswahl an Organisationsformen skizziert. Ziel war die Abgrenzung und Charakterisierung von Aufgaben und Arbeitsweisen. Wie bereits geschrieben besteht eine Vielzahl von Varianten der beschriebenen Organisationsformen. Die Darstellung macht jedoch deutlich, dass die Entscheidung für eine Organisationsform oder eine Kombination von Organisationsformen Einfluss auf die Funktion und die Arbeitsweise hat. Während im Rahmen einer bestimmten Organisationsform durchaus unterschiedliche Arbeitsfelder der Ethikberatung bearbeitet werden können, unterscheidet sich die Funktionalität. Entscheidungen über die Organisationsform(en) der Ethikberatung sollten sowohl unter Berücksichtigung der angestrebten Ziele im Rahmen der Ethikberatung als auch mit Blick auf die vorhandenen Ressourcen getroffen werden. Weiterhin sollten bestehende Organisationsformen regelmäßig hinsichtlich des Bedarfs für die auf diese Weise geleistete Arbeit geprüft werden. Ein erster Schritt zur Klärung kann eine Bedarfsanalyse sein, wie wir diese in ▶ Kap. 4.1 vorstellen. Zuvor wollen wir die wichtigsten Schritte zur Implementierung eines Ethikkomitees, der häufigsten Organisationsform in Gesundheitseinrichtungen, skizzieren.

> **Merke**
>
> Ethikberatung, wie wir sie hier mit dem Fokus auf die Klinik dargestellt haben, kann in unterschiedlichen Organisationsformen etabliert werden. Das Ethikkomitee und Ethikberater*innen sind zwei Organisationsformen, die hinsichtlich Strukturmerkmalen, Arbeitsweisen und Funktionen unterschieden werden

können. In einigen Einrichtungen wurden in den letzten Jahren integrierte Modelle der Ethikberatung entwickelt, in denen unterschiedliche Organisationsformen aufeinander abgestimmt abgedeckt werden. Ein Beispiel hierfür ist der Ansatz des METAP-Modells.

3 Implementierung von Ethikkomitees: Ein Vorschlag in drei Phasen

Jan Schildmann

Die Arbeit von Ethikkomitees berührt die Tätigkeit zahlreicher Berufsgruppen in einer Klinik bzw. anderen Gesundheitseinrichtungen. Während sich eine retrospektive Fallbesprechung in der Regel auf die unmittelbar an der Versorgung beteiligten Berufsgruppen auswirkt, richten sich ethische Empfehlungen des Ethikkomitees an alle Mitarbeitenden der Einrichtung, für die das Thema relevant ist. Schließlich kann die Arbeit im Ethikkomitee im Sinne einer organisationsethischen Beratung auch die Einrichtung als Ganzes betreffen (siehe ▶ Kap. 10). Angesichts des breiten Spektrums möglicher Aktivitäten in einem Ethikkomitee ist bereits bei der Gründung (oder auch bei einem Neustart) zu prüfen, welche Ziele (zunächst) verfolgt werden, damit eine erfolgreiche Arbeit möglich ist.

Im Folgenden haben wir ausgehend von der Literatur (vgl. Bruce et al. 2015, Dörries et al. 2010, Hester 2007, Neitzke 2010a, Neitzke 2010b, Vollmann 2010, Wallner 2024) und von eigenen Erfahrungen die Aufgaben im Verlauf der Implementierung von Ethikkomitees anhand von drei Phasen gegliedert. Sowohl die Phasen als auch die genannten Arbeitsschritte sind als Orientierung gedacht. In jedem Fall ist eine Prüfung und gegebenenfalls Anpassung unter Berücksichtigung der örtlichen Gegebenheiten notwendig. Auch die Reihenfolge der zu bewältigenden Aufgaben kann variieren. Die untenstehende Darstellung orientiert sich an der Etablierung von Ethikkomitees in Krankenhäusern und vergleichbaren Einrichtungen. Die Besonderheiten der Etablierung außerklinischer Ethikberatung erläutern wir in ▶ Kap. 9.

> **Merke**
>
> Die Arbeitsaufgaben zur Implementierung eines Ethikkomitees können orientierend drei Phasen zugeordnet werden. Die konkrete Umsetzung muss jeweils unter Berücksichtigung der Gegebenheiten vor Ort erfolgen.

3.1 Phase 1: Vorbereitung

3.1.1 Formierung einer Projektgruppe Ethikkomitee

Die Gründung eines Ethikkomitees kann auf verschiedene Weise angestoßen werden. Auf der einen Seite gibt es Fälle, in denen die Initiierung von interessierten Mitarbeitenden ausgeht, etwa weil diese einen Bedarf an Ethikfallberatung sehen. Diese Aktivitäten werden in der Literatur auch als Bottom-up-Ansatz zur Etablierung von Ethikstrukturen bezeichnet. Auf der anderen Seite kann der Anstoß für die Gründung auch von der Geschäftsführung der Einrichtung ausgehen, bspw. im Rahmen eines Zertifizierungsprozesses. Dies wird in der Literatur als Top-down-Ansatz zur Etablierung von Ethikstrukturen bezeichnet. Günstig für die Etablierung eines Ethikkomitees ist es, wenn Top-down- und Bottom-up-Initiativen zusammentreffen, d. h., wenn die Initiative der Geschäftsführung zur Etablierung eines Ethikkomitees und Ethikarbeit unter den Mitarbeitenden zusammenkommen. Unabhängig von der Art des Anstoßes und der Umstände empfiehlt sich frühzeitig die Bildung einer Projektgruppe zur Etablierung eines Ethikkomitees. Dieser Arbeitsschritt hat mehrere Funktionen. Zum einen können auf diese Weise interessierte und relevante Akteur*innen in Kontakt gebracht und in den Implementierungsprozess eingebunden werden. Zum anderen kann eine solche Arbeitsgruppe ein Forum zum Austausch und zur Bündelung relevanter Informationen, etwa zum Status quo von Ethik-Aktivitäten, interessierten Personen oder auch Bedarfen bilden.

Nach unseren Erfahrungen ist es bereits in diesem frühen Stadium sinnvoll, verschiedene Berufs- und Statusgruppen einzubeziehen. Wir werden auf relevante Interessengruppen bei der Zusammensetzung eines Ethikkomitees noch näher eingehen. Für eine effektive vorbereitende Arbeit ist es weiterhin sinnvoll, Koordinator*innen für den Implementierungsprozess zu benennen.

3.1.2 Abstimmung mit Einrichtungsleitung

Sofern der Anstoß zum Ethikkomitee nicht ohnehin von Seiten der Einrichtungsleitung kommt, ist eine frühzeitige Abstimmung mit dieser erforderlich. Ein wesentlicher Grund hierfür ist, dass ein Ethikkomitee formal nur mit Unterstützung der Einrichtungsleitung etabliert werden kann. So kann die Benennung der Mitglieder, die Verabschiedung der Satzung oder auch die Freigabe von ethischen Empfehlungen immer nur mit Zustimmung bzw. Unterstützung der Einrichtungsleitung erfolgen. Die frühzeitige Abstimmung sollte auch zur Klärung möglicher Interessen und Zielsetzungen seitens der Einrichtungsleitung genutzt werden. Beispiele für mögliche Interessen sind die Ausrichtung von und Beteiligung an öffentlichen Veranstaltungen (z. B. Tag der offenen Tür), die Durchführung von Ethik-Schulungen für die Mitarbeitenden oder auch die Beratung zu ethischen Fragen, die die Organisation betreffen. Wichtig ist allerdings auch, dass das

Ethikkomitee inhaltlich unabhängig von der Einrichtungsleitung arbeiten kann. Dies sollte in der Satzung entsprechend festgehalten werden.

Hilfreich für die Abstimmung mit der Einrichtungsleitung, aber auch als Arbeitsgrundlage, ist eine schriftliche Zusammenfassung der Rationale für die Gründung des Ethikkomitees, der angestrebten Ziele sowie die geplante Vorgehensweise. In diesem Zusammenhang sollten auch die (finanziellen) Bedarfe mit der Einrichtungsleitung geklärt werden. Wie in anderen Bereichen gilt auch für die Arbeit zu ethischen Themen, dass eine rein ehrenamtliche Tätigkeit nur für wenige Menschen von Interesse und möglich ist. Weiterhin ist es notwendig, dass Ethik als Teil der Qualität der Arbeit, die von einer Gesundheitseinrichtung geleistet wird, auch entsprechend honoriert wird. Beispiele für eine solche Honorierung sind die Unterstützung durch Personalstellen(-anteile), die Möglichkeit für Mitarbeitende an den Sitzungen des Ethikkomitees während der Arbeitszeit teilzunehmen, die Kostenübernahme von Qualifizierungsmaßnahmen, Sachmittel oder die Unterstützung bei der Durchführung von Veranstaltungen.

3.1.3 Berufsgruppen und Arbeitsbereiche sondieren, Interessenkonflikte reflektieren

Angesichts der Vielzahl möglicher Berührungspunkte der Arbeit im Ethikkomitee mit anderen Mitarbeitenden bzw. Einheiten in der Gesundheitseinrichtung ist es sinnvoll frühzeitig zu bedenken, welche Berufs- und Statusgruppen in der Vorbereitungsphase vertreten sein sollten. Dies ist zum einen für die Bestimmung von Zielen und Vorgehensweise von Ethikkomitees wichtig. Zum anderen kann auf diese Weise sichergestellt werden, dass wesentliche Interessengruppen bei der Benennung von Mitgliedern des Ethikkomitees berücksichtigt werden. Die Einbeziehung unterschiedlicher, teils auch durch die berufliche Sozialisierung geprägter Perspektiven ist nach unserer Erfahrung auch ein wichtiger Baustein für die ethische Reflexion im Ethikkomitee. Der frühzeitige Austausch mit den verschiedenen Berufsgruppen und Arbeitsbereichen der Einrichtung ist weiterhin relevant, um mögliche Schnittmengen der Arbeit des geplanten Ethikkomitees mit anderen Strukturen zu klären. Exemplarisch hierfür können Vertreter*innen des Sozialdienstes oder auch des Palliativdienstes genannt werden. Häufig befassen sich diese Akteur*innen bspw. mit dem Erstellen von Vorsorgedokumenten oder haben bereits etablierte Besprechungen zu ethisch relevanten Aspekten. Eine frühzeitige Abstimmung kann Synergien schaffen und gleichzeitig zur Vermeidung von Doppelstrukturen beitragen. Infobox 2 gibt einen Überblick über mögliche Berufsgruppen und Arbeitsbereiche, die im Vorfeld der Konstituierung eines Ethikkomitees kontaktiert werden sollten.

Die Sondierung im Vorfeld der Implementierung eines Ethikkomitees bietet auch die Möglichkeit der Reflexion von Interessenkonflikten im Sinne von Faktoren, die Urteilskraft im Rahmen der Ethikberatung verzerren können. Beispiele sind die Beteiligung von Akteur*innen, die ein bestimmtes Eigeninteresse am Ergebnis der Ethikfallberatung (z. B. Verlegung von Patient*innen von der eigenen Station) haben, oder auch Einflüsse, die aufgrund finanzieller Unterstützung von

Seiten der Einrichtungsleitung auf die Ethikberatung bestehen können (Weiss et al. 2020). Interessenkonflikte können nicht immer vermieden werden. Entscheidend für die Ethikberatung ist, dass Konstellationen, in denen Interessenkonflikte relevant sein könnten, reflektiert und mögliche Strategien zum Umgang mit diesen Konstellationen definiert werde.

> **Infobox 2: Relevante Berufsgruppen und Bereiche für die Arbeit von Ethikkomitees**
>
> (Auswahl alphabetisch)
>
> - Ärztlicher Dienst (Leitung, Assistenzärzt*innen)
> - Aus- und Fortbildungseinrichtungen
> - Geschäftsführung
> - Justiziariat
> - Öffentlichkeitsarbeit
> - Patientenvertretung
> - Pflegedienst (Leitung, Mitarbeitende aus unterschiedlichen Bereichen)
> - Psychologischer Dienst
> - Qualitätsmanagement
> - Seelsorge
> - Sozialdienst
> - Vertreter*innen der Öffentlichkeit
> - Verwaltung und Management

3.1.4 Ziele und Aufgaben festlegen

Angesichts des breiten Spektrums potenzieller Arbeitsfelder in der Ethikberatung ist es wichtig zu klären, welche Ziele das Ethikkomitee primär verfolgen möchte. Die im folgenden Kapitel aufgeführten Arbeitsfelder (siehe ▶ Kap. 4) können hier eine Orientierung bieten. Die Klärung primärer Ziele ist in diesem frühen Stadium sinnvoll, da dies Auswirkungen auf die Organisationsform(en) haben kann. Wenn etwa ausgehend vom Ethikkomitee vor allem Ethikfallberatungen durchgeführt werden sollen, erfordert dies andere Strukturen, Ressourcen und Arbeitsweisen als für ein Ethikkomitee notwendig ist, das vor allem die Durchführung von Fortbildungen zu ethischen Themen zum Ziel hat. Während die Zielsetzung primär unter Berücksichtigung der Bedarfe einer Einrichtung formuliert werden sollte (siehe ▶ Kap. 4.1), kann eine Recherche bei bereits bestehenden Ethikkomitees (für eine Übersicht siehe www.ethikkomitee.de) Anregungen zur Bestimmung von Zielsetzungen und Aufgaben geben. Gute Erfahrungen zur Konkretisierung von Zielen und Arbeitsweisen haben wir auch mit der Einladung von Vertreter*innen bereits etablierter Komitees zu einem Vortrag oder Workshop gemacht. Unter Berücksichtigung der konsentierten Ziele und Aufgaben empfiehlt es sich, auch frühzeitig, mögliche Arbeitsschwerpunkte für das erste Jahr der Arbeit im Ethikkomitee sowie die sich anschließende Zeit zu definieren (siehe Phase 2 in ▶ Kap. 3.2 und Phase 3 in ▶ Kap. 3.3).

3.1.5 Satzung entwickeln

Die Satzung ist die formale Grundlage für die gemeinsame Arbeit im Ethikkomitee und definiert den Status des Komitees in der Organisation, in der Regel als eine unabhängige Einheit in der Einrichtung. Während einige Ethikkomitees die Satzung nach Initiierung des Komitees erarbeiten, besteht auch die Möglichkeit diesen Arbeitsschritt bereits in der Planungsphase zu erledigen. Ausgehend von der Festschreibung der Zielsetzung und den Aufgaben beinhaltet die Satzung wichtige Arbeitsgrundlagen wie die Stellung des Komitees in der Einrichtung, die Benennung von Mitgliedern, die Wahl des Vorstandes und die Arbeitsweise. Infobox 3 fasst typische Inhalte einer Satzung, die nach unseren Erfahrungen erforderlich sind, zusammen. Darüber hinaus findet sich im Anhang ein Muster, das als Orientierung für die Formulierung einer Satzung dienen kann (Kap. »Zusatzmaterial zum Download«).

> **Infobox 3: Wichtige Inhalte einer Satzung für ein Ethikkomitee**
>
> - Status/Stellung in der Einrichtung
> - Ziele
> - Aufgaben
> - Zusammensetzung
> - Vorstand
> - Geschäftsführung
> - Arbeitsweise und Sitzungen
> - Beschlüsse
> - Satzungsänderung

Mit Blick auf die Ausdifferenzierung der Arbeitsfelder der Ethikberatung und möglichen Veränderung von Anforderungen im Verlauf der Zeit empfehlen wir, die wichtigsten Inhalte und Formalia in der Satzung festzuschreiben und diese ansonsten »schlank« zu halten. Abgesehen davon, dass eine weitere Konkretisierung für eine gute Ethikarbeit nach unserer Erfahrung nicht erforderlich ist, erfordern Satzungsänderungen Zeit und Kraft, die aus unserer Sicht auf ein Minimum beschränkt werden sollten.

> **Merke**
>
> In Phase 1 erfolgen die ersten Schritte zur Planung eines Ethikkomitees. Diese umfassen die frühzeitige Kontaktaufnahme mit Personen, Berufsgruppen und Arbeitsbereichen, die an einer Mitarbeit im Ethikkomitee interessiert sein könnten und die im Komitee vertreten sein sollten, die Abstimmung mit der

Einrichtungsleitung, die Sondierung von bestehenden Aktivitäten mit Berührungspunkten zur Arbeit im Ethikkomitee sowie die orientierende Festlegung von Zielen und Aufgaben. Eine Verbindung von sogenannten Top-down- und Bottom-up-Aktivitäten erhöht die Chancen einer erfolgreichen Implementierung eines Ethikkomitees. Die Entwicklung einer Satzung bildet häufig den abschließenden Arbeitsschritt in der Vorbereitungsphase.

3.2 Phase 2: Konstituierung des Ethikkomitees

3.2.1 Mitglieder ernennen

Die Ernennung der Mitglieder des Ethikkomitees erfolgt in aller Regel durch die Einrichtungsleitung. Dies sollte auf Vorschlag der vorbereitenden Arbeitsgruppe erfolgen, um zu gewährleisten, dass interessierte Mitarbeitende sowie relevante Arbeitsbereiche und Berufsgruppen vertreten sind. Wichtig für die Mitarbeit im Ethikkomitee ist die Klärung der Schwerpunkte der gemeinsamen Arbeit und die Abgrenzung dieser Arbeit von sonstigen Aufgaben und Verpflichtungen. So ist bspw. die Mitwirkung der Seelsorge nach unserer Erfahrung in vielen Fällen eine wichtige Verstärkung für ein Ethikkomitee. Gleichzeitig muss klar sein, dass in einem Ethikkomitee professionelle Normen und Werte verhandelt werden, die nicht notwendigerweise an bestimmte religiöse Vorstellungen rückgebunden werden können. Im Einzelfall kann es hier zu Konflikten kommen, die dann transparent verhandelt werden müssen. Abgrenzungen können auch zwischen ethischen und rechtlichen Perspektiven erforderlich sein. Die Einbeziehung juristischer Expertise ist nach unseren Erfahrungen aus verschiedenen Gründen sinnvoll (vgl. auch ▶ Kap. 11 zu rechtlichen Aspekten der Ethikberatung).

Die Anzahl der Mitglieder des Ethikkomitees kann unterschiedlich gewählt werden. Abzuwägen sind hier unter anderem die Vertretung der verschiedenen Arbeitsbereiche und Berufsgruppen, Zielsetzung der Arbeit im Komitee (z. B. eher Informationsplattform oder Arbeitsgremium) sowie die Anzahl der Interessierten. Bei der Festlegung der Größe eines Ethikkomitees sollten auch etwaige Implikationen, wie bspw. die in der Satzung festgelegte Mindestanzahl zur Beschlussfähigkeit bedacht werden. Denkbar sind zur Absicherung solcher Formalia und einer kritischen Anzahl von Teilnehmenden an den Sitzungen die Ernennung von Stellvertreter*innen. ▶ Tab. 3.1 zeigt eine mögliche Zusammensetzung eines Ethikkomitees mit ca. 15 Mitgliedern.

Tab. 3.1: Mögliche Zusammensetzung eines Ethikkomitees

Mögliche Berufsgruppen	Mögliche Anzahl
Aus- und Fortbildungseinrichtungen	1
Ärztlicher Dienst (Leitung, Assistenzärzt*innen)	mindestens 3
Justiziariat	1
Patientenvertretung	1
Pflegedienst (Leitung, Mitarbeitende aus unterschiedlichen Bereichen)	mindestens 3
Psychologischer Dienst	1
Qualitätsmanagement	1
Seelsorge	2
Sozialdienst	1
Verwaltung und Management	1
Vertreter*innen der Öffentlichkeit	1

3.2.2 Geschäftsführung festlegen

Die Koordination der Arbeit im Ethikkomitee sollte klar festgelegt werden. Einige Ethikkomitees, so auch an den von uns vertretenen Universitätskliniken in Halle und München, haben für die Geschäftsführung eine Mitarbeiterstelle bzw. einen Stellenanteil zur Verfügung. Zu den Aufgaben gehören die Unterstützung des Vorstandes bei Vorbereitung, Durchführung und Nachbereitung der Sitzungen des Ethikkomitees sowie die Organisation der Ethikarbeit (siehe Infobox 4). In einigen Ethikkomitees ist die Geschäftsführung auch mit der Leitung und/oder Koordination von Arbeitsgruppen, wie bspw. für die Ethikfallberatung, betraut.

> **Infobox 4: Typische Aufgaben der Geschäftsführung**
>
> - Einladung zu den Sitzungen des Ethikkomitees
> - Abstimmung der Agenda für die Sitzungen mit dem Vorstand
> - Moderation der Sitzungen des Ethikkomitees (in Abstimmung mit dem oder der Vorsitzenden)
> - Unterstützung und Koordination von Arbeitsgruppen des Ethikkomitees
> - Koordination und Durchführung von Ethikfallberatungen
> - Erstellung und Versendung von Protokollen und Jahresberichten
> - Erarbeitung von Vorschlägen zu inhaltlichen Arbeiten des Ethikkomitees
> - Ansprechpartner*in für ethische Belange in der Einrichtung
> - Öffentlichkeitsarbeit (z. B. Website, Flyer)

- Organisation und Durchführung von Fortbildungen und Veranstaltungen zu ethischen Themen (z. B. Ethiktag)
- ggf. Vernetzung mit anderen Ethikkomitees

3.2.3 Vorstand formieren

Das Aufgabenprofil des Vorstandes ist in den verschiedenen Ethikkomitees, auch unter Berücksichtigung der Aufgabenteilung mit der Geschäftsführung, unterschiedlich gelagert. Während in einigen Ethikkomitees die Aufgaben des Vorstandes und der Geschäftsführung zumindest teilweise zusammenfallen, kann bei einer klaren Aufgabenverteilung und bei entsprechenden Ressourcen für die Geschäftsführung der Vorstand sich darauf konzentrieren, inhaltliche Impulse einzubringen, das Ethikkomitee innerhalb des Klinikums und nach außen zu vertreten sowie gemeinsam mit den anderen Mitgliedern als Multiplikator*in für ethische Themen in der Einrichtung zu wirken. Mit Blick auf die vorstehenden Funktionen bietet es sich an, den Vorstand (z. B. Vorsitzende*r und zwei bis drei Stellvertretende) unter Berücksichtigung unterschiedlicher Berufs- und Statusgruppen, Geschlecht sowie weiteren Merkmalen zur Abbildung der Diversität in der Einrichtung zu besetzen. Während die Wahlvorschläge für den Vorstand nach unserer Erfahrung sinnvollerweise in enger Abstimmung mit der Geschäftsführung erstellt werden, erfolgt die Wahl in der Regel durch die Mitglieder des Ethikkomitees, entsprechend dem in der Satzung festgelegten Vorgehen.

Infobox 5: Typische Aufgaben des Vorstandes

- Repräsentation des Ethikkomitees in und außerhalb der Gesundheitseinrichtung
- Beratung/Ansprechperson der Geschäftsführung
- Einbringen von Themen
- Vernetzung in der Gesundheitseinrichtung
- Teilnahme an Ethiktag o. ä. Veranstaltungen des Ethikkomitees

3.2.4 Konstituierende Sitzung

Im Rahmen der konstituierenden Sitzung erfolgt neben der Vorstellung der Mitglieder in der Regel die Wahl des Vorstandes sowie die Vorstellung der Satzung als formale Grundlage der gemeinsamen Arbeit. In einigen Ethikkomitees erfolgt die Entwicklung der Satzung auch als erste Amtshandlung des gegründeten Ethikkomitees. In einer solchen Konstellation besteht allerdings das Problem einer fehlenden formalen Grundlage für das Ethikkomitee, weshalb wir empfehlen die Satzung vor der konstituierenden Sitzung zu erstellen. Die konstituierende Sitzung ist der formale Start für die gemeinsame Arbeit und bietet eine gute Möglichkeit, Ziele und Aufgabenstellungen vorzustellen bzw. gemeinsam zu erörtern. Günstig für einen erfolgreichen Start ist die Abstimmung eines Arbeitsprogramms, bspw.

für das erste Jahr. Hier hat es sich bewährt, wenn die Geschäftsführung mit dem Vorstand bereits konkrete Vorschläge zur Diskussion stellen.

3.2.5 Mögliche Arbeitsschwerpunkte zu Beginn der Arbeit eines Ethikkomitees

i. Qualifizierung der Mitglieder
Die Arbeit eines Ethikkomitees erfordert ethische Kenntnisse und Fertigkeiten. Hierzu gehören neben Grundkenntnissen zu ethischen Begriffen und Konzepten auch das Wissen um standesethische und rechtliche Rahmenbedingungen für die Arbeit in der Ethikberatung sowie relevante Grundlagen der Gesundheitsversorgung. Die Kompetenzstufen für Ethikberater*innen entsprechend den Vorgaben für die Zertifizierung durch die AEM bieten hierfür eine Orientierung. Es ist nach unserer Einschätzung nicht erforderlich, dass alle Mitglieder eines Ethikkomitees eine vollständige Schulung entsprechend des Curriculums der AEM für die Kompetenzstufe 1 absolvieren.[9] Allerdings sollte sichergestellt werden, dass alle Mitglieder über grundlegende Kenntnisse in Bezug auf den Gegenstandsbereich von Ethikberatung verfügen. Wir werden auf die Details der Qualifizierung in der Ethikberatung unter besonderer Berücksichtigung der Durchführung von Ethikfallberatung in ▶ Kap. 8 ausführlicher eingehen.

ii. Festlegung der Arbeitsweise
Das Ethikkomitee sollte zu Beginn der gemeinsamen Arbeit und unter Berücksichtigung von Zielen und Aufgabenstellung auch die Arbeitsweise definieren. Wie bereits ausgeführt tagen Ethikkomitees auch unter Berücksichtigung ihrer Arbeitsweise unterschiedlich häufig. Es kann zu Beginn der Arbeit sinnvoll sein sich in engeren Abständen zu treffen. Entscheidend ist die Passung von Ziel, Arbeitsweise und zur Verfügung stehenden Ressourcen. Ein Ethikkomitee mit wenigen oder unklaren Aufgaben läuft schnell Gefahr zu scheitern. Da sich Zielsetzung und Arbeitsweise im Laufe der Jahre durchaus verändern kann, ist es auch bezüglich dieses Sachverhaltes günstig, wenn die Satzung eine gewisse Flexibilität erlaubt, bspw. durch eine eher niedrige Mindestzahl von Sitzungen.

iii. Durchführung von Aus- und Fortbildungen sowie weiteren Veranstaltungen
Aus- und Fortbildungen sowie andere Veranstaltungsformate bieten eine gute Möglichkeit, die Mitarbeitenden einer Gesundheitseinrichtung für ethische Themen in der Patientenversorgung zu sensibilisieren bzw. entsprechende Kenntnisse zu vermitteln. Gerade zu Beginn der Tätigkeit eines Ethikkomitees können diese Aktivitäten gut vorbereitet und umgesetzt werden. Die Ankündigung von Veranstaltungen, z.B. mittels eines Jahresprogramms, ist auch eine gute Möglichkeit, Werbung in eigener Sache zu betreiben und das Komitee bekannt zu machen. Sinnvoll ist weiterhin die Integration ethischer Themen in bestehende Veranstal-

---

9 Zur Zertifizierung durch die AEM vgl. https://aem-online.de/zertifizierung-fuer-ethikberatung/

tungsreihen (z. B. interne Fortbildungen in den Abteilungen). Für viele Ethikkomitees hat es sich weiterhin bewährt, einmal im Jahr eine größere Veranstaltung (z. B. einen Ethiktag) durchzuführen. Konkrete Anregungen für unterschiedliche Veranstaltungsformate unter Berücksichtigung der verschiedenen möglichen Zielsetzungen und Adressaten geben wir in ▶ Kap. 4.3 und ▶ Kap. 4.4.

iv. Vorbereitung und Durchführung weiterer Angebote der Ethikberatung
Neben Veranstaltungen zu ethischen Themen ist auch die Etablierung von Ethikfallberatung und die Entwicklung ethischer Empfehlungen in einer frühen Phase eines Ethikkomitees denkbar. Allerdings geben wir diesbezüglich zu bedenken, dass insbesondere die Durchführung kompetenter Fallberatungen ein erhebliches Maß an inhaltlichen und organisatorischen Vorbereitungen erfordert. Hierzu gehören neben der Qualifizierung von Ethikfallberater*innen auch die Festlegung eines Prozesses, mithilfe dessen Anfragen verlässlich und kontinuierlich gestellt werden können. Weiterhin empfiehlt es sich, das Angebot mit den Kliniken abzustimmen. Das Angebot einer Ethikberatung allein generiert nach unserer Erfahrung allenfalls eine Handvoll Fälle und wirft Fragen zum Verhältnis der vorzuhaltenden Kompetenzen im Vergleich zur Nachfrage auf. Gespräche mit den Leitungen der Kliniken sind nach unserer Erfahrung ein guter Weg vorab, um die Bedarfe an fallbezogener Beratung zu klären (siehe auch Bedarfsanalyse ▶ Kap. 4.1). Dies erfordert jedoch Zeit, sodass es nach unserer Einschätzung sinnvoll ist, diese Aktivitäten erst nach einem entsprechenden Vorlauf für die Planung umzusetzen.

v. Öffentlichkeitsarbeit
Die Bekanntmachung des Ethikkomitees und seiner Aufgaben in der Einrichtung ist ein wesentlicher Schwerpunkt zu Beginn der Arbeit des Ethikkomitees. Die konkrete Ausgestaltung muss unter Berücksichtigung der vor Ort vorhandenen Ressourcen und weiterer Möglichkeiten erfolgen. Etablierte Formen sind ein Internetauftritt als Teil der Einrichtungswebsite oder Flyer. Hier ist zu bedenken, dass bspw. Informationen zu Veranstaltungen regelmäßig aktualisiert werden müssen, damit nicht rasch veraltete Informationen im Umlauf sind. Hilfreich ist hierfür ein direkter technischer Zugriff auf die Gestaltung der Website, da die Abstimmung mit der IT oder anderen Mitarbeitenden angesichts vieler wichtiger Aufgaben langwierig sein kann. Rundmails zu ethischen Themen der Ethik sowie das Angebot zur Vorstellung des Ethikkomitees in den Abteilungsbesprechungen, in Gremiensitzungen oder in öffentlichen Veranstaltungen (z. B. Beteiligung am Tag der offenen Tür, Lange Nacht der Wissenschaften etc.) sind weitere Möglichkeiten, mit denen wir gute Erfahrungen gemacht haben. Die Öffentlichkeitsarbeit ist eine Daueraufgabe, nicht zuletzt angesichts der Fluktuation der Mitarbeitenden. Durch Hinweise im Informationspaket für Mitarbeitende oder vergleichbare Formate im Rahmen des Onboardings können neue Mitarbeitende über das Ethikkomitee informiert werden. Infobox 6 fasst Möglichkeiten der Öffentlichkeitsarbeit zur Ethikberatung zusammen.

Infobox 6: Maßnahmen zur Öffentlichkeitsarbeit des Ethikkomitees am Beispiel einer Klinik

- Vorstellung im Einrichtungsvorstand
- Vorstellung in einzelnen Kliniken (ggf. Gespräch mit der Leitung und Kurzvorstellung in Mitarbeiterbesprechungen)
- Vorstellung in thematisch einschlägigen Veranstaltungen
- Vorstellung in den internen Abteilungsfortbildungen
- Vorstellung in Publikationen (z. B. Klinikzeitschrift, Lokalpresse, Ärzteblatt und vergleichbare Medien für Gesundheitsberufe)
- Website
- Flyer (via E-Mail, auf Stationen, im Eingangsbereich etc.)
- Bewerbung des Ethikkomitees in Zusammenhang mit Veranstaltungsankündigungen
- Hinweis in Informationen für Mitarbeitende
- Hinweis im Informationspaket bzw. in der Veranstaltung für neue Mitarbeitende
- Beteiligung an Veranstaltungen des Klinikums (z. B. Tag der offenen Tür, Lange Nacht der Wissenschaften u. ä.)

Merke

Phase 2 der Implementierung des Ethikkomitees umfasst die formale Initiierung der gemeinsamen Tätigkeit sowie die ersten inhaltlichen Arbeiten. Die Vereinbarung eines Jahresplans mit Festlegung wichtiger Termine und Aktivitäten kann die Arbeit strukturieren. Daneben bilden die Qualifizierung der Mitglieder im Ethikkomitee, die Etablierung eines Arbeitsmodus sowie Öffentlichkeitsarbeit zur Bekanntmachung des Gremiums und seiner Aktivitäten wesentliche Aufgabenstellungen.

3.3 Phase 3: Etablierung des Ethikkomitees

Nicht wenige Ethikkomitees starten voller Elan und haben im Verlauf Schwierigkeiten, dauerhaft Aktivitäten und Interesse für ethische Aspekte der Patientenversorgung zu generieren. Es kommt durchaus vor, dass die Aktivitäten in Ethikkomitees »einschlafen« bzw. in der Einrichtung kaum mehr wahrgenommen werden. Auch vor diesem Hintergrund wollen wir an dieser Stelle einige Vorschläge für eine möglichst nachhaltige Implementierung von Ethikkomitees machen.

3.3.1 Mittelfristige Zeit- und Arbeitsplanung

Wie in »Phase 2« (▶ Kap. 3.2) angemerkt, ist es durchaus sinnvoll, den Start von Ethikkomitees mit einer Reihe von Aktivitäten zu markieren. Allerdings ist es sowohl unter Berücksichtigung der vorhandenen Ressourcen als auch mit Blick auf ein dauerhaftes Engagement nicht sinnvoll, alle denkbaren Arbeitsfelder gleich zu Beginn bearbeiten zu wollen. Wir empfehlen vielmehr bereits in der Vorbereitungsphase zu überlegen, welche Aktivitäten bewusst erst ab dem zweiten oder dritten Jahr in Angriff genommen werden sollen. Hierfür bieten sich insbesondere Aufgaben an, die etwas mehr Vorbereitung erfordern. Dies gilt etwa für die Organisation größerer Veranstaltungen, gegebenenfalls mit externen Referent*innen (z. B. Ethiktag). Auch für die Durchführung von Ethikfallberatungen muss, wie oben beschrieben, möglicherweise ein längerer Vorlauf eingeplant werden. Hinderliche Faktoren können fehlende Bekanntheit, fehlende Akzeptanz oder auch fehlende Passgenauigkeit des Angebots sein. Es kann daher sinnvoll sein, die Qualifizierung für die Ethikfallberatung zunächst auf einen kleineren Kreis von Mitarbeitenden zu beschränken. Dies ermöglicht das Sammeln praktischer Erfahrungen und Reflektieren und vermeidet Frustration, wenn erworbene Kompetenzen nicht angewendet werden können.

3.3.2 Dokumentation und regelmäßige Prüfung der Angebote

Die Zweckmäßigkeit der Angebote des Ethikkomitees sollten regelmäßig geprüft werden, damit sichergestellt wird, dass Ressourcen und Kompetenzen sinnvoll eingesetzt werden. In diesem Zusammenhang und mit Blick auf etwaige Maßnahmen zur Evaluation und Qualitätssicherung (▶ Kap. 12) ist es sinnvoll die Aktivitäten angemessen zu dokumentieren. Die gesammelten Dokumentationen können bspw. nach dem ersten Jahr ausgewertet und als Anstoß für die weitere Bedarfsanalyse und Weiterentwicklung der bestehenden Beratungsaktivitäten genutzt werden.

3.3.3 Ergänzung und Ausdifferenzierung von Angeboten der Ethikberatung

Ethikberatung sollte nicht als statisches Angebot verstanden werden, sondern abhängig von den Bedarfen der Einrichtung und Möglichkeiten der Beteiligten ergänzt bzw. weiterentwickelt werden. So hat sich bspw. im Verlauf der Ethikberatungen am Universitätsklinikum in Halle/Saale herauskristallisiert, dass Bedarf hinsichtlich der Beratung zu Patientenverfügungen besteht. Häufig liegen keine bzw. keine aussagekräftigen Patientenverfügungen vor, sodass der vorausverfügte oder mutmaßliche Wille nicht oder nur schwer zu eruieren ist. Aus diesem Grund wurden einige Ethikberater*innen zu Advance Care Planning(ACP)-Gesprächsbegleiter*innen qualifiziert und ergänzen inzwischen auf diese Weise die Ethikfallberatungsangebote. Inzwischen ist ACP eines der meistgefragten Angebote der Klinischen Ethik am Universitätsklinikum Halle/Saale. Auch die Etablierung ethischer Visiten, bspw. auf den Intensivstationen, kann eine gute Möglichkeit sein, ethische Entscheidungsunterstützung niederschwellig in die Routine der Patientenversorgung zu integrieren. Die Beteiligung der Ethikberatung an bereits etablierten Besprechungen wie bspw. Mortalitäts- und Morbiditätskonferenzen oder Palliativkonferenzen können ebenfalls ein gutes Arbeitsfeld für ein Ethikkomitee bieten. Die Entwicklung neuer oder modifizierter Angebote kann auch durch die Bildung von thematisch orientierten Arbeitsgruppen befördert werden. Dieses Vorgehen hat mehrere Vorteile. Zum einen können mit einem zeitlichen Vorlauf konkrete Ergebnisse – wie bspw. eine ethische Empfehlung – erarbeitet werden, die dann im Ethikkomitee und nachfolgend in der Einrichtung vorgestellt werden. Zum anderen ermöglicht die Schaffung von Arbeitsgruppen, die offen für alle Mitarbeitende einer Einrichtung sind, die Einbindung von Interessierten und neue Impulse für die Arbeit in der Ethikberatung.

3.3.4 Weiterentwicklung ethischer Kompetenzen in der Einrichtung

Ein mögliches Arbeitsfeld von Ethikkomitees ist die Förderung der ethischen Kompetenzen der Mitarbeitenden einer Einrichtung, die über konkrete Angebote der Ethikfallberatung hinausgehen. So haben in den letzten Jahren mehrere Einrichtungen Inhouse-Schulungen angeboten, teilweise entsprechend den Standards für die K1-Zertifizierung der AEM ihren Mitarbeitenden. Hierbei muss allerdings beachtet werden, dass die Zielsetzung einer solchen Fortbildung vorab geklärt ist. Es ist nach unserer Erfahrung weder wahrscheinlich noch notwendig ist, dass alle Teilnehmenden an einer solchen Fortbildung im Nachgang eigenständig Ethikfallberatungen durchführen. Gleichzeitig bietet eine solche Schulung neben dem individuellen Nutzen für die Teilnehmenden im Sinne des Erwerbs von ethischen Kompetenzen auch organisational neue Möglichkeiten. So besteht durch die Vernetzung mit qualifizierten Ansprechpersonen in verschiedenen Bereichen im Nachgang zu solchen Fortbildungen bspw. die Möglichkeit, neue zielgerichtete Angebote zu entwickeln (siehe auch unsere Ausführungen zu den dezentralen Ethikberater*innen in ▶ Kap. 2.2).

3.3.5 Berichterstattung

Die Arbeit von Ethikkomitees sollte zumindest kurz und in regelmäßigen zeitlichen Abständen, etwa in Form eines Jahresberichts, dargestellt werden. Die hierfür notwendige Dokumentation ist zwar ein zusätzlicher Aufwand, aber für die regelmäßige Überprüfung der eigenen Arbeit erforderlich. Darüber hinaus dient die Dokumentation als Beleg für die geleistete Arbeit, was auch mit Blick auf etwaige Diskussionen über Personal- und oder Sachmittel hilfreich ist. Schließlich kann die Berichterstattung, wie oben geschrieben, auch für die Bewerbung der Angebote von Ethikberatung genutzt werden. Auch vor diesem Hintergrund sollte spätestens nach einem Jahr ein strukturierter Ansatz zur Dokumentation der eigenen Arbeit und Berichterstattung entwickelt und angewendet werden.

Tab. 3.2: Zusammenfassung der Phasen, Arbeitsschritte und Aufgabenstellungen bei der Etablierung von Ethikkomitees

Phase	Arbeitsschritte
1. Vorbereitung	Arbeitsgruppe bilden Abstimmung mit Geschäftsführung Interessengruppen einbeziehen Ziele und Aufgaben festlegen Satzung entwickeln
2. Konstituierung des Ethikkomitees und mögliche Arbeitsschwerpunkte zu Beginn	Ernennung der Mitglieder Koordination festlegen Vorstand vorschlagen Konstituierende Sitzung Qualifizierung der Mitarbeitenden Festlegung der Arbeitsweise Durchführung von Veranstaltungen Öffentlichkeitsarbeit
3. Etablierung des Ethikkomitees und mögliche Arbeitsschwerpunkte im Verlauf	mittelfristige Zeit- und Arbeitsplanung Ausdifferenzierung von Angeboten Evaluation und Qualitätssicherung Berichterstattung

Merke

Im Mittelpunkt von Phase 3 der Implementierung steht die nachhaltige Etablierung von Ethikberatung. Dies umfasst die kritische Prüfung der initiierten Angebote und Nachsteuerung im Sinne von Modifikation oder Ergänzung der Angebote. Eine strukturierte Dokumentation der Aktivitäten, bspw. in Form von Jahresberichten, sollte nach Ablauf des ersten Jahres der Arbeit im Ethikkomitee erfolgen.

4 Arbeitsfelder der Ethikberatung

Jan Schildmann

Als *Arbeitsfelder* der Ethikberatung bezeichnen wir, wie bereits eingangs erwähnt, die *konkreten Angebote der Ethikberatung* zur Unterstützung der Entscheidungsfindung bei ethischen Herausforderungen in der Patientenversorgung. In der Literatur wird hier zumeist die klassische Trias von *Ethikfallberatung*, *Fortbildung* und *Leitlinienentwicklung* genannt. Allerdings haben sich, wie in ▶ Kap. 1.4 schon angedeutet, in den letzten Jahren verschiedene Varianten dieser drei Arbeitsfelder entwickelt. Weiterhin wurden einige neue Arbeitsfelder der Ethikberatung erschlossen. Schließlich werden von Seiten der Klinischen Ethik auch Angebote zur Unterstützung bei ethisch relevanten Herausforderungen gemacht, die zwar nicht die Merkmale einer Ethikberatung erfüllen, aber ethische Entscheidungen in der Patientenversorgung unterstützen können.

In diesem Kapitel stellen wir ausgewählte Arbeitsfelder der Ethikberatung und angrenzende Aktivitäten vor. Wir gehen dabei insbesondere auf die praktischen Aspekte ein. Ergänzend zu den in diesem Kapitel aufgeführten Arbeitsfeldern, die sich direkt auf die Versorgung von Patient*innen beziehen, erfolgt in einem separaten Kapitel (▶ Kap. 10) eine detaillierte Darstellung der Organisationsethik als ein weiteres Arbeitsfeld der Ethikberatung. Beginnen möchten wir mit Vorschlägen zur Durchführung einer *Bedarfsanalyse*. Es ist auch angesichts der in der Regel eher knappen Ressourcen für die Ethikberatung nicht sinnvoll, Angebote zu entwickeln bzw. vorzuhalten, die (absehbar) auf wenig Akzeptanz stoßen, und zugleich Möglichkeiten der Ethikberatung »zu verpassen«, für die ein Bedarf in einer Gesundheitseinrichtung besteht (Mabel et al. 2024). Vor diesem Hintergrund plädieren wir vor jeglicher Implementierung eines Ethikberatungsangebotes, für eine Prüfung des Bedarfs.

4.1 Welche Ethikberatung für wen? Vorschlag für eine Bedarfsanalyse

In einer Publikation mit Ergebnissen einer nationalen Umfrage unter US-amerikanischen Krankenhäusern berichten Fox et al. (2022), dass innerhalb eines Jahres in einem Krankenhaus im Median 3 Ethikfallberatungen durchgeführt werden. Auch in Deutschland gibt es viele Gesundheitseinrichtungen, die ein Angebot zur

Ethikfallberatung vorhalten und gleichzeitig berichten, dass dieses Angebot nur selten wahrgenommen wird. Nun muss eine geringe Anzahl von Fallberatungen nicht per se bedeuten, dass es nicht sinnvoll ist ein solches Angebot vorzuhalten. Es ist bspw. möglich, dass in einer Einrichtung ethisch relevante Herausforderungen kompetent innerhalb einer Abteilung bearbeitet werden und eine ethische Fallberatung nur in besonders schwierigen Konstellationen angefragt wird. Allerdings ist es auch möglich, dass ethische Unsicherheiten und Konflikte in den Behandlungsteams vor Ort nicht wahrgenommen werden und folglich auch keine Beratung in Anspruch genommen wird. Denkbar ist weiterhin, dass die Akteur*innen in der Praxis keine genaue Vorstellung davon haben, wie ethische Fallberatung die Arbeit unterstützen kann.

Die Vorhaltung eines selten genutzten Angebotes ist dann problematisch, wenn ein Missverhältnis zwischen den für die Bereitstellung des Angebotes erforderlichen Ressourcen und dem Nutzen für eine Gesundheitseinrichtung besteht. Ausgehend von der oben skizzierten Situation wäre bspw. zu überlegen, ob die vorhandenen Ressourcen eher in die Durchführung von Fortbildungen investiert werden sollten, um Mitarbeitende für ethische Herausforderungen zu sensibilisieren. In dieser Hinsicht kann die geringe Inanspruchnahme von Ethikfallberatung (oder auch anderen Angeboten) ein Anstoß sein, darüber nachzudenken, ob die bestehenden (oder geplanten) Ethikberatungsangebote zu den Bedarfen passen bzw., welche Hindernisse es für die Abfrage bestehender Angebote gibt.

Ein Ansatz zur Klärung von Bedarfen hinsichtlich der Ethikberatung und Grundlage für einen erfolgreichen Transfer von Angeboten in die Praxis ist eine Umfrage unter möglichen Nutzer*innen (AEM 2023). Nach eigenen Erfahrungen kann bereits ein leitfadengestütztes zehn- bis fünfzehnminütiges Gespräch mit der ärztlichen und pflegerischen Leitung von verschiedenen Bereichen einer Gesundheitseinrichtung dabei helfen, den Bedarf an Entscheidungsunterstützung zu ermitteln, bestehende Angebote zu erläutern und ggf. neue Beratungsangebote auszuloten. Infobox 7 gibt eine Übersicht für eine mögliche Gliederung eines solchen Gesprächs:

> **Infobox 7: Vorschlag eines Leitfadens für Gespräche zur Eruierung möglicher Bedarfe an Ethikberatung**
>
> - Ziele und Vorgehensweise und bestehende/geplante Angebote der Ethikberatung kurz vorstellen
> - Erfragen, ob, und wenn ja, welche ethischen Herausforderungen in der betreffenden Klinik/Abteilung bestehen (bei Bedarf ggf. Beispiele aus Literatur nennen)
> - Vorgehensweisen bei solchen ethischen Herausforderungen explorieren
> - Sofern ausgehend vom Gespräch möglich: konkrete Angebote zu einem oder mehreren Themen vorstellen (z. B. Kurzfortbildung für Abteilung, Teilnahme an Fallbesprechung etc.)

Selbstverständlich generiert nicht jedes Gespräch eine Nachfrage nach Ethikberatungsangeboten, und wir kennen auch aus eigener Erfahrung Abteilungen, die Ethikberatung – aus unterschiedlichen Gründen – strikt ablehnen. Nach unserer Erfahrung ist es allerdings im Rahmen einer solchen Sondierung sehr wohl möglich, interessierte Personen, relevante Themen und Anknüpfungspunkte für Ethikberatung zu identifizieren und auf diese Weise Ethikberatung dort durchzuführen, wo ein Bedarf und Akzeptanz bestehen. Konkrete Beispiele für mögliche Ergebnisse solcher Gespräche sind die Vereinbarung von Fortbildungsterminen für das Stationsteam, die Etablierung einer Ethikvisite auf einer Intensivstation oder auch die Integration einer Kurzinformation zur Ethikberatung als Bestandteil der Informationen für neue Mitarbeitende am Klinikum. Eine weitere Möglichkeit, die sich im Rahmen eines solchen Austausches ergeben kann, ist eine »Ko-Produktion« neuer Arbeitsfelder der Ethikberatung. Schließlich können solche Gespräche auch das Vertrauen in die Ethikberatung fördern. Es darf nicht unterschätzt werden, dass die Einbeziehung eines »externen Blickes« auf interne Prozesse einer Abteilung eine Hürde darstellen kann, die von manchen Einrichtungsleitungen im gesamten Berufsleben nicht genommen wird. Der Aufwand einer Bedarfsanalyse ist nicht gering, erscheint uns aber insbesondere dann gerechtfertigt, wenn der Eindruck besteht, dass die Passung zwischen den für die Ethikberatung aufgebrachten Ressourcen und der Inanspruchnahme in der Einrichtung verbessert werden könnte.

> **Merke**
>
> Die Analyse von Bedarfen an Ethikberatungsangeboten kann insbesondere durch Gespräche mit Verantwortlichen in verschiedenen Bereichen einer Einrichtung erfolgen und erhöht die Chance einer Passung zwischen ethischen Beratungsangeboten und Bedarfen in der Praxis. Dementsprechend können Bedarfsanalysen als eine Form des »Ethik-Transfers« im Sinne einer erfolgreichen Integration von Ethikberatungsangeboten in die Patientenversorgung gefasst werden.

4.2 Fallbezogene Ethikberatungsangebote

Fallbezogene Ethikberatungsangebote oder kurz *Ethikfallberatungen* beziehen sich auf die Analyse und Unterstützung bezüglich ethischer Herausforderungen bei der Versorgung einzelner Patient*innen. Wir werden eine Methode der Ethikfallberatung, die prinzipienorientierte ethische Falldiskussion, und das Vorgehen bei der Fallberatung in Kapitel ▶ Kap. 5 ausführlich erläutern und beschränken uns in diesem Kapitel auf generische Aspekte des Arbeitsfeldes.

Eine Ethikfallberatung umfasst grundsätzlich die Formulierung der ethischen Fragestellung, die Identifizierung und ethische Bewertung von Handlungsoptionen mit Blick auf die aktuelle Situation der Patient*in sowie die Formulierung eines Beratungsergebnisses. Die Verantwortung für die Behandlungsentscheidungen verbleibt auch nach einer Fallberatung bei den primär verantwortlichen Teammitgliedern. Gleichzeitig muss sich die Versorgung von Patient*innen an dem in der Fallberatung entwickelten Beratungsergebnis messen lassen. Wir haben es auch erlebt, dass Einrichtungen Hemmungen haben, fallbezogene Beratungen anzufragen. Ein möglicher Grund könnte sein, dass mit einer solchen Anfrage auch immer Transparenz und kritische Reflexion der eigenen Arbeit verbunden.

»Beratung« hat im Rahmen der Ethikfallberatung zwei Bedeutung. Zum einen beraten sich die an der Versorgung bzw. einer Patient*in Beteiligten über ein ethisch gut begründbares Vorgehen. Zum anderen verweist der Begriff auf die Beratung durch externe für die Ethikfallberatung qualifizierte Personen. Sofern nicht anders vermerkt, setzen wir bei den fallbezogenen Ethikfallberatungsangeboten die Einbeziehung des Behandlungsteams voraus. Grund für diese Prämisse ist, dass die adressierte Gruppe eines Beratungsergebnisses einer Ethikfallberatung am Prozess der Analyse beteiligt sein muss. Selbstverständlich können aber auch bei Anfragen, die von Patient*innen und/oder Angehörigen unabhängig vom Behandlungsteam gestellt werden, einzelne Elemente einer Fallberatung umgesetzt werden, wie etwa die Analyse eines ethischen Problems. Weiterhin können in diesen Kontexten ethisch (und auch rechtlich) relevante Informationen vermittelt werden. Ein Beispiel wäre die Information an Patient*innen, dass diese auch aus ärztlicher Perspektive »dringlich indizierte« diagnostische oder therapeutische Maßnahmen ablehnen können, was nach unserer Erfahrung nicht in allen Fällen klar zu sein scheint.

Ethikfallberatungsangebote, die Unterstützung der laufenden Krankenversorgung bei ethischen Unsicherheiten oder Konflikten bieten sollen, benötigen mobile und flexible Organisationsformen. Etwas anders als bei solchen *prospektiven Ethikfallberatungen* sind die Anforderungen bei *retrospektiven Formen* der fallbezogenen Beratung gelagert. Hier werden abgeschlossene Fälle unter ethischen Gesichtspunkten erörtert. Dies kann bspw. im Rahmen einer terminierten Sitzung des Ethikkomitees umgesetzt werden.

Viele Ethikkomitees haben zur Umsetzung prospektiver Ethikfallberatung Arbeitsgruppen gebildet, in denen Mitglieder des Ethikkomitees und/oder weitere Personen die Ethikfallberatung umsetzen. Voraussetzung für die kompetente Durchführung fallbezogener Beratungen ist nach unserer Erfahrung, neben einer Ausbildung zur Ethikberater*in entsprechend der Kompetenzstufe 1 der AEM eine strukturierte Phase der praktischen Übung in Verbindung mit Feedback durch erfahrene Ethikberater*innen (vgl. hierzu den Feedbackbogen im Kap. »Zusatzmaterial zum Download«). Weiterhin ist es sinnvoll, Ethikfallberatung mit Vertreter*innen von wenigstens zwei unterschiedlichen Berufsgruppen durchzuführen. Grund hierfür ist zum einen, dass auf diese Weise ein größeres Spektrum relevanter fachlicher Expertise bei der Beratung eingebracht werden kann. Zum anderen prägt die berufliche Sozialisation nicht selten auch die professionelle Werthaltung der beteiligten Akteure, was nach unserer Erfahrung für die Ethikfallberatung produktiv genutzt werden kann. In diesem Sinne kann die Einbeziehung mehrerer qualifizierter Personen mit unterschiedlichem fachlichem Hintergrund als ein Merkmal der Strukturqualität von Ethikfallberatung bestimmt werden (siehe auch ▶ Kap. 12 zur Evaluation).

Die Arbeitsweisen in der fallbezogenen Beratung unterscheidet sich in der Praxis erheblich. Im Folgenden soll zunächst etwas ausführlicher die an vielen Orten etablierte *Ethikfallberatung auf Anfrage* dargestellt werden. Im Anschluss werden wir das Angebot von *Ethikvisiten* beschreiben. Abschließend folgt eine Auswahl weiterer fallbezogener Ethikberatungsangebote.

> **Merke**
>
> Die *Ethikfallberatung* umfasst grundsätzlich vier Elemente: 1. Formulierung der Fragestellung, 2. Identifizierung von Handlungsoptionen, 3. ethische Analyse und Bewertung der Handlungsoptionen, 4. Formulierung des Beratungsergebnisses. Es können prospektive und retrospektive Formate unterschieden werden. Die kompetente Durchführung erfordert neben spezifischen Kenntnissen und Fertigkeiten auch ein erhebliches Maß an praktischen Erfahrungen.

4.2.1 Ethikfallberatung auf Anfrage

Unter einer Ethikfallberatung auf Anfrage verstehen wir ein *formalisiertes, fallbezogenes, prospektives Beratungsangebot*, das von Mitarbeitenden einer Gesundheitseinrichtung und in manchen Einrichtungen auch von Patient*innen bzw. Bewohner*innen oder Angehörigen *zur Unterstützung bei ethischen Fragen hinsichtlich der Patientenversorgung* angefragt werden kann. Ziel ist ein ethisch begründetes Beratungsergebnis in Bezug auf das weitere Vorgehen. Details entsprechend der Methode und des Vorgehens der prinzipienorientierten ethischen Falldiskussion stellen wir in ▶ Kap. 5 vor, sodass wir uns hier auf generische Aspekte beschränken. Ein solches Beratungsangebot kann sowohl die Behandelnden bei ethischer Unsicherheit bzw. Konflikten entlasten als auch die Qualität der Versorgung beeinflussen. Letzteres bezieht sich insbesondere darauf, dass Nutzen und Schaden der zur Diskussion stehenden diagnostischen und therapeutischen Maßnahmen systematisch bewertet werden und der Wille von Patient*innen angemessen berücksichtigt wird. Weitere mögliche Funktionen der Ethikfallberatung auf Anfrage sind die Vermittlung ethischer Kompetenzen. So kann etwa die Erörterung professionsethischer und/oder rechtlicher Rahmenbedingungen im Rahmen einer Falldiskussion auch einen Lerneffekt bei den an der Beratung Beteiligten haben.

Während die Ethikfallberatung auf Anfrage, wie auch andere fallbezogene Beratungsangebote, prinzipiell von Einzelpersonen mit entsprechender Qualifikation durchgeführt werden kann, gibt es inhaltliche und praktische Gründe, diese als Team durchzuführen. Inhaltliche Gründe sind, wie bereits erwähnt, unterschiedliche Perspektiven und Kompetenzen, die von verschiedenen Beteiligten in die Fallberatung eingebracht werden. Dies betrifft Vorwissen, etwa in Bezug auf medizinische, pflegerische oder ethische Aspekte, aber auch Fertigkeiten, etwa mit Blick auf Kommunikations- oder Moderationskompetenz, die für die Ethikfallberatung relevant sind und die auch nach unseren Erfahrungen in den Fortbildungen bei Ethikberater*innen unterschiedlich ausgeprägt sind. Weiterhin können unterschiedliche individuell oder professionell geprägte Werthaltungen für die ethische Analyse genutzt werden. Praktische Gründe für ein Angebot der Fallberatung als Team sind die Möglichkeit, verschiedene Aufgaben (z. B. Struktur der Fallberatung einhalten, Protokoll schreiben) aufzuteilen, sowie die Möglichkeit des kollegialen Feedbacks im Nachgang.

Angesichts der Anforderungen an Kenntnisse und Fertigkeiten, die für die kompetente Moderation einer Ethikfallberatung notwendig sind, sowie der weitreichenden Handlungsoptionen, die in diesen Beratungen bezüglich der Patientenversorgung erörtert werden, ist eine Qualifizierung für alle Moderator*innen von Ethikfallberatung unabdingbar. Eine Orientierung zu Inhalt und Umfang bietet das Curriculum der AEM für Ethikberater*innen. Nach unseren Erfahrungen bieten die im Rahmen der für die K1-Zertifizierung erforderlichen 45 Unterrichtseinheiten einschließlich der zur Entfristung erforderlichen Nachbesprechung von drei Fallberatungen als Moderator*in bzw. Protokollant*in eine wichtige Grundlage für die Durchführung der Ethikfallberatung. Allerdings reichen die vermittelten Kenntnisse und Fertigkeiten in der Regel nicht aus, um direkt im Anschluss kompetent Ethikfallberatungen durchzuführen. Praktische Übungen, z. B. in simulierten Ethikfallberatungen, ergänzende Moderationsfortbildungen sowie die Supervision durch erfahrene Ethikfallberatende sind nach unserer Einschätzung notwendig, um die notwendigen Kompetenzen zu vertiefen. Wir werden auf die Qualifizierung von Ethikberater*innen noch ausführlicher in ▶ Kap. 8 eingehen.

Ziele, Methode und Verfahrensregeln festlegen

Vor Aufnahme der Tätigkeit sollte die *Zielsetzung der Ethikfallberatung* auf Anfrage und darauf abgestimmt die verwendete *Methode konkretisiert* werden. Während wir grundlegende Zielsetzungen bereits benannt haben, unterscheiden sich die verschiedenen Methoden auch vor dem Hintergrund unterschiedlicher ethischer Konzeptionen und Grundannahmen. So legen einige Methoden einen besonderen Schwerpunkt auf ein gemeinsames Verständnis der Situation und einen ethischen Konsens im Team (bspw. Moral Case Deliberation). Dagegen wird ein ethisch begründetes Beratungsergebnis unter Anwendung der Methode der in diesem Buch vorgestellten prinzipienorientierten ethischen Falldiskussion daran gemessen, ob die aus vier klassischen medizinethischen Prinzipien resultierenden Verpflichtungen angemessen berücksichtigt und die definierten prozeduralen Schritte der Analyse eingehalten wurden. Wir werden in ▶ Kap. 5 auf grundlegende, für die Ziele von Ethikfallberatung relevante Unterschiede eingehen und die Methode der prinzipienorientierten ethischen Falldiskussion ausführlich darstellen.

Unabhängig von der (selbstverständlich zu begründenden) Entscheidung, welcher Methode der Vorzug gewährt wird, ist nach unserer Einschätzung ein *einheitliches methodisches Vorgehen* innerhalb einer Einrichtung sinnvoll. Dies gewährleistet, dass Fallberatungen vergleichbar durchgeführt werden. Eine einheitlich und wiederholt durchgeführte Methode hat weiterhin den Vorteil, dass auf diese Weise Erfahrungen gesammelt werden und Expertise in der Anwendung der Methode entwickelt wird. Es kann erforderlich sein, eine *Methode an spezifische Versorgungskontexte* anzupassen. Ein praktisch relevantes Beispiel sind Fallberatungen bei Minderjährigen, die ihren Behandlungswillen nicht selbst äußern können, da in diesen Konstellationen sowohl Werte und Normen im Hinblick der Kinder, aber auch ihrer Eltern abgewogen werden müssen. Wir werden dies am Beispiel von Modifikationen der Methode der prinzipienorientierten ethischen Falldiskussion in ▶ Kap. 6 erläutern.

Weiterhin sollte für die Fallberatungsangebote die *Verfahrensweise geklärt* und bspw. in einer SOP (Standard Operating Procedure) oder einem vergleichbaren Dokument festgehalten werden. Für das Angebot der prospektiven Ethikfallberatung auf Anfrage ist demnach zu klären, wer z. B. (Mitglieder des Behandlungsteams, Patient*innen, Angehörige) eine solche Anfrage stellen kann. Wie bereits am Beginn dieses Kapitels erwähnt, ist hier zu bedenken, dass Anfragen von Patient*innen und Angehörigen letztlich nur dann zu einer angemessen umfassenden Ethikfallberatung führen können, wenn das Behandlungsteam in die Beratung einbezogen wird. Andernfalls fehlen relevante Informationen zu den Behandlungsoptionen und die Adressaten für ein etwaiges Beratungsergebnis sind am Prozess beteiligt, was in der Regel zu Akzeptanzproblemen führt. Neben der Klärung, wer eine Anfrage stellen kann, muss festgelegt werden, auf welchem Wege dies erfolgen soll. Während es im Sinne der Niedrigschwelligkeit sinnvoll ist, Anfragen auf verschiedenen Wegen (z. B. E-Mail, Telefon, Krankenhausinformationssystem) zu ermöglichen, muss bei verschiedenen Kommunikationswegen gewährleistet sein, dass diese von Seiten der Ethikfallberatenden auch konsequent abgefragt werden. Eine aufgrund von Urlaub nicht abgerufene E-Mail fördert nicht die Akzeptanz des Angebotes.

Es muss weiterhin bestimmt werden, wer den Eingang einer Anfrage bestätigt und auf welche Weise eine Entscheidung über die Annahme oder auch Ablehnung getroffen wird. Wie eingangs beschrieben, kommt es vor, dass Anfragen an die Ethikfallberatung gestellt werden, die zwar aus ethischer Perspektive relevant sind, aber keine ethische Unsicherheit bzw. keinen ethischen Konflikt im Kern betreffen. Ein Beispiel wäre eine Anfrage eines Mitarbeitenden des Behandlungsteams, die sich darauf bezieht, dass eine optimale Versorgung einer Patient*in nicht gewährleistet scheint, weil die erfahrene verantwortliche Ärzt*in nicht auf fachlich kompetente jüngere Mitarbeitende hört. In solchen Fällen ist zu prüfen, welche Ansprechperson sich kompetent des Anliegens annehmen kann. Für den Fall der Annahme einer Anfrage muss geklärt werden, wer die Durchführung der Ethikfallberatung koordiniert. Eine Aufgabe der Koordination ist die Abstimmung, wer die Ethikfallberatung durchführt. Wie geschrieben, empfiehlt es sich, eine kleine multidisziplinäre Gruppe von zwei bis drei Berater*innen zu formieren. Die Beteiligten sollten nicht direkt in die Versorgung der jeweiligen Patient*in involviert sein, da es andernfalls zu Rollenkonflikten kommen kann. Weiterhin ist zu klären, wann und wo bzw. auf welche Weise (z. B. in Präsenz oder online) die Fallberatung durchgeführt wird. Ein wichtiges Element des Verfahrens ist auch die Gewährleistung der Vertraulichkeit. Es muss sichergestellt werden, dass einerseits die

Ethikfallberater*innen Zugriff auf die für die Beratung relevanten Informationen haben, und andererseits alle an der Beratung teilnehmenden Personen dies unter Wahrung der Schweigepflicht tun (vgl. Duttge et al. 2021). Wir werden auf diesen und weitere rechtliche Aspekte der Ethikfallberatung in ▶ Kap. 11 zurückkommen.

Dokumentation und Qualitätssicherung

Die Dokumentation der Ethikfallberatung ist zunächst wichtig für die Kommunikation im Rahmen der laufenden Patientenversorgung. Auf diese Weise werden die erörterten Handlungsoptionen sowie das Beratungsergebnis festgehalten und können im Verlauf der weiteren Behandlung als Entscheidungsgrundlage, bspw. bei einer veränderten Sachlage, herangezogen werden. Die Dokumentation kann weiterhin als Beleg für die Qualität der Erörterung dienen bzw. den Ausgangspunkt für die Evaluation der Ethikfallberatung bilden. So kann ein Protokoll der Ethikfallberatung sowie ggf. eine begleitende Dokumentation (z. B. Zeitbedarf für Beratung, Zeit zwischen Anfrage und Abschluss der Ethikfallberatung) Auskunft über Struktur, Prozess und Ergebnisqualität von Ethikfallberatungen geben.

Konkrete Vorschläge zum Vorgehen bei der Ethikfallberatung auf Anfrage und der Dokumentation werden in ▶ Kap. 5 ausgeführt. Auf die Nutzung der Dokumentation für eine Evaluation der eigenen Arbeit werden wir in ▶ Kap. 12 zurückkommen.

> **Merke**
>
> Die prospektive Ethikfallberatung auf Anfrage erfordert mobile und flexible Organisationsformen. In Abhängigkeit von der Zielsetzung sowie den zugrunde liegenden ethischen Konzeptionen und Grundannahmen unterscheiden sich Methode und Durchführung. Die Festlegung von Verfahrensregeln und eine angemessene Dokumentation sind wichtige Bestandteile für eine nachvollziehbare Praxis und Qualitätssicherung.

4.2.2 Ethikvisiten

Unter »Ethikvisiten« verstehen wir *fallbezogene Beratungsangebote*, die *in Verbindung mit einer klinischen Visite* bzw. *im Format einer Visite* in einer Einrichtung umgesetzt werden. Häufig finden diese in Bereichen mit vergleichsweise häufig auftretenden ethischen Fragestellungen statt, bspw. auf einer Intensivstation. Während ein Teil der Ethikvisiten unabhängig von der üblichen klinischen Visite durchgeführt werden, werden sie teilweise auch als Liaison-Angebot unter Mitwirkung von Teammitgliedern mit ethischer Qualifizierung durchgeführt. In ▶ Kap. 6.3 stellen wir vor, wie eine Ethikvisite auf der Intensivstation nach der Methode der prinzipienorientierten ethischen Falldiskussion inhaltlich strukturiert werden kann. Im Folgenden erläutern wir die allgemeinen Aspekte, die bei der Durchführung von Ethikvisiten hilfreich sein können.

In der Praxis gibt es unterschiedliche Modelle der Umsetzung von Ethikvisiten. Beispiele sind die wöchentliche Teilnahme von Ethikberater*innen an der klinischen Visite oder auch die regelmäßige proaktive Anfrage von Seiten der Ethikberater*innen hinsichtlich einer Teilnahme an der Visite (Nowak et al. 2021, Richter 2016a). Ethikvisiten können dann gut etabliert werden, wenn das Behandlungsteam Interesse und Zeit zur Besprechung ethisch relevanter Fragen hat. Andernfalls besteht das Risiko, dass Ethikberater*innen zwar »mitlaufen«, aber keine Möglichkeit haben, ethisch relevante Aspekte mit dem Team zu erörtern. Gleichzeitig muss von Seiten der Ethikberater*innen eine gewisse Flexibilität hinsichtlich Zeit und Anpassung des methodischen Vorgehens bestehen. Entsprechend ist darauf zu achten, dass unter den Beteiligten klare Absprachen bezüglich Zeitrahmen und Gestaltung bestehen, damit die zur Verfügung stehende Zeit für alle an der Visite Beteiligten effektiv und angemessen genutzt werden kann. Formale Voraussetzung für die Beteiligung an einer Visite und anderen fallbezogenen Beratungsangeboten ist die Klärung des Status der Ethikberater*innen, dies auch mit Blick auf rechtliche Aspekte zur Vertraulichkeit der Informationen (Duttge et al. 2021). Eine Möglichkeit ist eine dokumentierte Entscheidung der Krankenhausleitung, die Ethikvisite als Teil der Patientenversorgung zu definieren und dies in den relevanten Regularien (z. B. Krankenhausaufnahmevertrag) zu festzuhalten (siehe auch ▶ Kap. 11 zu rechtlichen Aspekten).

> **Merke**
>
> Ethikvisiten können zusätzlich oder im Sinne eines Liaison-Angebotes auch integriert im Rahmen klinischer Visiten durchgeführt werden. Insbesondere in Bereichen mit vergleichsweise vielen ethisch relevanten Herausforderungen können regelmäßige Termine die Qualität der Versorgung unterstützen. Mit Blick auf die Anforderungen im klinischen Alltag einerseits und die Voraussetzungen für die Realisierung einer Fallberatung andererseits sollten unter den Beteiligten klare Absprachen bezüglich Zeitrahmen und Gestaltung bestehen.

4.2.3 Weitere fallbezogene Beratungsangebote

Die *Teilnahme an bereits etablierten Fallbesprechungen* bietet eine gute Möglichkeit, die ethische Reflexion in die medizinische und pflegerische Regelversorgung zu integrieren. Beispiele für solche Fallbesprechungen sind *Tumorboards* zur Therapieplanung bei an Krebs erkrankten Patient*innen, *Transplantationskonferenzen* oder die sogenannten *Morbiditäts- und Mortalitäts(M&M)-Fallkonferenzen*. Die Aufgabe der Ethikberater*innen in solchen Fallkonferenzen besteht vor allem darin, ethisch relevante Themen auf der Grundlage der in der Fallbesprechung kommunizierten Informationen zu identifizieren und bei Bedarf deren Erörterung zu unterstützen. Bezüglich der praktischen Umsetzung muss jeweils geklärt werden, in welcher Form die klinisch-ethische Analyse erfolgen kann, da im Rahmen der etablierten Fallkonferenzen häufig wenig Zeit zur Verfügung steht. Einen nach unserer Erfahrung guten Anknüpfungspunkt für die Teilnahme von Ethikberater*innen bieten *palliativmedizinische Fallbesprechungen*. Hier können sich auch Synergien mit anderen Angeboten der Ethikberatung ergeben. So werden im Universitätsklinikum Halle/Saale im Rahmen der Teilnahme an diesen Fallbesprechungen regelmäßig Patient*innen identifiziert, denen ein ACP-Gespräch oder eine andere Form der Vorausplanung angeboten wird.

Ein weiteres fallbezogenes Angebot sind *pro-aktiv* von Seiten der Ethikberatung *initiierte Fallberatungen*. In diesem Format wird bspw. wöchentlich bzw. oder in einem mit der Abteilung abgestimmten Modus von Seiten der Ethikberater*innen angefragt, ob es Bedarf an Unterstützung gibt. Darüber hinaus gibt es Angebote, im Rahmen derer Ethikberater*innen etwa auf Intensivstation anhand bestimmter Kriterien (z. B. Liegezeit von Patient*innen, Beatmungstagen, anstehenden Prozeduren, wie etwa die Anlage einer PEG-Sonde zur dauerhaften Ernährung, Prognose) den vorliegenden »Fall« hinsichtlich (sich abzeichnender) ethischer Herausforderungen überprüfen (Dowdy et al. 1998).

Ergänzend zu den formalisierten fallbezogenen Beratungsangeboten sind *formlose*, bspw. kurze (bspw. telefonische) *Beratungen* ebenfalls eine gute Möglichkeit, die Patientenversorgung ethisch zu unterstützen. Inhalte, die auf diesem Wege nach unserer Erfahrung angemessen geklärt werden können, sind Fragen zu standesethischen und rechtlichen Rahmenbedingungen. So besteht immer wieder Unsicherheit, ob und unter welchen Voraussetzungen diagnostische oder therapeutische Maßnahmen unter Verweis auf eine fehlende Indikation, auch bei ausgeprägtem Therapiewunsch von Patient*innen (und/oder ihrer Angehörigen), begrenzt werden können. Der Hinweis auf einschlägige Stellungnahmen, wie bspw. der Zentralen Ethikkommission bei der Bundesärztekammer (ZEKO 2022), kann in solchen Situationen bereits weiterhelfen. Sofern Anfragen zu einem Thema häufiger gestellt werden, bietet sich die Möglichkeit, die relevanten Ressourcen (z. B. standesethische Stellungnahmen, Gesetzestext, Fortbildungsartikel) im Intranet oder in Form eines »Ethik-Ordners« auf Station zur Verfügung zu stellen. Auch Anfragen von Patient*innen und Angehörigen, die nicht das Behandlungsteam involvieren möchten, können im Rahmen solcher Formate beantwortet werden.

> **Merke**
>
> Neben der Ethikfallberatung auf Anfrage haben sich in den letzten Jahren unterschiedliche fallbezogene Formate wie die Teilnahme an bereits etablierten Fallkonferenzen entwickelt. Weiterhin bieten niedrigschwellige Angebote, wie die Beratung zu professionsethischen und/oder rechtlichen Grundlagen der Patientenversorgung, eine gute Möglichkeit, ethische Kenntnisse in die Patientenversorgung einzubringen.

4.3 Aus- und Fortbildungsveranstaltungen

Aus- und Fortbildungsveranstaltungen zu ethischen Aspekten der Patientenversorgung gehören, wie bereits angesprochen, neben der Fallberatung und ethischen Empfehlungen zur Trias der etablierten Angebote von Ethikberatung. In den letzten Jahren wurden auch im deutschsprachigen Raum eine Vielzahl von Veranstaltungstypen zur Ethikberatung entwickelt und erprobt. Diese lassen sich anhand von Zielen, Zielgruppen und didaktischen Methoden unterscheiden (vgl. Seidlein et al. 2023). Im Folgenden stellen wir einige Veranstaltungsformate, mit denen wir gute Erfahrungen gesammelt haben, beispielhaft und unter besonderer Berücksichtigung von Aspekten der praktischen Umsetzung vor.

4.3.1 Aus- und Fortbildungen für Vertreter*innen der Gesundheitsberufe

Aus- und Fortbildungsveranstaltungen für Ärzt*innen, Pflegende und Vertreter*innen weiterer Gesundheitsberufe sind ein wichtiges Instrument, um für ethische Herausforderungen zu sensibilisieren sowie ethische (und teilweise auch rechtliche) Kenntnisse zu vermitteln. In Abhängigkeit vom Format können bisweilen auch kognitive Fertigkeiten, etwa bei der Analyse von ethischen Herausforderungen, vermittelt werden. Inhaltlich, methodisch und organisatorisch sind eine Vielzahl von Varianten möglich. Entscheidend ist nach unserer Erfahrung, dass vorab Inhalt und Format gut auf die Zielgruppe und ihre Bedarfe abgestimmt werden. Ein Beispiel, mit dem wir am Universitätsklinikum Halle/Saale in dieser Hinsicht gute Erfahrung gemacht haben, ist der vom Ethikkomitee initiierte »EthikLunch«. Die 45-minütige Veranstaltung findet in der Mittagszeit statt. Inhaltlich werden aktuelle bzw. wiederkehrende ethische Themen der Patientenversorgung vorgestellt. Die gemeinsame Durchführung mit Vertreter*innen aus dem Medizinrecht erhöht nach unserer Erfahrung die Praxisrelevanz, da zumeist auch rechtliche Fragen bestehen. Ein wichtiges Element ist ein kurzer Infoblock mit Fakten, die alle für den praktischen Alltag wissen sollten. Die Veranstaltung ist durch die Ärztekammer zertifiziert, um auch den Punktesammler*innen einen Anreiz zu bieten. Fingerfood und Getränke bieten auch kulinarisch eine Alternative zum Pausenbrot. Im Kapitel »Zusatzmaterial zum Download« haben wir einige Programmankündigungen mit Themen für ein »EthikLunch« angefügt.

Organisatorisch können Fortbildungen zu ethischen Themen für Mitarbeitende einerseits als eigenständige Veranstaltung und andererseits als Bestandteil bestehender Einrichtungsfortbildungen durchgeführt werden. Letzteres erhöht nach unseren Erfahrungen die Akzeptanz und vermeidet Terminkonflikte. Ergänzend zu Fortbildungen, die von Seiten des Ethikkomitees oder anderen Ethikstrukturen initiiert werden, haben wir gute Erfahrungen mit *Fortbildungen auf Anfrage*. Beispiele sind inhaltlich und methodisch zugeschnittene Veranstaltungen für das pflegerische und/oder ärztliche Team, die von einer Station oder einer Klinik angefragt werden bzw. im Austausch mit Akteur*innen aus dem betreffenden Bereich entwickelt werden. Auch hier bietet sich nach unserer Erfahrung die Einbettung in den zumeist bestehenden Fortbildungsplan an. Inhaltlich empfiehlt sich eine Orientierung eng an typisch ethisch relevanten Herausforderungen bzw. konkreten Fällen »vor Ort«. Methodisch haben sich, neben einem Impulsreferat mit ausreichend Zeit zur Diskussion, auch Falldiskussionen bewährt, etwa in Anlehnung an das Vorgehen bei einer retrospektiven ethischen Fallberatung.

Aufgrund der in der Regel knappen Zeit für Fortbildungen ist die *Vermittlung praktischer Kompetenzen* nach unserer Erfahrung nur selten und am ehesten für kleine Gruppen möglich. Ein Beispiel für ein solches Angebot zur Unterstützung ethischer und kommunikativer Kompetenzen, das am Universitätsklinikum Halle/Saale angeboten wird, ist die Durchführung von einstündigen Fortbildungen für Jungassistent*innen zur Gesprächsführung über ethisch herausfordernden Situationen (z. B. Gespräch mit Angehörigen nach Entscheidung über Begrenzung medizinischer Maßnahmen). Ausgehend von konkreten Erfahrungen der Assistenzärzt*innen werden diese mit Simulationspatient*innen nachgestellt und gemeinsam analysiert. Dabei werden sowohl ethische Herausforderungen als auch die kommunikative Gestaltung dieser Situationen thematisiert. Relevante Einflussfaktoren für Akzeptanz und Erfolg einer solchen Veranstaltung sind entsprechend der Rückmeldungen der Teilnehmenden neben realitätsnahen Szenarien eine gute didaktische Vorbereitung, die Unterstützung durch die Klinikleitung sowie die Identifizierung eines geeigneten Wochentags/Uhrzeit, mit möglichst wenig konfligierenden Verpflichtungen in der Klinik.

4.3.2 Integration von Themen der Ethikberatung in die Pflegeausbildung

In vielen Gesundheitseinrichtungen ist ein *Curriculum zur Ausbildung von Pflegenden* etabliert. Teilweise handelt es sich um grundständige Angebote und teils um Fachweiterbildungen, bspw. für die Bereiche Intensivmedizin oder Onkologie. Solche oder vergleichbare Ausbildungen bieten nach unseren Erfahrungen eine sehr gute Möglichkeit, Themen der Ethikberatung zu platzieren, zumal ethische Inhalte häufig verpflichtend vorgesehen sind. Die Integration von Themen der Ethikberatung in die Curricula bietet neben der inhaltlichen Weiterbildung auch den Vorteil, Mitarbeitende der Pflege über die Angebote der Ethikberatung zu informieren. Nicht selten sind es Pflegende, die den Anstoß zu einer Anfrage nach Ethikberatung geben. Schließlich können ausgehend von Diskussionen in der Pflegeausbildung und gemeinsam mit interessierten Pflegenden Möglichkeiten der Weiterentwicklung von Ethikberatungsangeboten erörtert werden sowie interessierte Mitarbeitende für ein weitergehendes Engagement gewonnen werden.

4.3.3 Studentische Lehre

An Universitätskliniken und akademischen Lehrkrankenhäusern bietet sich neben Fortbildungen auch die Beteiligung an der Lehre an. Dies gilt insbesondere, wenn

Mitglieder des Ethikkomitees auch als Dozent*innen an der Lehre beteiligt sind. Zu klären sind hier vorab mögliche inhaltliche Ergänzungen, um Redundanzen zu vermeiden sowie die organisatorische Einbettung (z. B. Beiträge zu bestehenden Pflichtveranstaltungen oder Wahl(pflicht)angebote). Im Zuge der zunehmenden, auch im Nationalen Kompetenzbasierten Lernzielkatalog Medizin (NKLM, www.nklm.de) verankerten interprofessionellen Lehrinhalte, bieten sich ethische Themen besonders gut an, da hier die Perspektiven unterschiedlicher Gesundheitsberufe (z. B. Medizin, Pflege, Geburtshilfe) für die Analyse ethischer Herausforderungen in der Patientenversorgung genutzt werden können. Ein Beispiel für eine solche Lehrveranstaltung ist eine Wahlpflichtveranstaltung für Studierende des Praktischen Jahres, der Gesundheits- und Pflegewissenschaft sowie der Hebammenwissenschaft zur retrospektiven Ethikfallberatung. Im Rahmen der halbtägigen Veranstaltung lernen die Studierenden nach einem einführenden Austausch zu Herausforderungen der interprofessionellen Zusammenarbeit in schwierigen Fallkonstellationen die Grundlagen der prinzipienorientierten ethischen Fallberatung kennen. Die Methode wird dann in Kleingruppen eingeübt, begleitet durch Feedback von Seiten der Dozent*innen und teilnehmenden Personen (Vogel et al. 2025).

4.4 Weitere Veranstaltungsformate

4.4.1 Niedrigeschwelliges Angebot: Das Ethik-Café

Neben inhaltlich und didaktisch vorab definierten Aus- und Fortbildungen können offene Veranstaltungsformate zu einer Sensibilisierung für ethische Fragestellungen beitragen sowie einen Austausch hierzu befördern. Ein auch im Rahmen eines von der AEM initiierten Onlinetreffens der Ethikberater*innen vorgestelltes Format ist das »Ethik-Café«.[10] So werden bspw. am LMU Klinikum in München acht einstündige Termine pro Jahr für Mitarbeitende des Klinikums und Studierende der Humanmedizin angeboten. Die Veranstaltung beginnt mit einer kurzen Präsentation eines realen Falls, der im Anschluss von den Teilnehmenden aus verschiedenen Berufsgruppen diskutiert wird. Andere Ethik-Cafés geben lediglich ein Thema vor oder bieten ausschließlich einen organisatorischen Rahmen für den Austausch von ethisch relevanten Themen (Baumann & Fromm 2023). Von den verschiedenen Angeboten geteilte Merkmale sind die Niedrigschwelligkeit des Angebotes inklusive einer für die verschiedenen Berufsgruppen günstigen Zeitplanung und die ausdrückliche Einbeziehung von Pflegenden.

---

10 https://aem-online.de/online-meetings-klinischer-ethikerinnen/ (Protokoll vom Mai 2024)

4.4.2 Informationen und Diskussionen für ein breiteres Publikum: Der Ethiktag

»Ethiktage« oder vergleichbare Veranstaltungen, die sich an ein größeres Publikum richten, werden in vielen Einrichtungen wenigstens einmal im Jahr angeboten. Die Zielgruppen können variieren. Während ein Teil der Ethiktage sowohl »inhouse« als auch öffentlich beworben wird, gibt es auch Varianten, die sich ausschließlich an Mitarbeitende richten. Dies kann sinnvoll sein, wenn sich bspw. eine Einrichtung hinsichtlich eines kontroversen Themas zunächst intern Orientierung verschaffen möchte. »Ethiktage« (die nicht notwendigerweise tagfüllend angeboten werden müssen) bieten die Möglichkeit, ein aktuelles oder anderweitig relevantes Thema aus der Perspektive von Akteur*innen der Einrichtung selbst, aber auch unter Einbeziehung externer Referent*innen zu beleuchten. Neben der Vermittlung von Kenntnissen bieten Ethiktage ein Forum für Austausch zwischen einer größeren Anzahl von Mitarbeitenden einer Einrichtung und weiteren Akteur*innen. Eine weitere Funktion von Ethiktagen ist die Bekanntmachung von Aktivitäten der Ethikberatung in der Einrichtung. Darüber hinaus können Ethiktage in Zusammenarbeit mit der Pressestelle, auch für die Öffentlichkeitsarbeit der Einrichtung, genutzt werden. Am Universitätsklinikum Halle/Saale haben wir in den letzten Jahren Ethiktage auch zum Anlass genommen, die Mitglieder regional benachbarter Ethikkomitees einzuladen, um »Fälle« und Vorgehen bei der Beratung vorzustellen. Dieses Vorgehen eignet sich nach unserer Einschätzung sehr gut, um den Austausch zur konkreten Arbeit zwischen Ethikberater*innen zu fördern und sich zu vernetzen.

Der Aufwand für die Vorbereitung und professionelle Durchführung eines Ethiktags ist nicht zu unterschätzen. Neben einem zeitlichen Vorlauf von mindestens einem halben Jahr zur Konzeption und Einladung von externen Referent*innen, sind auch die notwendigen Finanzen (Catering, Referentenhonorar) sowie die administrative Unterstützung (z. B. Anmeldung Ärztekammer, Teilnahmebescheinigung) vorab zu klären. Im Kapitel »Zusatzmaterial zum Download« haben wir einige Beispiele für den Ablauf und das Programm von Ethiktagen aus unseren Einrichtungen angefügt.

> **Merke**
>
> Die Aus- und Fortbildung ist eine etablierte Säule der Ethikberatung. Neben eigeninitiierten Angeboten können auch etablierte Fortbildungscurricula für die Vermittlung ethischer Themen genutzt werden. Ergänzend zu strukturierten Aus- und Fortbildungsangeboten haben sich offene Veranstaltungsformate, wie bspw. »Ethik-Cafés« oder öffentlichkeitswirksame Veranstaltungen wie ein »Ethiktag« in der Praxis bewährt.

4.5 Ethische Empfehlungen

Neben fallbezogenen Angeboten und Fortbildungen bilden ethische Empfehlungen das dritte, seit langem etablierte Arbeitsfeld der Ethikberatung. Ethische Empfehlungen werden bisweilen auch als *Leitlinien* bezeichnet. Allerdings unterscheiden sich klinische Leitlinien zu diagnostischen oder therapeutischen Fragestellungen aufgrund des Gegenstandsbereichs in der Regel von ethischen Empfehlungen, sodass wir in diesem Buch diesen Begriff verwenden.

Die Akademie für Ethik in der Medizin hat in bislang zwei veröffentlichten Stellungnahmen Ziele, Vorgehensweisen bei der Erstellung und Evaluation sowie mögliche Inhalte empfohlen (Neitzke et al. 2015, AEM 2024). Dieses Kapitel orientiert sich an diesen Dokumenten mit einem Fokus auf die nach unserer Erfahrung in der Praxis besonders relevanten Punkte.

Die Entwicklung einer ethischen Empfehlung bietet sich zur *Unterstützung der strukturierten Bearbeitung wiederholt auftretender, ethisch herausfordernder Situationen* an. Beispiele sind Begrenzungen lebenserhaltender Therapien auf Intensivstationen, der Umgang mit Anfragen nach späten Schwangerschaftsabbrüchen oder die Anlage von PEG-Sonden bei hochbetagten, multimorbiden Patient*innen. In Anlehnung an die bereits erwähnte Stellungnahme der AEM zu »Ethik-Leitlinien« (AEM 2024) können drei wichtige Ziele von ethischen Empfehlungen formuliert werden:

1. Informationen zu wiederkehrenden ethischen Fragestellungen in der Patientenversorgung vorhalten,
2. medizinethische Orientierung für das jeweilige Thema bieten sowie
3. Transparenz und Qualität der jeweiligen Entscheidungen fördern.

Die Entwicklung und Implementierung von Ethikempfehlungen kann eine transparente und konsistente Entscheidungsfindung bei sich wiederholenden ethisch herausfordernden Situationen unterstützen. Auf diese Weise kann auch die Belastung von einzelnen Mitarbeitenden im Umgang mit ethischen Herausforderungen reduziert werden. Ethische Empfehlungen müssen von Richtlinien, wie diese bspw. von der Bundesärztekammer veröffentlicht werden, unterschieden werden. Gleiches gilt, wie bereits angesprochen, für die Abgrenzung zu diagnostischen und therapeutischen Empfehlungen, wie etwa die von der Arbeitsgemeinschaft Wissenschaftlich-Medizinischer Fachgesellschaften (AWMF) veröffentlichten S3-Leitlinien.

Sowohl die Identifizierung von Themen für ethische Empfehlungen als auch die Erstellung sollte unter Beteiligung derer erfolgen, die mit der jeweiligen Praxis vertraut sind. Dies ist nach unserer Erfahrung zum einen deshalb wichtig, um ethisch relevante Fakten und weitere Aspekte aus der Praxis zu berücksichtigen. Zum anderen ist ein solches Vorgehen wesentlich für die Akzeptanz der Empfehlungen. Weiterhin sollte frühzeitig die Einrichtungsleitung informiert werden, da Empfehlungen nur mit deren Zustimmung formal in Kraft treten können. Während die Erstellung einer ersten Fassung der Empfehlung sinnvollerweise in einer

Schreibgruppe erfolgen sollte, empfiehlt sich im Anschluss ein partizipativer Diskussionsprozess unter Einbeziehung von Mitgliedern der Behandlungsteams, aber auch weiterer relevanter Stakeholder, wie bspw. dem Justiziariat. Infobox 8 fasst wichtige Schritte der Entwicklung und Inhalte ethischer Empfehlungen in Anlehnung an die bereits zitierten Stellungnahmen der AEM (Neitzke et al. 2015, AEM 2024) zusammen.

> **Infobox 8: Entwicklung und Gliederung ethischer Empfehlungen**
>
> - Festlegung und Begründung des Themas (u. a. Klärung, ob bereits Vorgaben zum Thema in Einrichtung bestehen, um Redundanzen/Konflikte zu vermeiden)
> - Bildung einer Schreibgruppe unter Beteiligung von betroffenem Gesundheitspersonal sowie unter Berücksichtigung von Interessen und Kompetenzen
> - Klärung von Autorenschaft
> - Entwicklung eines ersten Entwurfs der ethischen Empfehlungen mit
>   - Arbeitstitel
>   - Zielsetzung und Adressaten der geplanten ethischen Empfehlung
>   - Geltungsbereich
>   - standesethischen und rechtlichen Rahmenbedingungen
>   - ethischen Werte und Prinzipien als normative Grundlage
>   - Handlungsempfehlungen einschließlich materialer und prozeduraler Kriterien
>   - Unterstützungsangeboten
>   - Literatur
> - Diskussion und Überarbeitung des Entwurfs
> - Verabschiedung in Schreibgruppe und Ethikkomitee (oder vergleichbarem Gremium)
> - formale Inkraftsetzung durch Einrichtungsleitung und Maßnahmen zur Bekanntmachung in der Einrichtung

Qualitätskriterien, wie sie für Empfehlungen in der Gesundheitsversorgung vom Appraisal of Guidelines for Research & Evaluation (AGREE) II Konsortium formuliert wurden (2014), können auch für die Entwicklung ethischer Empfehlungen eine Orientierung bieten (Strech & Schildmann 2011). Darüber hinaus ist es auch angesichts der bekannten Barrieren für die Nutzung von klinischen Leitlinien, SOPs und vergleichbaren Handlungsempfehlungen sinnvoll, bereits bei der Entwicklung einer ethischen Empfehlung zu überlegen, anhand welcher Parameter die Verbreitung und Berücksichtigung der ethischen Empfehlungen im Sinne einer Durchdringung der Praxis überprüft werden kann.

Nach der Finalisierung und formalen Verabschiedung ist es von zentraler Bedeutung, die ethischen Empfehlungen in der Einrichtung bekannt zu machen. Dies kann, z. B. in einer Informationsveranstaltung für alle Mitarbeitenden der Einrichtung, durch die Vorstellung in etablierten Sitzungen (wie Abteilungsbesprechungen, Leitungsrunden), Bekanntmachung via Intranet oder auch Fortbildungen zum Thema erfolgen. Dabei empfiehlt es sich nach unserer Erfahrung in Abständen wiederholt auf die entsprechenden Empfehlungen hinzuweisen. Angesichts der Vielzahl von Informationen einerseits und der Fluktuation von Mitarbeitenden andererseits ist nicht zu erwarten, dass einmalige Aktionen zur Bekanntmachung nachhaltig wirken. Weitere Unterstützungsmaßnahmen zur Verbreitung sind Kurzformen der ethischen Empfehlungen als Handout oder im Kitteltaschenformat.

Neben der oben skizzierten Erstellung von ethischen Empfehlungen unter Federführung von Vertreter*innen der Ethikberatung können ethische Empfehlungen auch Einzug in SOPs von Kliniken und anderen Gesundheitseinrichtungen erhalten. Solche standardisierten Vorgehensweisen beziehen sich häufig auf diagnostische und/oder therapeutische Prozesse und werden von einzelnen Abteilungen oder einer Leitung einer Gesundheitseinrichtung initiiert und verantwortet. In diesen Fällen kann ein Mehrwert der Einbeziehung der Ethikberatung darin liegen, ethisch relevante Aspekte in Bezug auf Inhalte oder Prozesse zu identifizieren und Empfehlungen zum reflektierten Umgang mit entsprechenden Setzungen in die Erstellung der SOPs einzubringen.

> **Merke**
>
> Die Entwicklung ethischer Empfehlungen bietet sich bei wiederkehrenden ethischen Fragestellungen in der Praxis an. Die sorgfältige Aufbereitung von medizinisch-pflegerischem Sachstand, ethischen Argumenten und rechtlichen Rahmenbedingungen unter Einbeziehung der in der Praxis betroffenen Akteur*innen ist wichtig für die inhaltliche Qualität und Akzeptanz der Empfehlungen. Ergänzend zu eigenständigen ethischen Empfehlungen können ethische Aspekte auch in SOPs und vergleichbaren Handlungsempfehlungen zur Vorgehensweise bei medizinischen und pflegerischen Aufgaben eingebracht werden.

4.6 Advance Care Planning: Ein Beispiel für ein angrenzendes Arbeitsfeld

Patientenverfügungen sollen selbstbestimmte Entscheidung im Falle fehlender Einwilligungsfähigkeit der Betroffenen ermöglichen. Allerdings ist die Anwendbarkeit von Patientenverfügungen auch im Rahmen der Ethikfallberatung häufig nur eingeschränkt möglich. Gründe hierfür sind unter anderem pauschale und unklare Formulierungen, mangelnde Konkretheit oder auch die fehlende Auffindbarkeit.

Einen Ansatz, zumindest einen Teil der Anwendungsprobleme von Patientenverfügungen zu verringern und die Wirksamkeit von Vorausverfügungen in der Patientenversorgung zu erhöhen, stellt Advance Care Planning (ACP) dar (Jox et al. 2025). ACP beschreibt einen Prozess, der es Menschen ermöglicht, ihre eigenen Wertvorstellungen, Lebensziele und Präferenzen bezüglich zukünftiger medizinischer Behandlung und Pflege mit anderen zu teilen« (Sudore et al. 2017, Jox et al. 2025). In Deutschland wird ACP durch qualifizierte Gesprächsbegleiter*innen umgesetzt, insbesondere in stationären Pflegeeinrichtungen und Einrichtungen der Eingliederungshilfe für behinderte Menschen (Marckmann et al. 2025). Für diese Einrichtungen besteht durch den § 132 g im Fünften Buch des Sozialgesetzbuchs (SGB V) die Möglichkeit der Finanzierung von Gesprächsbegleiter*innen über die gesetzlichen Krankenkassen.

ACP ist keine »Ethikberatung« im eingangs definierten Sinne. ACP kann aber insbesondere Ethikfallberatungen unterstützen, da fehlende Informationen zum Patientenwillen ein häufiges Problem in und für Ethikfallberatungen darstellen. So traten bspw. im Jahr 2022 bei 36 von 54 (66,67 %) Ethikeinzelfallberatungen am Universitätsklinikum Halle/Saale Unklarheiten hinsichtlich des Willens von Patient*innen auf (Nowak et al. 2023). Ein ACP-Angebot in Einrichtungen, die auch Ethikfallberatungsangebote vorhalten, könnte diesen Problemen entgegenwirken. Aus diesem Grund bietet die klinische Ethik am Universitätsklinikum Halle seit 2019 als ergänzendes Angebot zur Ethikberatung ACP-Gespräche an. Anders als in stationären Pflegeeinrichtungen (Götze et al. 2025) wird dieses Angebot nicht von den gesetzlichen Krankenversicherungen finanziert. Aufgrund der großen Nachfrage und des erheblichen Zeitaufwandes wurde in Halle zwischenzeitlich ein gestuftes Angebot entwickelt, das von kurzen Informationsgesprächen über die Möglichkeiten der Vorsorge für den Fall fehlender Selbstbestimmungsfähigkeit bis hin zu (wenigen) vollständigen ACP-Prozessen reicht.

Sofern ACP, wie am Universitätsklinikum Halle/Saale, von Ethikberater*innen angeboten wird, muss bedacht werden, dass die hierfür notwendigen Kompetenzen sich von denen, die für eine Ethikfallberatung erforderlich sind, erheblich unterscheiden. Die Absolvierung von Fortbildungen, wie sie etwa nach den Standards der Advance Care Planning Deutschland (www.advancecareplanning.de), der deutschen Fachgesellschaft für Vorausplanung, angeboten werden, ist Voraussetzung für den Erwerb entsprechender Kompetenzen. Es ist weiterhin wichtig, dass sich die Rollen von Moderator*innen einer Ethikfallberatung und ACP-Gesprächsbegleiter*innen maßgeblich unterscheiden und konfligieren können. Während erstere einen Prozess unter Beteiligung verschiedener Stakeholder moderieren, an dessen Ende eine ethisch gut begründete Entscheidung steht, ist das Ziel der ACP-Gesprächsbegleitung die Herausarbeitung und Dokumentation der individuellen Präferenzen der Betroffenen hinsichtlich möglicher zukünftiger Behandlungsszenarien. Anders als die Ethikfallberatung richtet sich das ACP-Gespräch in einer Gesundheitseinrichtung primär an Patient*innen und ggf. die An- und Zugehörigen, die bspw. als rechtliche Vertretung den Präferenzen von Patient*innen Geltung zu verschaffen haben. Obgleich der ACP-Prozess auf zukünftige gesundheitsbezogene Entscheidungen für den Fall fehlender Einwilligungsfähigkeit gerichtet ist, können in diesem Rahmen auch Konflikte zwischen der aktuellen

4.6 Advance Care Planning: Ein Beispiel für ein angrenzendes Arbeitsfeld

Versorgung und den ermittelten Präferenzen zu Tage treten. Ein konkretes Beispiel sind Patient*innen, die in einem ACP-Prozess äußern, dass sie primär eine Symptomlinderung und keinen Lebenserhalt wünschen, und nun vor einer mit Risiken behafteten Intervention stehen. In solchen Fällen sollte von Seiten der Gesprächsbegleiter*innen geklärt werden, wer in welcher Funktion Kontakt mit dem Behandlungsteam aufnimmt.

> **Merke**
>
> In einigen Einrichtungen übernehmen entsprechend qualifizierte Ethikberater*innen auch Vorausplanungsgespräche im Sinne von Advance Care Planning (ACP). ACP kann eine sinnvolle Ergänzung zur Ethikfallberatung darstellen, erfordert jedoch andere bzw. zusätzliche Kompetenzen. Weiterhin muss für alle Beteiligten jeweils klar sein, in welcher Rolle Personen, die Ethikfallberatungen und ACP anbieten, jeweils fungieren.

5 Ethikfallberatung: Grundlagen und Einführung in die prinzipienorientierte ethische Falldiskussion

Georg Marckmann

5.1 Grundlagen der Ethikfallberatung

Eine wesentliche Aufgabe der normativen Ethik besteht allgemein darin, schwierige ethische Entscheidungssituationen zu reflektieren und eine gut begründete Antwort zu geben auf die Leitfrage: »Was soll ich bzw. was sollen wir tun?«. Die zentrale Zielsetzung einer Ethikfallberatung im Gesundheitsbereich besteht folglich darin, schwierige ethische Entscheidungssituationen in der Patientenversorgung zu reflektieren und gemeinsam mit dem beteiligten Team herauszuarbeiten, was in der vorliegenden Situation *die ethisch am besten begründbare Entscheidung* ist. Die Aufgabe der Ethikberater*innen besteht dabei weniger darin, einen Ratschlag hinsichtlich der ethisch vorzugswürdigen (Be-)Handlungsoption zu geben, sondern vielmehr darin, das Team in der eigenen Reflexion darüber zu unterstützen, was unter den gegebenen Umständen das ethisch am besten begründbare Vorgehen ist. Einen Konsens im Team herzustellen ist demgegenüber ein sekundäres Ziel, was die *Ethik*fallberatung von anderen Formen der Unterstützung wie bspw. einer Mediation unterscheidet (s. u.). Zwar ist es für den weiteren Verlauf von großem Wert, wenn im Team Einigkeit darüber besteht, was die ethisch zu bevorzugende Handlungsoption ist. Der Konsens allein reicht aber für die Legitimation einer Behandlungsentscheidung nicht aus. Sie ergibt sich vielmehr aus der angemessenen Berücksichtigung der ethischen Verpflichtungen, die aus den medizinethischen Prinzipien resultieren. Nach unserer Erfahrung stellt sich der Konsens im Team aber meist von selbst ein, wenn bei der Ethikfallberatung überzeugende Argumente für die ethisch zu bevorzugende Handlungsoption herausgearbeitet wurden.

Die Ethikfallberatung ist nun so zu gestalten, dass die Herausarbeitung der ethisch am besten begründeten Entscheidung bestmöglich gefördert wird. Hierzu bedarf es – wie bei allen Entscheidungen – zum einen eines *guten Entscheidungsprozesses*, d. h. eines gut gestalteten Vorgehens bei der Entscheidungsfindung, und zum anderen einer *inhaltlich gut begründeten Entscheidung*. Für die Sicherstellung einer gut begründeten Entscheidung stellen wir im Folgenden die inhaltliche Strukturierung der Ethikfallberatung mit der Methode der prinzipienorientierten ethischen Falldiskussion vor. Um einen guten Entscheidungsprozess zu gewährleisten, ist es erfahrungsgemäß sinnvoll, ethisch herausfordernde Entscheidungen im Rahmen einer *moderierten Fallbesprechung im multidisziplinären und multiprofessionellen Team* zu erörtern. Dies hat zum einen den Vorteil, dass die für die ethische Fallbearbeitung relevanten Informationen zur medizinischen und psychosozialen Situation der Patient*innen, zu ihren Behandlungswünschen und zu den Interessen anderer Beteiligter aus verschiedenen professionellen Blickwinkeln zusammengetragen werden. Damit kann ein umfassendes Bild der Patient*innen und der Entscheidungssituation entstehen. Dies erhöht die Wahrscheinlichkeit, dass eine gute, für die betroffenen Patient*innen individuell passende Lösung gefunden wird. Zum anderen arbeitet das beteiligte Team selbst heraus, welches Vorgehen in der vorliegenden Situation ethisch am besten begründet ist. Dies stärkt die ethische Kompetenz der Teams und erhöht die Wahrscheinlichkeit, dass das erarbeitete Ergebnis im weiteren Verlauf von allen an der Versorgung Beteiligten gut umgesetzt wird. Nicht zuletzt fördert die gute Absprache in einer ethischen Team-Fallbesprechung die Kooperation zwischen den verschiedenen Disziplinen und Berufsgruppen, was die Qualität der medizinisch-pflegerischen Versorgung verbessern kann.

Die Ethikfallberatung muss, wie bereits in ▶ Kap. 1.2 angesprochen, von anderen Beratungsformen abgegrenzt werden. Zwar kann eine gut moderierte ethische Fallbesprechung mit einem Austausch auf Augenhöhe über die verschiedenen medizinischen Disziplinen und Berufsgruppen hinweg das Team fallbezogen entlasten, die Lösung von Teamkonflikten gehört aber nicht zu den primären Zielsetzungen einer Ethikfallberatung. Hierfür ist vielmehr eine (Team-)Supervision geeignet, bei der die Selbstreflexion der Teammitglieder und ihrer Beziehung untereinander im Mittelpunkt der von einer psychologisch entsprechend geschulten Supervisor*in geleiteten Gespräche steht. Im Rahmen einer Supervision werden dabei häufig auch Themen mit ethischer Relevanz angesprochen; die Zielsetzung besteht dann aber nicht darin, eine ethisch möglichst gut begründete Lösung für die Fragestellungen herauszuarbeiten, sondern den Umgang der Teammitglieder untereinander zu reflektieren. Ebenfalls zu unterscheiden ist die Ethikfallberatung von einer *Mediation*, die darauf abzielt, unter Leitung einer unparteiischen Moderator*in zwischen verschiedenen Gruppen oder Personen eine einvernehmliche Konfliktlösung auszuhandeln. Wie die Konfliktlösung *inhaltlich* ausfällt, ist dabei nachrangig, allein die Einigung unter den Beteiligten zählt. Bei der Ethikfallberatung hingegen muss sich das Ergebnis inhaltlich an der Realisierung der jeweils einschlägigen ethischen Verpflichtungen messen lassen, die Einigung der Beteiligten auf eine einvernehmliche Lösung reicht nicht aus. Die klare Unterscheidung der verschiedenen Beratungsformen ist nach unserer Erfahrung eine zentrale Voraussetzung für ihre zielgerichtete, sachgemäße Anwendung.

5.2 Ausgewählte methodische Ansätze der Ethikfallberatung

Das Arbeitsfeld der Ethikfallberatung ist geprägt von einer Vielfalt unterschiedlicher Vorgehensweisen. Diese Vielfalt ist unter anderem darin begründet, dass verschiedene Methoden angewendet werden – dies teilweise auch auf der Grundlage unterschiedlicher ethisch-theoretischer Annahmen. So werden etwa zur Durchführung der Ethikfallberatung, neben der von uns in diesem Buch detailliert ausgeführten Methode der prinzipienorientierten ethischen Falldiskussion, an vielen Orten die Nimwegener Methode oder auch die in den letzten Jahren in mehreren Forschungsvorhaben in den Niederlanden und Skandinavien angewendete Methode der Moral Case Deliberation genutzt. Angesichts der Bedeutung eines theoretisch und methodisch fundierten Vorgehens für die Qualität von Ethikfallberatung skizzieren wir zunächst zwei unter anderem hinsichtlich ihrer ethischen Grundprämissen unterschiedliche Ansätze der Ethikfallberatung und erläutern im Anschluss ausführlicher die Methode der prinzipienorientierten ethischen Falldiskussion und ihre Anwendung.

5.2.1 Prinzipienorientierte Ansätze

Die vor allem durch das Werk von Beauchamp und Childress (2019) geprägte prinzipienorientierte Medizinethik (▶ Kap. 5.3.1) hat ihren Niederschlag auch in entsprechenden Modellen zur Strukturierung von Ethikfallberatungen in der Patientenversorgung gefunden. Ein auch im deutschen Sprachraum weit verbreiteter Ansatz mit langer Tradition ist die Nimwegener Methode der ethischen Fallbesprechung (Steinkamp & Gordijn 2010). Die Anwendung der Methode erfolgt in einer strukturierten, von einer Moderator*in geleiteten Fallbesprechung im multidisziplinären Team mit der Zielsetzung, die ethisch am besten begründbare Handlungsoption herauszuarbeiten. Die Nimwegener Methode besteht aus einer Vielzahl von Leitfragen, die es dem Team erleichtern sollen, alle ethisch relevanten Aspekte in der Fallbesprechung zu berücksichtigen. Die Fragen gliedern sich dabei in vier aufeinanderfolgende Schritte (Infobox 9).

> **Infobox 9: Die Nimwegener Methode für ethische Fallbesprechungen (vgl. Steinkamp & Gordijn 2010, S. 221)**
>
> 1. Bestimmung des ethischen Problems
> 2. Analyse der medizinischen, pflegerischen, sozialen, weltanschaulichen und organisatorischen Fakten
> 3. Bewertung und Entwicklung von Argumenten aus dem Blickwinkel ethischer Normen
> 4. Beschlussfassung einschließlich Zusammenfassung der wichtigsten Gründe, die zu ihr geführt haben

Nach der Bestimmung des ethischen Problems werden die für die Fallanalyse relevanten Fakten aus medizinischer, pflegerischer, weltanschaulicher, sozialer und organisatorischer Sicht zusammengetragen. Die anschließende ethische Bewertung orientiert sich dann wesentlich an den vier klassischen medizinethischen Prinzipien: Wohlbefinden und Autonomie von Patient*innen und die Verantwortlichkeit von Ärzt*innen, Pfleger*innen und anderen Betreuer*innen, die die Berücksichtigung von Interessen Dritter und Fragen der Gerechtigkeit umfasst. Das

Prinzip des Nichtschadens wird nicht explizit erwähnt, die möglichen Schadenspotenziale der Optionen sind aber in ihren Auswirkungen auf das Wohlbefinden zu berücksichtigen. In der anschließenden Beschlussfassung wird dann herausgearbeitet, welche Handlungsoption auf Grundlage der erörterten Argumente zu bevorzugen ist. Der Nimwegener Leitfaden umfasst überdies Hinweise für besondere Situationen, wie nicht einwilligungsfähige Patient*innen, Kinder oder eine lang andauernde Behandlung. Insgesamt ermöglicht es das Modell dem multiprofessionellen Team, schwierige ethische Entscheidungssituationen strukturiert zu erfassen und auf der Grundlage etablierter ethischer Prinzipien herauszuarbeiten, welche der verfügbaren Handlungsoptionen ethisch am besten begründbar ist. Das Modell der prinzipienorientierten Falldiskussion (Marckmann & Mayer 2009), das im Mittelpunkt des vorliegenden Handbuchs steht, basiert in der ethischen Bewertung ebenfalls auf den vier klassischen medizinethischen Prinzipien. Es wird im in ▸ Kap. 5.3 ausführlicher erläutert.

5.2.2 Hermeneutisch-ethische Ansätze

Methoden der Ethikfallberatung mit einem hermeneutisch-theoretischen Hintergrund legen ihren Schwerpunkt auf einen Dialog der an der Falldiskussion Beteiligten, die Schaffung eines gemeinsamen Verständnisses der Situation sowie die Herstellung eines Konsenses der Beteiligten in Bezug auf die empfohlene Vorgehensweise bei einer ethischen Herausforderung. Zu den bekanntesten Methoden dieses Ansatzes gehört die Moral Case Deliberation (MCD) (Stolper et al. 2016, Widdershoven & Molewijk 2010). Die Methode betont die praktische Rationalität (phronèsis) sowie die Bedeutung des Dialogs für den Austausch von Perspektiven und die Verschmelzung von Horizonten (Gadamer 1960, Widdershoven & Molewijk 2010). Gültigkeit und Zuverlässigkeit der getroffenen Entscheidungen basieren wesentlich auf den ethischen Einsichten und Urteilen der Teilnehmenden der Beratung. Die MCD geht davon aus, dass Menschen über ethisches Wissen verfügen, aber eine Vermittlung bzw. Moderation benötigen, um Zugang zu diesem Wissen zu erhalten und es explizit zu machen. Eine moderierende Person kann Werte und Normen einbringen, die von der Gruppe nicht bedacht werden. Allerdings verfügen Moderator*innen im Rahmen der MCD nicht über eine besondere Expertise in Bezug auf die »Lösung« des ethischen Problems.

Schlüsselprinzipien der MCD sind entsprechend des theoretischen Hintergrunds folgende: erstens die praktische Erfahrung als Ausgangspunkt für ethische Reflexion, zweitens die Berücksichtigung der Interpretationen und Bewertungen von Fakten durch die Teilnehmenden der MCD, drittens die Verbindung von Werten der Teilnehmenden mit konkreten Fakten des Falles sowie viertens der Dialog als Prozess, in dem Erkenntnisse entstehen. Stolper et al. (2016) nennen zehn Schritte der MCD, die in der folgenden Infobox 10 zusammengefasst sind.

> **Infobox 10: Zehn Schritte der Moral Case Deliberation (MCD) nach Stolper et al. (2016)**
>
> 1. **Einführung:** Erläuterung des Ziels und des Verfahrens der MCD von der moderierenden Person
> 2. **Präsentation des Falls:** Schilderung von Fakten und Gefühlen, im Sinne von ethischem Unbehagen, durch die Person, die eine ethische Herausforderung erlebt
> 3. **Formulierung der ethischen Frage**
> 4. **Klärung der dargestellten Situation:** Klärung in Bezug auf Fakten sowie auf das geschilderte Problem
> 5. **Analyse des Falls:** aus der Perspektive der Teilnehmenden und mithilfe eingebrachter Werte und Normen
> 6. **Brainstorming nach Handlungsalternativen**
> 7. **Persönliche Entscheidung:** Teilnehmende benennen ihre persönliche Entscheidung und begründen diese
> 8. **Dialog:** Abgleich zwischen den verschiedenen Positionen
> 9. **Konsensfindung:** angestrebte Schlussfolgerung für die vorgestellte ethische Herausforderung
> 10. **Reflexion:** Auswertung des Prozesses im Rahmen der MCD-Sitzung

5.3 Methode der prinzipienorientierten ethischen Falldiskussion

5.3.1 Normative Grundlage: Die prinzipienorientierte Medizinethik

Ein wesentliches Ziel ethischer Reflexion in der Medizin besteht darin, in schwierigen Entscheidungssituationen *ethisch gut begründete* Lösungen herauszuarbeiten. Insbesondere geht es in der Patientenversorgung darum zu ermitteln, welche der verfügbaren (Be-)Handlungsoptionen unter Berücksichtigung aller relevanten Aspekte aus ethischer Sicht zu bevorzugen ist. Damit stellt sich die Frage, an welchen Gründen sich die Medizinethik orientieren soll: Welche normativen Orientierungspunkte sollten für ethische Entscheidungen in der Patientenversorgung maßgeblich sein? Während sich in der Moralphilosophie bislang keine ethische Theorie als allgemein verbindlich durchsetzen konnte, wurde mit der prinzipienorientierten Medizinethik für den medizinischen Bereich ein praxisnaher Ethikansatz entwickelt, der – insbesondere in der westlichen Welt – weithin zustimmungsfähig ist und in den unterschiedlichsten Bereichen der Medizin Anwendung findet (Beauchamp & Childress 2019). Dieser Ansatz beruft sich nicht auf ein einziges oberstes Moralprinzip, sondern setzt an den wohlüberlegten moralischen Überzeugungen in unserer Lebenswelt an, aus denen ethische Prinzipien mittlerer Reichweite rekonstruiert werden. Der Ansatz eignet sich deshalb insbesondere für praktische ethische Fragestellungen, da er an die in einem bestimmten Bereich etablierten ethischen Grundsätze anknüpft, die häufig auch Niederschlag in rechtlichen Regulierungen gefunden haben.

Für den medizinischen Bereich sind die vier Prinzipien *Wohltun*, *Nichtschaden*, *Respekt bzw. Achtung der Autonomie* und *Gerechtigkeit* weithin etabliert (vgl. das folgende ▶ Kap. 5.3.2). Die Prinzipien definieren die *grundlegenden ethischen Verpflichtungen*, denen nicht nur Ärzt*innen, sondern alle im Gesundheitswesen Tätigen unterliegen: Sie sollen das Wohlergehen der Patient*innen bestmöglich fördern, dabei keinen oder – falls unvermeidbar – einen möglichst geringen Schaden zufügen, die Selbstbestimmung der Patient*innen respektieren und Patient*innen gerecht behandeln. Die vier Prinzipien liefern die ethischen Bewertungsmaßstäbe – und damit die ethischen *Gründe* –, um im Einzelfall eine Auswahl unter den verfügbaren (Be-)Handlungsoptionen zu treffen. Sie bieten damit auch die normativen Orientierungspunkte für die ethische Diskussion schwieriger Entscheidungssituationen in der Patientenversorgung.

Die aus den Prinzipien resultierenden Verpflichtungen sind im Wesentlichen auch im Rechtssystem verankert, wobei sich das Prinzip der Gerechtigkeit vor allem in den Rahmenbedingungen des Sozialgesetzbuchs V (SGB V) für die gesetzliche Krankenversicherung niederschlägt. Die Wohlergehens-Perspektive (Prinzipien *Wohltun* und *Nichtschaden*) findet sich in der juristisch geforderten medizinischen Indikationsstellung wieder, d. h. dem ärztlichen Urteil über die Sinnhaftigkeit medizinischer Maßnahmen. Verschiedene gesetzliche Vorgaben fordern die Achtung der Autonomie von Patient*innen (vgl. z. B. das Patientenrechtegesetz mit § 630d BGB »Einwilligung« und § 630e BGB »Aufklärungspflichten«). Die angemessene Berücksichtigung der Prinzipien ist damit nicht nur eine ethische, sondern auch eine rechtliche Verpflichtung. Dies gilt insbesondere auch für ethische Fallbesprechungen, die nur dann rechtskonform durchgeführt werden, wenn sie den Prinzipien *Wohltun*, *Nichtschaden* und *Achtung der Autonomie* explizit Rechnung tragen.

5.3.2 Die vier medizinethischen Prinzipien

Die folgenden vier Prinzipien bilden die auch in Deutschland etablierte ethische Grundlage der professionellen Verpflichtungen beim Handeln in der Patientenversorgung.

1. Das *Prinzip des Wohltuns* verpflichtet alle im Gesundheitswesen Tätigen dazu, das Wohlergehen der kranken oder pflegebedürftigen Menschen bestmöglich zu fördern. Der Begriff Wohltun leitet sich aus der englischen Bezeichnung »principle of beneficence« ab, das wörtlich übersetzt fordert, Gutes zu tun (»bene facere«). Da es hierbei aber nicht um das allgemeine Gute geht, sondern um das *Wohl* der betroffenen Menschen, hat sich im Deutschen die Bezeichnung

»Prinzip des Wohltuns« etabliert. Dieses Prinzip umfasst die Verpflichtungen, Krankheiten zu behandeln oder zu vermeiden und die Beschwerden der Patient*innen zu lindern. Letztlich geht es darum, einen bestmöglichen *Nutzen* für die Patient*innen zu erzielen, gemessen an verbesserter Lebenserwartung und Lebensqualität. Allgemein hat eine Maßnahme dann einen Nutzen, wenn ein für die Patient*innen erstrebenswertes Behandlungsziel mit einer hinreichenden Sicherheit erreicht werden kann. Der Nutzen medizinischer Maßnahmen ist deshalb immer bezogen auf ein definiertes *Behandlungsziel* zu bestimmen. In der Medizin steht dabei das *gesundheitsbezogene* Wohlergehen im Vordergrund, wie es aus *professioneller* Perspektive des betreuenden Teams bestimmt wird, unter Berücksichtigung der individuellen Lebenssituation der betroffenen Patient*innen (für eine ausführliche Diskussion der philosophischen Grundlagen des Wohlergehens im medizinischen Bereich vgl. Hirsch 2023).

2. Das *Prinzip des Nichtschadens* verpflichtet dazu, den Patient*innen mit den medizinischen Maßnahmen keinen Schaden zuzufügen. Während das Prinzip des Wohltuns die Verhinderung oder Beseitigung gesundheitlicher Schäden fordert, bezieht sich das Prinzip des Nichtschadens auf denjenigen Schaden, der den Patient*innen durch die medizinischen Maßnahmen möglicherweise zugefügt wird. Oft kann ärztliches Fachpersonal Patient*innen nur dann effektiv nutzen, wenn sie ein Schadensrisiko in Form unerwünschter Wirkungen in Kauf nehmen. In diesem Fall ist eine sorgfältige *Abwägung von Nutzen- und Schadenspotenzialen* für die Patient*innen erforderlich, die unvermeidlichen gesundheitlichen Risiken sind gemäß dem Prinzip des Nichtschadens zu minimieren.

3. Das Prinzip *Respekt der Autonomie* fordert die Berücksichtigung der individuellen Wünsche und Wertvorstellungen der Patient*innen bei der Entscheidungsfindung. Diesen liegt in der Regel eine subjektive Interpretation des Wohlergehens aus Sicht der betroffenen Patient*innen selbst zugrunde. Das Autonomie-Prinzip verlangt dabei nicht nur die Freiheit von äußerem Druck und manipulativer Einflussnahme (Selbstbestimmung als *Abwehrrecht*), sondern auch die Förderung der Entscheidungsfähigkeit und die Unterstützung bei der Entscheidungsfindung (Selbstbestimmung als *Anspruchsrecht*). Folglich sind Ärzt*innen nicht nur verpflichtet, die Behandlungswünsche der Patient*innen zu respektieren, sondern den Entscheidungsprozess angemessen zu unterstützen und damit die Betroffenen zu einer selbstbestimmten Entscheidung zu befähigen. Diese Grundidee liegt dem Modell der gemeinsamen Entscheidungsfindung (*shared decision making*) zugrunde, das heute als Goldstandard für die Interaktion zwischen Ärzt*innen und Patient*innen gilt (Krones 2022, Clayman et al. 2024). Im Ergebnis findet das Selbstbestimmungsrecht von Patientinnen Ausdruck in der informierten Einwilligung (*informed consent*), die als zentrale Elemente die Aufklärung und Einwilligung umfasst. Ein informiertes Einverständnis liegt vor, wenn die Betroffenen entscheidungskompetent und ausreichend aufgeklärt sind, sie die Aufklärung verstanden haben, freiwillig entscheiden und schließlich ihre Zustimmung geben (Simon 2022a).

4. Das *Prinzip der Gerechtigkeit* weist über die einzelnen Patient*innen hinaus und fordert die Gleichbehandlung von Patient*innen sowie die gerechte Verteilung begrenzter Gesundheitsressourcen. Bei der Anwendung des Prinzips ist eine

weitere Interpretation und Konkretisierung erforderlich (vgl. Marckmann 2008). Denn trotz weitgehenden Konsenses darüber, dass Gerechtigkeitserwägungen eine bedeutende Rolle spielen, hängt die Beantwortung der Frage, *wie* eine gerechte Gesundheitsversorgung konkret zu gestalten ist, wesentlich von – häufig umstrittenen – ethischen Grundüberzeugungen ab. Vergleichsweise unkontrovers dürfte noch die Berücksichtigung des folgenden formalen Gerechtigkeitsprinzips sein: *Gleiche Fälle sollten gleich behandelt werden, und ungleiche Fälle sollten nur insofern ungleich behandelt werden, als sie ethisch relevante Unterschiede aufweisen.* Interpretationsschwierigkeiten bereitet hier die Frage, was im Einzelfall ethisch relevante Unterschiede sind. Im Rahmen ethischer Fallbesprechungen fordert das Prinzip der Gerechtigkeit insbesondere die angemessene Berücksichtigung der Interessen anderer beteiligter Personen, von Angehörigen über von der Entscheidung betroffene andere Patient*innen bis hin zur verantwortungsvollen Nutzung begrenzter Ressourcen im Interesse der Versichertengemeinschaft bzw. der Gesamtgesellschaft.

> **Merke**
>
> Die aus den Prinzipien *Wohltun* und *Nichtschaden* resultierenden Verpflichtungen sind wie folgt zu differenzieren (vgl. Beauchamp & Childress 2019, S. 152):
>
> *Prinzip des Wohltuns*
>
> 1. Gesundheitlichen Schaden *verhindern*
> 2. Gesundheitlichen Schaden *beseitigen*
> 3. Gesundheitliches Wohlergehen *fördern*
>
> *Prinzip des Nichtschadens*
>
> 4. *Keinen* gesundheitlichen Schaden *zufügen*

Die vier Prinzipien sind prima facie verbindlich, d. h. solange sie nicht mit anderen Prinzipien konfligieren. So ist z. B. die aus professioneller Sicht für das Wohlergehen der Patient*in beste Therapie geboten, solange die Patient*in der Behandlung nicht widerspricht (auf Grundlage ihrer eigenen subjektiven Interpretation ihres Wohlergehens) und damit die Wohltuns-Verpflichtungen mit der Achtung der Autonomie in Konflikt geraten. Die vier medizinethischen Prinzipien bilden allgemeine ethische Orientierungen, die im Einzelfall noch einen erheblichen Beurteilungsspielraum zulassen. Für die Anwendung müssen die Prinzipien deshalb zunächst jeweils fallbezogen interpretiert und dann gegeneinander abgewogen werden, falls sich ethische Spannungen zwischen ihnen ergeben. Diese beiden Schritte der Anwendung spiegeln sich auch im Vorgehen der prinzipienorientierten Falldiskussion wider, die wir im folgenden Abschnitt (▶ Kap. 5.3.3) detaillierter vorstellen: Zunächst werden die Prinzipien für den Einzelfall interpretiert (Schritte 2 und 3), dann werden sie in der Synthese (Schritt 4) gegeneinander abgewogen, sofern sich aus der Interpretation der Prinzipien konfligierende Verpflichtungen ergeben.

5.3.3 Die Methode der prinzipienorientierten ethischen Falldiskussion in der Übersicht

Die Methode der prinzipienorientierten ethischen Falldiskussion bietet einen strukturierten Leitfaden für die Bearbeitung schwieriger ethischer Entscheidungssituationen bei der Versorgung kranker und/oder pflegebedürftiger Menschen. Sie ist wesentlich inspiriert von McCullough und Ashton (1994), die ein »klinisches Handbuch« für den Studierendenunterricht in klinischer Ethik entwickelt haben, das den engen Zeitvorgaben Rechnung trägt und mit unterschiedlichen medizinethischen Ansätzen vereinbar sein soll. Die Methode haben wir zunächst ebenfalls für den Studierendenunterricht in Deutschland adaptiert (Marckmann & Heinrich 2001) und dann für die Entscheidungsunterstützung im klinischen Alltag weiterentwickelt (Marckmann & Mayer 2009, Marckmann 2022a). Nach dieser Methode besteht ethische Reflexion im Wesentlichen darin, strukturiert Fragen zu stellen und zu beantworten. Ein solches Vorgehen, bei dem schrittweise die ethisch relevanten Fragen abgearbeitet werden, soll sicherstellen, dass das herausgearbeitete Ergebnis verlässlich ist, d. h. mit einer hohen Wahrscheinlichkeit anzeigt, welche Entscheidung in einer bestimmten medizinischen Situation ethisch am besten begründbar ist. Die konsequente, gewissenhafte Beantwortung der Fragen stellt damit eine zentrale Voraussetzung für die ethische Qualität des Ergebnisses dar. Zugleich erlaubt die Methode eine standardisierte ethische Aufarbeitung schwieriger Entscheidungssituationen, was die Anwendung erleichtert und dem beteiligten Gesundheitspersonal auch bei großer Unsicherheit eine klare Orientierung für die Entscheidungsfindung bietet. Nicht zuletzt entspricht das Modell der prinzipienorientierten Falldiskussion der Grundstruktur der »normalen« medizinischen Entscheidungsfindung, sodass das Vorgehen gut in den Alltag der Patientenversorgung integrierbar ist, nicht nur im Rahmen ethischer Fallberatung, sondern auch in der alltäglichen Routine in verschiedenen Versorgungsbereichen. Im vorliegenden Abschnitt stellen wir das Modell der prinzipienorientierten Falldiskussion in der Übersicht vor, in ▶ Kap. 5.4 erläutern wir dann, wie das Modell Schritt für Schritt in der Praxis angewendet werden kann.

Ausgangspunkt ethischer Fragen bei der Versorgung kranker oder pflegebedürftiger Menschen ist meist eine Entscheidungssituation, in der es mehrere (Be-)Handlungsoptionen gibt und eine *Unsicherheit* oder *Uneinigkeit* darüber besteht, welche der verfügbaren Optionen in der vorliegenden Situation aus ethischer Sicht zu bevorzugen ist. So kann sich z. B. die Frage stellen, ob eine schwer erkrankte Person mit einer schlechten Prognose auf der Intensivstation weiter lebenserhaltend oder »nur noch« palliativ behandelt werden sollte.

5.3 Methode der prinzipienorientierten ethischen Falldiskussion

Grundfragen bei der strukturierten Aufarbeitung einer schwierigen ethischen Entscheidungssituation

1. Welche Handlungsoptionen sind verfügbar? Was sind die jeweils zu erwartenden Ergebnisse, d. h. der weitere Verlauf bei diesen Handlungsoptionen?
   ⇨ *Analyse der Handlungsoptionen*
2. Mit welcher dieser Handlungsoptionen erfüllen wir die relevanten ethischen Verpflichtungen am besten?
   ⇨ *Bewertung der Handlungsoptionen*

Diese Grundfragen geben die Struktur einer ethischen Fallbearbeitung vor. Nach der *Analyse* der verfügbaren Handlungsoptionen mit dem jeweiligen weiteren Verlauf folgt die *Bewertung* der Handlungsoptionen auf Grundlage der vier medizinethischen Prinzipien. Dabei resultieren *drei* voneinander unabhängige Bewertungsperspektiven. Da schrittweise die ethischen Verpflichtungen zu prüfen sind, die sich aus den medizinethischen Prinzipien ergeben, sprechen wir von einer *prinzipienorientierten (ethischen) Falldiskussion*.

Infobox 11: Ethische Bewertungsperspektiven in der prinzipienorientierten ethischen Falldiskussion

1. Wohlergehen der Patient*in (⇨ Nutzen-Schadens-Abwägung)
2. Selbstbestimmung (Wille) der Patient*in
3. Verpflichtungen gegenüber Dritten

Die Prinzipien des *Wohltuns* und *Nichtschadens* sind gemeinsam in einer *integrierten Nutzen-Schaden-Abwägung* anzuwenden. Würde man die beiden Prinzipien jeweils einzeln anwenden, ergäben sich für die weitere Fallbearbeitung wenig relevante Ergebnisse. Zum einen müssen bei einem erwarteten Nutzen für die Betroffenen immer die Belastungen und möglichen Schadenspotenziale berücksichtigt werden, sodass die isolierte Information darüber, welche Option unabhängig von den Risiken den größten Nutzen bietet, für die Entscheidungsfindung wenig relevant ist. Zum anderen hat die alleinige Anwendung des Nichtschaden-Prinzips keinen Mehrwert, da die Prüfung, mit welcher Handlungsoption den Betroffenen am wenigsten Schaden zugefügt wird, immer zum gleichen Ergebnis führt: alle medizinischen und pflegerischen Maßnahmen vollständig zu unterlassen. Damit kann den Betroffenen aber nicht geholfen werden, sodass dies keine sinnvolle Option ist, sofern diese nicht alle Maßnahmen ablehnen. Vielmehr geht es deshalb darum, aus professioneller Perspektive abzuwägen, welche der verfügbaren Behandlungsoptionen das beste Verhältnis von positiven und negativen Effekten, d. h. von Nutzen und Schaden hat, da Nutzen und Schaden gleichermaßen Auswirkungen auf das Wohlergehen der Betroffenen haben.

Nach Anwendung der Prinzipien des Wohltuns und Nichtschadens im Rahmen einer integrierten Nutzen-Schaden-Abwägung ist zu prüfen, welche der verfügbaren Handlungsoptionen die zu behandelnde Person selbst nach entsprechender Aufklärung bevorzugt bzw. bevorzugen würde – geboten durch das Prinzip *Achtung der Autonomie*. In der dritten Bewertungsperspektive sind dann Interessen und Bedürfnisse anderer von der Entscheidung betroffener Personen zu berücksichtigen, geboten durch das Prinzip der *Gerechtigkeit*.

Im Rahmen der *Synthese* ist schließlich zu prüfen, ob die aus den vier Prinzipien resultierenden Verpflichtungen konvergieren oder divergieren. Bei einer Konvergenz der Verpflichtungen gibt es gute ethische Gründe, die entsprechende (Be-)Handlungsoption zu ergreifen. Im Konfliktfall sind *fallbezogene Argumente* dafür herauszuarbeiten, welche der konfligierenden Verpflichtungen Vorrang haben soll. Zudem kann an dieser Stelle bereits überlegt werden, welche weiteren Schritte erforderlich sind, um das Ergebnis, d.h. die ethisch am besten begründbare Handlungsoption, im weiteren Verlauf umzusetzen. Eine kritische Reflexion schließt die Fallbearbeitung ab, sodass das Modell insgesamt *fünf Bearbeitungsschritte* umfasst (vgl. Infobox 12 und die Übersicht mit den Leitfragen im Kapitel »Zusatzmaterial zum Download«).

Infobox 12: Das Modell der prinzipienorientierten Falldiskussion zur Strukturierung ethischer Fallbesprechungen (Marckmann & Mayer 2009)

0. *Fragestellung:* Anlass der Fallbesprechung
1. *Analyse:* Medizinische Aufarbeitung des Falles
    a) Situation der Patient*in: medizinisch und psychosozial (Anamnese, Befunde, Diagnosen etc.)
    b) (Be-)Handlungsstrategien, jeweils mit Behandlungsziel und weiterem Verlauf (Prognose)
2. *Bewertung I:* Ethische Verpflichtungen gegenüber der Patient*in
    a) Wohltun; Nichtschaden (Wohlergehen)
    b) Respekt der Autonomie
3. *Bewertung II:* Ethische Verpflichtungen gegenüber Dritten: Familienangehörige, andere Patient*innen, Team, Versichertengemeinschaft, Gesellschaft (*Gerechtigkeit*)
4. *Synthese:* Zusammenfassende Bewertung
    a) Konvergieren oder divergieren die Verpflichtungen? Im Konfliktfall: begründete Abwägung → Ergebnis: ethisch zu bevorzugende (Be-)Handlungsstrategie
    b) Planung der Umsetzung des Ergebnisses
5. *Kritische Reflexion:*
    a) Was ist der stärkste Einwand gegen die bevorzugte (Be-)Handlungsstrategie?
    b) Wie hätte die schwierige Entscheidungssituation vermieden werden können?

Bei der Aufarbeitung können sich ethische Probleme ergeben: zum einen bei der Konkretisierung der ethischen Verpflichtungen (Schritte 2 und 3, z.B.: Was entspricht dem Wohlergehen einer Patient*in bei dauerhafter Bewusstlosigkeit?), zum anderen bei der Synthese (Schritt 4), wenn zwei konfligierende Verpflichtungen gegeneinander abgewogen werden müssen (z. B. dringender Wunsch nach einer nebenwirkungsreichen Chemotherapie mit geringer Erfolgsaussicht bei einer weit fortgeschrittenen, unheilbaren Tumorerkrankung). Das klar strukturierte, schrittweise Vorgehen erleichtert es, sich in der Komplexität des Falles zurechtzufinden und alle relevanten ethischen Aspekte zu berücksichtigen. Die Methode hat sich insbesondere als Leitstruktur für moderierte ethische Fallbesprechungen bewährt, an der alle medizinischen Disziplinen und Berufsgruppen beteiligt sind. Das strukturierte Vorgehen kann aber auch in anderen Situationen hilfreich sein, sei es bei individuellen Entscheidungen des Gesundheitspersonals, in einem informellen kollegialen Gespräch oder bei einer klinischen Visite. Die einzelnen Schritte der prinzipienorientierten ethischen Falldiskussion werden in ▶ Kap. 5.4 näher erläutert. In der Kinder- und Jugendmedizin sowie im Rahmen der vorgeburtlichen Diagnostik verändern sich die Anwendungsbedingungen für die ethischen Prinzipien, sodass das Vorgehen der prinzipienorientierten Falldiskussion entsprechend angepasst werden muss (vgl. ▶ Kap. 6.1 und 6.2). Entsprechende Anpassungen sind auch bei ethischen Visiten bspw. auf der Intensivstation erforderlich, da weniger Zeit für die Besprechung eines Falles zur Verfügung steht (vgl. ▶ Kap. 6.3).

5.4 Die prinzipienorientierte ethische Falldiskussion in der Praxis: Eine Anleitung

Im Folgenden werden die einzelnen Schritte der prinzipienorientierten ethischen Falldiskussion erläutert, vom Anlass der Fallbesprechung bis hin zur kritischen Reflexion. Viele der im Folgenden erläuterten Schritte sind nach unserer Einschätzung generisch für ethische Fallberatungen, unabhängig von der jeweils genutzten Methode der Ethikfallberatung.

5.4.1 Anlass und Fragestellung ethischer Fallberatung

Es gibt unterschiedliche Anlässe, bei denen die Durchführung einer Ethikfallberatung sinnvoll ist:

- *Unsicherheit* im Team in Bezug auf die ethisch am besten begründbare Entscheidung
- *Uneinigkeit* im Team hinsichtlich der ethisch am besten begründbaren Entscheidung
- *Umsetzung des ethisch Gebotenen*, wenn die am besten begründbare Entscheidung eigentlich klar ist, es aber Widerstände oder Hürden bei der Umsetzung gibt, sei es bei einzelnen Teammitgliedern oder bei Angehörigen.

Bei Anfragen nach einer Ethikfallberatung kann es vorkommen, dass neben den ethischen Fragen auch Kommunikations- bzw. Interaktionsprobleme im Team bestehen. Wie bereits einleitend in ▶ Kap. 1.2 skizziert, ist es für eine kompetente Durchführung der Ethikfallberatung auch wichtig, diejenigen Probleme zu verorten, die nicht mit einer Methode der ethischen Fallanalyse angemessen bearbeitet werden können. Grundsätzlich ist es nicht die Aufgabe einer ethischen Fallberatung, Spannungen im Team zu behandeln. Hierfür gibt es passendere Angebote, insbesondere die Team-Supervision, die dann auch von Personen geleitet werden sollte, die dafür eine entsprechende Ausbildung haben.

Allerdings kann es im Einzelfall nicht einfach sein, vorab zu entscheiden, ob die Anfrage nach einer Ethikfallberatung primär durch psychologische bzw. kommunikative oder genuin ethische Fragen veranlasst ist, zumal Spannungen im Team sich häufig an schwierigen ethischen Entscheidungen entzünden. Wir empfehlen, bei Unklarheiten über die Hintergründe der Anfrage eher großzügig mit der Annahme einer ethischen Fallberatung zu sein, dann aber konsequent nichts anderes zu machen als eine strukturierte ethische Falldiskussion, auch wenn im Verlauf der Beratung bspw. deutlich wird, dass es Spannungen oder Kommunikationsprobleme im Team gibt. Nach unserer Erfahrung kann ein moderiertes, klar strukturiertes, sachlich geführtes Gespräch »auf Augenhöhe« über die verschiedenen medizinischen Disziplinen und Berufsgruppen hinweg eine entlastende Wirkung auf die Teams haben, obgleich (oder weil?) die persönlichen Differenzen nicht explizit thematisiert werden. Bei Bedarf können im Nachgang zur Fallbesprechung Probleme der Interaktion und Kommunikation im Team angesprochen und eine Team-Supervision oder Team-Entwicklung vereinbart werden. Auch für die Wahrnehmung des Ethikfallberatungsangebots in der jeweiligen Einrichtung ist es wichtig, dass man bei einer Anfrage nach einer ethischen Fallbesprechung immer das bekommt, was man angefragt hat: eine strukturierte Aufarbeitung der *ethischen* Dimensionen des Falles.

Alle an der Versorgung beteiligten Berufsgruppen sowie Patient*innen und ihre Angehörigen sollten Anfragen nach einer ethischen Fallbesprechung stellen können. Allerdings ist eine Ethikfallberatung bei Anfragen von Patient*innen oder deren Angehörigen nur dann sinnvoll, wenn tatsächlich eine ethische Fragestellung im Vordergrund steht, d.h. eine Frage, die sich auf die von den Prinzipien abgeleiteten ethischen Verpflichtung des Gesundheitspersonals bezieht. Es ist nicht die Aufgabe der Ethikfallberatung, Patient*innen und Angehörige in der Bewältigung einer durch eine schwere Erkrankung ausgelösten Krisensituation zu unterstützen; gleiches gilt für Fragen der sozialen Versorgung von Patient*innen. Hier sind die therapeutischen und psychosozialen Teams gefordert. Zudem sollte auch das Behandlungsteam die Durchführung einer Ethikfallberatung befürworten, da andernfalls die relevanten Informationen zur medizinischen Situation der Patient*innen nicht eingeholt werden können und die Adressaten für das Ergebnis der Fallbesprechung fehlen.

Angesichts der Vielzahl unterschiedlicher möglicher Anlässe erscheint es sinnvoll, jede Anfrage nach einer Ethikfallberatung zunächst von einem erfahrenen Mitglied des Ethikkomitees bzw. des Ethikfallberatungsangebots zu prüfen. Von den anfragenden Teams muss nach unserer Einschätzung das *ethische* Problem noch nicht konkret herausgearbeitet sein, denn dies ist ja die Aufgabe der ethischen Fallbesprechung! Die *Fragestellung* des Teams – und damit der Anlass der Fallberatung – sollte aber klar formuliert sein. Zudem sollte nachvollziehbar sein, was die ethische Dimension der Anfrage ist und dass mit dem Instrument der strukturierten ethischen Fallberatung voraussichtlich eine sinnvolle Unterstützung des Teams geleistet werden kann.

5.4.2 Vorbereitung und organisatorische Durchführung der Ethikfallberatung

Nach Eingang der Anfrage nach einer Ethikfallberatung ist es sinnvoll, zunächst ein *Vorgespräch* mit einem Teammitglied zu führen, das die *medizinische Situation* der Patient*in und die *Fragestellung* des Teams erläutern kann. Hierfür bietet sich eine ärztliche oder pflegerische Fachperson an, die sich vor allem um die Patient*in kümmert. Sofern die Ethikberater*innen über ausreichend Zeit verfügen, können auch Vorgespräche mit Mitgliedern unterschiedlicher Berufsgruppen geführt werden. In einigen Ethikfallberatungsangeboten ist es sogar üblich, vorab auch ein Gespräch mit der Betroffenen und den Angehörigen zu führen. Meist dürfte dafür aber die Zeit fehlen, sofern die Ethikberater*innen nicht in Vollzeit angestellt sind. Nach unserer Erfahrung ist dies in der Regel aber kein großer Nachteil für die ethische Fallbesprechung, da die Perspektiven der verschiedenen Berufsgruppen von mehreren Teammitgliedern im Gespräch ausführlich vorgetragen und diskutiert werden können, auch hinsichtlich der Sichtweisen der Patient*innen und ihren Angehörigen.

Im Vorgespräch sollten die Ethikberater*innen erfragen, ob noch weitere Untersuchungen oder Konsile erforderlich sind, die für die Entscheidungsfindung relevant sein könnten. Wenn das Bewusstsein von Patient*innen bspw. zunehmend eingetrübt ist, sollte neben einer aktuellen Bildgebung des Gehirns auch ein neurologisches Konsil vorliegen. Ggf. kann es auch sinnvoll sein, die Teilnahme der entsprechenden Fachdisziplin – in diesem Beispiel der Neurologie – anzuregen, um die für die ethische Bewertung wichtige fachliche Einschätzung im Gespräch gemeinsam erörtern zu können, wie die Beeinträchtigung der Gehirnfunktionen zu beurteilen ist, insbesondere hinsichtlich der Prognose. Zudem sollte explizit erfragt werden, ob aktuelle Informationen über die Sichtweise der Betroffenen bzw. der Angehörigen zum erklärten oder mutmaßlichen Willen der Patient*in verfügbar sind. Dies ist insbesondere dann wichtig, wenn sich die medizinische Situation der Betroffenen in der letzten Zeit deutlich verändert hat. Eine ggf. verfasste Patientenverfügung muss bei der Fallbesprechung vorliegen, damit der Inhalt hinsichtlich der aktuell verfügbaren Behandlungsoptionen mit dem jeweils zu erwartenden Verlauf interpretiert werden kann.

> **Infobox 13: Empfohlene Inhalte des Vorgesprächs vor einer Ethikfallberatung**
>
> - Was ist der Anlass für die Anfrage nach einer Ethikfallberatung? Was ist die leitende Fragestellung des Teams?
> - In welcher medizinischen Situation befindet sich die Patient*in?
> - Welche weiteren Untersuchungen oder Konsile werden vor der Fallbesprechung benötigt?
> - Liegen aktuelle Informationen über die Sichtweise der Patient*in und die diesbezüglichen Einschätzungen der Angehörigen vor?
> - Welche Personen sollten an der Besprechung teilnehmen? Welche medizinischen Disziplinen und Berufsgruppen sollten vertreten sein?
> - Wäre eine Beteiligung der Patient*in oder der Angehörigen für die Entscheidungsfindung hilfreich?
> - Was wären ein geeigneter Zeitpunkt und ein guter Ort für die ethische Fallbesprechung?
> - Gibt es Uneinigkeiten oder Spannungen im Team hinsichtlich der Entscheidungssituation?
> - Ggf. kurze Information über Rolle und Ablauf der Ethikfallberatung

Im Rahmen des Vorgesprächs sollte auch überlegt werden, *wer an der Fallberatung teilnehmen sollte*. Grundsätzlich sollten alle medizinischen Disziplinen und Berufsgruppen, die an der Versorgung der jeweiligen Patient*in beteiligt sind an der Fallberatung beteiligt sein. Dabei kann es hilfreich sein, wenn das pflegerische und das ärztliche Team jeweils von mindestens zwei Personen vertreten werden, um ggf. unterschiedliche Sichtweisen auf die aktuelle Situation der betroffenen Patient*in berücksichtigen zu können. Darüber hinaus können Vertreter*innen des psychosozialen Dienstes, der nichtärztlichen therapeutischen Berufe (z. B. Logopäd*innen bei Schluckstörungen) oder Seelsorger*innen wertvolle Perspektiven zur Fallbesprechung beitragen. Das Ziel des Austausches besteht dann darin, die unterschiedlichen Sichtweisen zu einer umfassenden, über die verschiedenen Berufsgruppen und Disziplinen hinweg gemeinsam getragenen Einschätzung der aktuellen Situation zu integrieren. Auch wenn die verschiedenen Berufsgruppen notwendigerweise unterschiedliche Sichtweisen haben, bedingt durch die professionsspezifischen Zugänge und Deutungsschemata sowie den unterschiedlichen Umgang mit den Patient*innen, geht es nicht darum, diese Sichtweisen zu festigen und als solche zu dokumentieren. Vielmehr sollte im Gespräch darauf hingearbeitet werden, die verschiedenen Teilsichten der Anwesenden zu einem umfassenden »Bild« der Patient*in zusammenzuführen, das dann von allen Teammitgliedern *gleichermaßen* geteilt werden kann, unabhängig von der Berufsgruppe bzw. der medizinischen Disziplin. Wenn alle Beteiligten die betroffene Person gleich wahrnehmen, ist eine wesentliche Grundlage geschaffen, um am Ende auch bei der ethischen Bewertung zu einer Übereinstimmung zu gelangen. Sofern es bei der Ethikfallberatung um den Einsatz medizinischer Behandlungsmaßnahmen geht, erscheint es besonders wichtig, dass die primär verantwortlichen Ärzt*innen an der

Besprechung beteiligt sind. Hierauf ist bei der Terminierung der Fallberatung besonders zu achten, da sonst die Gefahr besteht, dass das Ergebnis von den Verantwortlichen nicht gut nachvollzogen werden kann und dann möglicherweise auch nicht (konsequent) umgesetzt wird.

Die Vertreter*innen der verschiedenen Berufsgruppen zur Fallbesprechung einzuladen, ist jedoch nicht die Aufgabe der Ethikberater*innen, sondern der Teammitglieder vor Ort, da diese besser beurteilen können, wer an der Versorgung der betroffenen Person beteiligt ist und wer einen relevanten Beitrag zur Fallbesprechung leisten kann. Dies sollte aber von Seiten der Ethikfallberatung ausdrücklich angeregt werden. Eine feste Obergrenze gibt es für die Anzahl der Teilnehmenden nicht. In der Regel dürften sich 8 bis 10 Personen aus den Teams zusammenfinden. Sollten deutlich mehr Teammitglieder an der Besprechung teilnehmen wollen, kann überlegt werden, den Fall mit einem inneren und äußeren Kreis zu diskutieren: Im inneren Kreis sitzen die Teammitglieder, die sich primär um die Patient*in therapeutisch und pflegerisch kümmern und sich aktiv am Gespräch beteiligen. Außen herum sitzen die anderen Teammitglieder und nehmen eine Beobachterrolle ein, d. h. sie beteiligen sich nur im Ausnahmefall an dem Gespräch. Nach unserer Erfahrung erfordern Fallbesprechungen mit mehr als zehn Teilnehmenden deutlich mehr Zeit, ohne dass dies einen relevanten Mehrwert für die Argumentation und das Ergebnis hat.

Es ist eine interessante Frage, ob *Patient*innen und Angehörige* an ethischen Fallbesprechungen beteiligt werden sollten. Die Praxis hierzu ist unterschiedlich: Es gibt Ethikfallberatungsangebote, bei denen Patient*innen und Angehörige regelhaft beteiligt werden, andere beziehen sie bei Bedarf ein, wieder andere sind mit dem Einbezug eher zurückhaltend. Wir haben gute Erfahrungen damit gemacht, Angehörige und ggf. auch Patient*innen nicht regelhaft, sondern nur bei einem konkreten Bedarf an ethischen Fallbesprechungen zu beteiligen. Uns ist es wichtig, dass die unterschiedlichen, möglicherweise auch kontroversen oder widersprüchlichen Sichtweisen der Teammitglieder mit allen Unsicherheiten und Zweifeln bei der Fallberatung offen angesprochen werden können. Dies erscheint eher schwierig, wenn die Angehörigen oder die Patient*in in der Fallbesprechung anwesend sind. Hinzu kommt, dass Angehörige und Patient*innen zwar häufig auch darum ringen, welches die richtige Behandlungsstrategie ist, sie aber keine vergleichbaren ethischen Herausforderungen haben, wie sie beim Gesundheitspersonal aus den professionellen ethischen Verpflichtungen resultieren, nämlich das Wohlergehen und die Selbstbestimmung der Patient*innen bestmöglich zu fördern. Insofern passt die Anwesenheit von Angehörigen und Patient*innen auch konzeptionell nicht so richtig in die prinzipienorientierte Fallbesprechung. Patient*innen und Angehörigen in ihren oft sehr schwierigen und belastenden Entscheidungen zu unterstützen, ist, wie bereits ausgeführt, nicht Aufgabe der Ethikfallberatung, sondern des primär versorgenden, multiprofessionellen Teams.

Dies bedeutet aber keineswegs, dass die Sichtweise von Patient*innen und Angehörigen keine oder nur eine untergeordnete Rolle bei der Falldiskussion spielt. Im Gegenteil: Die betroffenen Patient*innen stehen mit ihren individuellen medizinischen Situationen, mit ihrem Wohlergehen und ihren Behandlungswünschen ganz im Mittelpunkt der gemeinsamen Überlegungen: Dafür sorgt die

Struktur der prinzipienorientierten Falldiskussion, nach der die eingangs herausgearbeiteten Handlungsoptionen mit Blick auf das Wohlergehen und die Autonomie der Patient*innen bewertet werden. Die persönliche Sichtweise von Patient*innen bzw. stellvertretend der Angehörigen wird von den verschiedenen Teammitgliedern sehr facettenreich eingebracht und kann in dem Gespräch auch gemeinsam interpretiert werden: Ist die Patient*in wirklich in der Lage, ihre medizinische Situation, die verfügbaren Behandlungsoptionen mit ihren Chancen und Risiken sowie die Tragweite der Entscheidung für sich und Dritte angemessen zu erfassen? Was steckt hinter dem dringenden Wunsch einer Patient*in nach einer risikoreichen Chemotherapie in einer prognostisch sehr ungünstigen Situation? Entspricht die Ablehnung einer lebenserhaltenden Therapie den längerfristigen Wertüberzeugungen der Betroffenen? Die Beantwortung dieser Fragen ist für die ethische Entscheidungsfindung in vielen Fällen zentral – und kann nur dann offen erfolgen, wenn Patient*innen selbst nicht im Gespräch anwesend sind. Notwendig ist allerdings, und das sei hier noch einmal ausdrücklich betont, dass im Vorfeld ausführliche Gespräche mit den betreffenden Patient*innen und ihren Angehörigen geführt wurden, idealerweise durch unterschiedliche Berufsgruppen nach dem Ideal des gemeinsamen Entscheidungsfindung.

Es gibt aber Situationen, in denen die *Beteiligung der Angehörigen* sinnvoll bzw. angezeigt (»indiziert«) ist – und zwar genau dann, wenn die von den Angehörigen übermittelten Informationen besonders kritisch für die Entscheidungsfindung sind:

1. Dies kann zum einen der Fall sein, wenn es unter den Angehörigen unterschiedliche Auffassungen gibt, was der erklärte oder mutmaßliche Patientenwille ist. Dann ist es hilfreich, die Auffassungen von den jeweiligen Personen persönlich erläutert zu bekommen, insbesondere auch hinsichtlich der Frage, aus welchen konkreten Anhaltspunkten sie den – jeweils unterschiedlichen – Willen der Patient*in ableiten. Im besten Fall kann dann dabei auch eine Verständigung unter den Angehörigen erzielt werden. Falls die Uneinigkeit bestehen bleibt, empfiehlt es sich, den Angehörigen noch einmal Zeit für eine interne Klärung der unterschiedlichen Auffassungen zum Patientenwillen zu geben und ein erneutes Gespräch zu vereinbaren – sofern dies die aktuelle Situation der Patient*in zulässt.
2. Zum anderen ist die Einbeziehung der Angehörigen dann angezeigt, wenn der von ihnen übermittelte mutmaßliche Patientenwille erheblich von der aus der professionellen Wohlergehens-Perspektive gebotenen Behandlungsstrategie abweicht. Auch in diesem Fall sollten die Angehörigen im Gespräch konkrete und verlässliche Hinweise geben können, aus denen sie den Willen der betroffenen Patient*in ableiten, da die ethische Begründung der Umsetzung des Willens ganz auf ihren Äußerungen beruht und damit eine besondere Bedeutung für das Ergebnis der Fallberatung hat. Es kann dabei auch sinnvoll sein, die Angehörigen mit der Einschätzung aus der professionellen Wohlergehens-Perspektive zu konfrontieren und zu erfragen, warum sie glauben, dass die betroffene Person selbst die Situation anders eingeschätzt und bspw. trotz einer vergleichsweise

ungünstigen Prognose eine Fortsetzung der lebenserhaltenden Therapie gewünscht hätte.

> **Merke**
>
> »Indikationen« zur Beteiligung von Angehörigen an der ethischen Fallbesprechung:
>
> 1. Die Angehörigen haben – auch nach ausführlichen Gesprächen – unterschiedliche Auffassungen zum mutmaßlichen Patientenwillen.
> 2. Der von den Angehörigen übermittelte mutmaßliche Patientenwille weicht erheblich von der aus der Wohlergehens-Perspektive gebotenen Handlungsoption ab.

Im Vorgespräch sollten auch die *formalen Voraussetzungen der Fallbesprechung* geklärt werden: Was ist ein guter Termin für die Fallbesprechung? Hier sind die Präferenzen bzw. Verfügbarkeiten der verschiedenen Teammitglieder zu berücksichtigen, wobei diese erfahrungsgemäß häufig divergieren: Für Pflegende ist in der Regel ein Termin am frühen Nachmittag nach der Mittagsübergabe günstig, Ärzt*innen bevorzugen hingegen meist einen Termin am späteren Nachmittag, wenn das Tagesprogramm weitgehend abgeschlossen ist. Auch die Frage des Raumes sollte geklärt werden: Ideal ist ein ausreichend großer (Besprechungs-)Raum in Stationsnähe, in der die Fallbesprechung ohne allzu große Störungen durchgeführt werden kann. Bei komplexen Fallberatungen kann es hilfreich sein, den Verlauf des Gesprächs auf einer Flipchart visualisieren zu können. Auch der geplante Zeitrahmen sollte an dieser Stelle kurz angesprochen werden.

5.4.3 Medizinische Aufarbeitung

> **Leitfragen bei der medizinischen Aufarbeitung des Falles**
>
> 1. In welcher medizinischen und psychosozialen *Situation* befindet sich die Patient*in?
> 2. Welche *(Be-)Handlungsstrategien* stehen in der aktuellen Situation zur Verfügung? Wie ist jeweils der weitere Verlauf bei den verfügbaren Handlungsstrategien?

Jede Fallbesprechung muss mit einer sorgfältigen Aufarbeitung der aktuellen Entscheidungssituation beginnen. Diese gliedert sich in zwei Unterschritte: Zunächst ist die aktuelle *medizinische Situation* genau zu beschreiben, in der sich die Patient*in aktuell befindet. Hierzu gehören u.a. die Anamnese, die körperlichen Untersuchungsbefunde, die Befunde der labormedizinischen und apparativen Diagnostik sowie die Diagnose(n). Zudem sind auch die psychosozialen, existenziellen und kulturellen Gegebenheiten herauszuarbeiten, die für die Patient*innen und die aktuelle Entscheidungssituation Bedeutung haben. Dabei ist es wichtig, dass die aktuelle Situation der Betroffenen aus den professionellen Blickwinkeln der verschiedenen beteiligten Berufsgruppen und medizinischen Disziplinen beschrieben wird. Auf diesen ersten Schritt der Situationserfassung sollte auch dann nicht verzichtet werden, wenn die Teammitglieder meinen, die (medizinische) Situation sei allen hinreichend bekannt. Die Erfahrung zeigt, dass die verschiedenen Teammitglieder sich aufgrund ihrer spezifischen beruflichen oder disziplinären Herangehensweisen und dem jeweils unterschiedlichen Umgang mit Patient*innen oft sehr unterschiedliche »Bilder« der Betroffenen gemacht haben. Hier besteht die Aufgabe deshalb darin, eine gemeinsam geteilte, umfassende Sicht der aktuellen Situation der Patient*in zu entwickeln. Ohne diese wird im weiteren Verlauf keine Einigkeit bei der ethischen Bewertung der verschiedenen Handlungsoptionen zu erzielen sein.

Anschließend ist zu überlegen, welche *(Be-)Handlungsstrategien* in der aktuellen Situation zur Verfügung stehen, d. h. welche Möglichkeiten es grundsätzlich gibt, auf die medizinischen Probleme der erkrankten Person zu reagieren, auch außerhalb der aktuellen Versorgungseinrichtung. Es geht dabei nicht um die Auflistung einzelner medizinischer Maßnahmen, sondern um die Erarbeitung verschiedener Behandlungs*strategien*[11] (d. h. Maßnahmenpakete), die durch jeweils unterschiedliche *Behandlungsziele* oder – bei gleichem Ziel – durch unterschiedlich hohe Belastungen und Risiken für die Patient*innen gekennzeichnet sind, oft verbunden mit einem ebenfalls unterschiedlichen Nutzenpotenzial. Insbesondere die klare Herausarbeitung der jeweiligen Ziele der therapeutischen Bemühungen hat eine besondere Relevanz für die ethische Aufarbeitung.

Bei schwerkranken Patient*innen auf der Intensivstation kann das Behandlungsziel »Heilung« oft nicht mehr erreicht werden, allerdings können Behandlungen mit dem Ziel der *Lebenserhaltung* weitergeführt werden. Dabei ist es wichtig, das gesamte Spektrum aller sinnvollen Behandlungsmöglichkeiten zu erfassen, von uneingeschränkter lebenserhaltender Therapie bis hin zu einem vollständigen *Verzicht auf lebenserhaltende Behandlungsmaßnahmen* mit dem Ziel, *das Sterben der Patient*in zuzulassen*. Häufig spricht man auch von einer *Therapiezieländerung* hin zu einem *ausschließlich* palliativen Therapieziel. Dabei ist der Zusatz »ausschließlich« wichtig, da in der Regel auch bei einer auf Lebenserhalt ausgerichteten Strategie zugleich palliative Behandlungsziele verfolgt werden, wenn die Betroffenen belastende Symptome haben. Eine intermediäre Strategie kann z. B. darin bestehen, eine etwas weniger belastende oder risikoreiche lebenserhaltende Therapie durchzuführen oder auf die Behandlung von schwerwiegenden Komplikationen zu verzichten, die mit einer deutlich verschlechterten Prognose einhergehen würden. Das Ziel einer solchen Strategie wäre *Lebenserhaltung mit eingeschränkten Mitteln*.

---

11 Wir sprechen im Folgenden auch von (Be-)Handlungsoptionen, da die verfügbaren (Be-)Handlungsstrategien diejenigen Handlungsmöglichkeiten sind, die man in der aktuellen Situation ergreifen kann.

Es bewährt sich, die Handlungsstrategien ausgehend von der *maximal möglichen Therapie* mit dem *uneingeschränkten Ziel der Lebenserhaltung* als Option 1 zu erörtern. Zum einen kann damit zunächst noch einmal geprüft werden, was den Betroffenen maximal an medizinischer Behandlung angeboten werden kann. Zum anderen wissen alle Beteiligten im weiteren Verlauf der Fallbesprechung, dass es sich bei der Option 1 immer um die maximal mögliche Therapie mit dem Ziel des Lebenserhalts handelt. Wie viele sinnvoll mögliche Behandlungsstrategien sich herausarbeiten lassen, hängt vom jeweiligen Fall ab. Bei intensivmedizinisch behandelten Patient*innen gibt es in der Regel mindestens drei Behandlungsstrategien: 1. Fortsetzung der lebenserhaltenden Intensivtherapie mit allen Mitteln, 2. Fortsetzung der Intensivtherapie mit eingeschränkten Mitteln, d.h. Verzicht auf eine Eskalation bei schwerwiegenden Komplikationen, und 3. der Verzicht auf lebenserhaltende Maßnahmen mit dem Ziel, das Sterben der Patient*in zuzulassen. Bei der dritten Option sollte im Regelfall – wie sonst auch – das Behandlungsziel *konsequent* umgesetzt werden, d.h. es sollte auf *jegliche* lebenserhaltenden Behandlungsmaßnahmen verzichtet werden. Bei ateminsuffizienten Patient*innen wäre dies bspw. die Beendigung der Beatmung. Ein Abweichen hiervor kann allenfalls dann im Einzelfall gerechtfertigt sein, wenn damit relevante Bedürfnisse Dritter erfüllt werden (z.B. der Angehörigen), die auf alternativem Wege nicht erfüllt werden können, und wenn dies nicht mit erheblichen Belastungen für die betroffene Patient*in verbunden ist.

Medizinisch nicht sinnvolle unzulässige Behandlungsalternativen können bereits bei diesem ersten Schritt der Fallbesprechung ausgeschlossen werden. Bspw. ist bei Patient*innen mit einer schweren Schluckstörung die längerfristige künstliche Nahrungs- und Flüssigkeitszufuhr mittels einer nasogastrischen Sonde keine sinnvolle alternative Behandlungsoption, da sie medizinisch einer PEG-Sonde hinsichtlich der Nutzen- und Schadenspotenziale unterlegen ist. Gleiches gilt für Behandlungsmaßnahmen, bei denen das angestrebte Behandlungsziel nicht (mehr) erreicht werden kann: Ist bspw. bei Patient*innen mit einer weit fortgeschrittenen bösartigen Tumorerkrankung eine Heilung ausgeschlossen, entfällt entsprechend auch eine auf Kuration ausgerichtete Tumortherapie als Handlungsoption. Hier wird einmal mehr deutlich, wie wichtig es ist, die *Behandlungsziele* klar zu definieren und sorgfältig zu prüfen, ob das angestrebte Behandlungsziel tatsächlich noch erreicht werden kann. Im Einzelfall kann es erforderlich sein, eine Behandlungsoption in die Überlegungen mit aufzunehmen, bei der aufgrund individueller Patientenpräferenzen von den medizinisch sonst üblichen Vorgehensweisen abgewichen wird. Bspw. kann es geboten sein, bei Angehörigen der Glaubensgemeinschaft Jehovas Zeugen eine Operation ohne die Gabe von Fremdblut als weitere Option in der medizinischen Aufarbeitung zu berücksichtigen.

> **Merke**
>
> Bei der medizinischen Aufarbeitung sind die in der jeweiligen Situation möglichen, medizinisch sinnvollen Behandlungsstrategien zu identifizieren, die sich

entweder (a) im *Behandlungsziel* oder (b) in den *Belastungen und Risiken* sowie dem erwarteten *Nutzenpotenzial* unterscheiden.

Idealtypisch lassen sich bei lebensbedrohlich erkrankten Patient*innen oft die folgenden drei Behandlungsziele differenzieren:

1. *Lebenserhalt* mit *allen* verfügbaren medizinischen Mitteln
2. *Lebenserhalt* mit *eingeschränkten* medizinischen Mitteln
3. *Sterben zulassen* durch den (vollständigen) Verzicht auf lebenserhaltende Maßnahmen (auch: Therapiezieländerung, ausschließliche Palliation)

Für jede einzelne Behandlungsoption ist dann der zu erwartende weitere *Verlauf* herauszuarbeiten. Dabei sind als Hauptdimensionen des Verlaufs die *Überlebenschancen* und die zu *erwartende Lebensqualität* von Patient*innen zu berücksichtigen: Wie hoch ist die Wahrscheinlichkeit, dass die betroffene Person die aktuelle Erkrankungssituation überlebt? Wie wird im Anschluss die weitere Lebensqualität sein? Dabei geht es vor allem um die *längerfristigen* Aussichten, wenn die Patient*innen die aktuelle (Intensiv-)Behandlung überstanden haben. Bei einer unsicheren Prognose sind jeweils das beste und das schlechteste mögliche Behandlungsergebnis (»Outcome«) zu beschreiben und die jeweilige Eintrittswahrscheinlichkeit zu benennen. Zwar lassen sich in der Regel die Eintrittswahrscheinlichkeiten bestimmter Outcomes nicht genau vorhersagen, es empfiehlt sich nach unserer Erfahrung aber, zumindest als Orientierung auch zahlenmäßig die jeweiligen Wahrscheinlichkeiten einzuschätzen, da die Teilnehmenden häufig unterschiedliche Vorstellungen von einer »hohen« oder »niedrigen« Wahrscheinlichkeit haben. Insbesondere bei einer schweren Schädigung des Gehirns ist es wichtig, den mittel- und längerfristigen weiteren Verlauf mit den zu erwartenden Einschränkungen für die betroffenen Patient*innen möglichst detailliert zu beschreiben (Wahrnehmungsfähigkeit, Mobilität, soziale Interaktionsfähigkeit, Lebensfreude, Schmerzen etc.), da dies die Grundlage für die ethische Bewertung der Handlungsoptionen in den folgenden Bearbeitungsschritten ist. Auch bei einem konsequenten Verzicht auf lebenserhaltende Maßnahmen ist der weitere Verlauf zu beschreiben (»*Wie* wird die betroffene Person versterben?«), da dies für die Umsetzung im Team von Bedeutung sein kann. Insbesondere bei der Beendigung einer invasiven Beatmung oder einer künstlichen Ernährung sollte klar herausgearbeitet werden, wie dies unter bestmöglicher Palliation ablaufen kann.

Bei ethischen Fallbesprechungen im Team kann dieser erste Bearbeitungsschritt der medizinischen Aufarbeitung mehr als die Hälfte der gesamten Dauer der Fallbesprechung einnehmen. Dies erscheint insofern gerechtfertigt, als jede ethische Entscheidung in der Patientenversorgung immer nur so gut ist wie die zugrunde liegende medizinische Analyse.

Infobox 14: Hinweise zur medizinischen Aufarbeitung

- das *Behandlungsziel* immer klar definieren
- Behandlungsstrategien als *Maßnahmenpakete* herausarbeiten

- Behandlungsstrategien differenzieren nach 1. Behandlungsziel sowie 2. Belastungen und Risiken
- immer mit der »maximalen« Therapie als Option 1 beginnen (Therapieziel: bestmöglicher Lebenserhalt mit allen verfügbaren Mitteln)
- immer auch an eine Therapiezieländerung als Option denken (»Verzicht auf lebenserhaltende Maßnahmen«, »Sterben zulassen«, »ausschließliche Palliation«)
- bei der Beschreibung des weiteren Verlaufs immer die folgenden Hauptdimensionen berücksichtigen: (1) Überlebenswahrscheinlichkeit, (2) erwartete Lebensqualität
- sofern möglich, Überlebenswahrscheinlichkeiten (auch) in Zahlen angeben
- relevant ist vor allem der *längerfristige* Verlauf!

5.4.4 Ethische Verpflichtungen gegenüber der Patient*in

Am Ende des ersten Bearbeitungsschrittes ist herausgearbeitet, welche Handlungsstrategien zur Verfügung stehen und welcher Verlauf dabei jeweils zu erwarten ist. Im zweiten Bearbeitungsschritt ist nun zu überlegen, welche der verfügbaren Optionen für die betroffene Person am besten ist. Damit beginnt die *ethische Bewertung* der Entscheidungssituation. Aus zwei Gründen sollte man dabei im Regelfall mit der professionellen Perspektive des Wohlergehens der Betroffenen beginnen, bevor man den Blick auf die Autonomie richtet. Zum einen verhindert dies, dass man sich zu früh auf die Bewertungen der Patient*innen selbst festlegt und dadurch die eigene, von den Patient*innenwünschen unabhängige Bewertung vernachlässigt. Zum anderen können bereits in diesem ersten Bewertungsschritt diejenigen Behandlungsoptionen ausgeschlossen werden, die der betroffenen Person keinen Nutzen (mehr) bieten und deshalb auch nicht mehr angeboten werden dürfen. Die beiden Prinzipien des Wohltuns und Nichtschadens sind dabei gemeinsam anzuwenden, da zu bewerten ist, bei welcher Behandlungsstrategie das *Verhältnis* von Nutzen und Schaden am günstigsten ist.

Wohlergehen der Patient*in

> **Leitfrage der Wohlergehens-Perspektive**
>
> Welche der verfügbaren (Be-)Handlungsstrategien ist aus professionell-ethischer Sicht für das Wohlergehen der Patient*innen am besten?

Bei diesem Bewertungsschritt ist zu prüfen, welche der verfügbaren (Be-)Handlungsstrategien für die zu behandelnde Person aus professionell-ethischer Sicht am besten ist. Maßgeblich ist hierfür weniger das aktuelle Wohl*befinden*, sondern vielmehr das *längerfristige* Wohl*ergehen* der Patient*innen. Welche Behandlung die Betroffenen selbst präferieren, ist an dieser Stelle bewusst auszublenden. Zu berücksichtigen sind aber die individuellen Lebensumstände, von denen abhängen kann, inwieweit zu erwartende körperliche und geistige Einschränkungen das Wohlergehen der betroffenen Person beeinträchtigen. Oft ist es für die Beteiligten hilfreich, die Leitfrage der Wohlergehens-Perspektive wie folgt zu formulieren: Welcher der verfügbaren Wege, die mit den verschiedenen Handlungsoptionen offenstehen, ist aus der Sicht des Teams für die zu betroffene Person am besten? Welchen Weg würde das Team vorschlagen, wenn die Patient*in nach einer Empfehlung von professioneller Seite fragen würden?

Insbesondere bei einer schwierig zu beurteilenden Prognose (z. B. nach einer schweren Schädigung des Gehirns) bewährt sich eine ethische Fallbesprechung im Team, da sich mehrere Professionelle mit unterschiedlichen Perspektiven auf das Wohlergehen der Betroffenen beteiligen, was die Gefahr einseitiger Bewertungen reduziert. Es empfiehlt sich dabei, systematisch verschiedene *Determinanten der Lebensqualität* zu prüfen und die jeweiligen Einschränkungen möglichst genau zu beschreiben. Hierzu gehören u. a. Wahrnehmungsfähigkeit, Interaktions- und Kommunikationsfähigkeit, Mobilität, Teilhabe am sozialen Leben, Empfindung von Lebensfreude, kognitive Fähigkeiten und leidvolle Symptome, wie bspw. Schmerzen. Nachdem die zu erwartenden (längerfristigen) Einschränkungen herausgearbeitet wurden, können diese dann mit Blick auf das Wohlergehen der Patient*innen *ethisch bewertet* werden, d. h. hinsichtlich der Frage, welche der verfügbaren Behandlungsoptionen unter Berücksichtigung der zu erwartenden Einschränkungen für die betroffene Person am besten ist.

Bei Entscheidungen über *lebenserhaltende* Maßnahmen gilt es, neben der Überlebenswahrscheinlichkeit insbesondere zu beurteilen, ob die zu erwartenden Einschränkungen und Belastungen so schwerwiegend sind, dass es für die Betroffenen besser wäre, wenn sie sterben dürfen. In diesem Fall wäre es durch die Prinzipien des Wohltuns und Nichtschadens geboten, das Behandlungsziel vom Lebenserhalt hin zu einer ausschließlichen Leidenslinderung zu ändern. Sofern eine eindeutige Bewertung im Hinblick auf das Patient*innenwohl nicht möglich ist, sollte man prüfen, ob zumindest *tendenziell* eine Behandlungsoption zu bevorzugen ist. Diese Tendenz kann dann in die Synthese einfließen und wesentliche Grundlage für das Ergebnis sein. Wenn ein Team im Rahmen der Fallbesprechung sich nicht einigen kann, welche Handlungsoption für das Wohlergehen der Patient*in am besten ist, ist dies ebenfalls als Zwischenergebnis festzuhalten – mit den jeweiligen Begründungen der unterschiedlichen Positionen.

Die ethische Beurteilung, welche der verfügbaren Handlungsoptionen dem Wohlergehen der betroffenen Person am ehesten entspricht, erfordert eine Bewertung der verbleibenden Lebenszeit und der zu erwartenden Lebensqualität. Damit stellt sich die Frage, woher die Beteiligten die Wertmaßstäbe hierfür nehmen sollen angesichts der Pluralität unterschiedlicher Vorstellungen des guten Lebens in unserer Gesellschaft. Hier bieten sich grundsätzlich drei Möglichkeiten an (vgl. Synofzik & Marckmann 2008), die auch in der vorgegebenen Reihenfolge zur Anwendung kommen sollten:

1. *Erfahrungen mit anderen Patient*innen:* Bei der Bewertung kann das beteiligte Gesundheitspersonal auf ihre Erfahrungen mit Patient*innen in vergleichbaren

Krankheits- und Lebenssituationen zurückgreifen: Wie haben diese Patient*innen verschiedene Behandlungsoptionen mit ihren jeweils unterschiedlichen Auswirkungen auf Lebenszeit und Lebensqualität bewertet? Wie sind sie mit zu erwartenden Einschränkungen der Lebensmöglichkeiten umgegangen? Die Erfahrungen mit den subjektiven Perspektiven der Betroffenen zeigen, dass sich Menschen auch mit erheblichen Einschränkungen arrangieren können und eine vergleichsweise gute Lebensqualität haben, die man aus der Außenperspektive so nicht erwartet hätte. Sie geben auch Hinweise darauf, wie unterschiedlich Menschen die jeweilige Krankheitssituation und die verfügbaren Behandlungsoptionen bewerten. Maßgeblich für die Bewertung aus der professionellen Wohlergehens-Perspektive ist dabei, wie die überwiegende Mehrheit erfahrungsgemäß die jeweilige Lebens- und Entscheidungssituation bewertet.

2. *Empirische Untersuchungen:* Inzwischen gibt es immer mehr systematische Untersuchungen zur Lebensqualität von Patient*innen mit bestimmten Einschränkungen, bspw. mit einer fortgeschrittenen Demenzerkrankung oder mit einer hohen Querschnittslähmung. Hierbei ist aber zu beachten, dass es sich insbesondere bei quantitativen Studien um Mittelwerte handelt, aus denen die individuelle Streuung der Werte nicht direkt hervorgeht. Diese ist aber bei der Beurteilung der Wohlergehens-Perspektive durchaus zu beachten.

3. *Subjektive Einschätzungen der Beteiligten:* Sofern die ersten beiden Möglichkeiten – Erfahrungen mit anderen Patient*innen und empirische Studien – keine klare Bewertung aus der Wohlergehens-Perspektive ermöglichen, kann es hilfreich sein, von den beteiligten Personen in der Fallbesprechung zu erfragen, welche Behandlung sie für sich in der vorliegenden Entscheidungssituation bevorzugen würden. Dabei handelt es sich jeweils um subjektive individuelle Einschätzungen, die als alleinige Bewertungsgrundlage für die Wohlergehens-Perspektive problematisch wären. In der Fallbesprechung können diese aber intersubjektiv vermittelt werden. Fast wichtiger als die Positionierung ist deshalb die jeweilige Begründung, warum eine Handlungsoption bevorzugt würde: Über diese kann sich die Gruppe austauschen und eine gemeinsam geteilte Einschätzung der Wohlergehens-Perspektive entwickeln. Wenn in der Gruppe unterschiedliche subjektive Einschätzungen bestehen, die sich im Gespräch nicht auflösen lassen, ist dies auch ein wertvolles Ergebnis: Offenbar bewerten dann Menschen die vorliegende Lebens- und Behandlungssituationen in Abhängigkeit von ihren individuellen Vorstellungen eines guten Lebens unterschiedlich, sodass aus der Wohlergehens-Perspektive keine klare Bewertung vorgenommen werden kann, welche Handlungsoption für die betroffene Person am besten ist.

Es gibt Situationen, nach unserer Erfahrung bspw. bei einer schweren Gehirnschädigung oder einer fortgeschrittenen Krebserkrankung, in denen es schwierig sein kann, eine klare Bewertung aus der Wohlergehens-Perspektive vorzunehmen. Grundsätzlich kann es folgende Ergebnisse bei diesem Bearbeitungsschritt geben:

1. Die *Anwesenden* sind sich darüber *einig*, welche der verfügbaren Handlungsoptionen dem Wohlergehen der jeweiligen Patient*in entsprechen (*Konsens*).

2. Die Anwesenden bleiben sich *uneinig*, d. h. sie haben unterschiedliche Auffassungen, welche Handlungsoption dem Wohlergehen der jeweiligen Patient*in entspricht (*Dissens*).
3. Für die Anwesenden bleibt es *unsicher*, welche Handlungsoption dem Wohlergehen entspricht (*Unklarheit*).

Bei einem Dissens ist festzuhalten, mit welchen Gründen die divergierenden Auffassungen jeweils vertreten werden. Sollten sich die Anwesenden nicht positionieren können, sollte dies ebenfalls begründet werden (»Warum ist eine klare Bewertung des Wohlergehens nicht möglich?«).

Exkurs: Medizinische Aufarbeitung und Wohlergehens-Perspektive als Bestandteile der Indikationsstellung

Vielleicht ist Ihnen bereits beim Lesen aufgefallen, dass bisher keine Rede von der *Indikationsstellung* als einem zentralen Konzept in der Patientenversorgung war. Nachdem wir nun die medizinische Aufarbeitung und die Wohlergehens-Perspektive ausgeführt haben, ist es nun allerdings recht einfach, die verschiedenen (in der Praxis häufig nicht differenzierten) Elemente der Indikationsstellung darzulegen (vgl. hierzu ausführlicher Marckmann et al. 2022).

Die Indikationsstellung erfordert zum einen die Beurteilung, welches Behandlungsziel in der vorliegenden Situation der Patient*in überhaupt erreichbar ist. Eben dies ist Gegenstand der medizinischen Aufarbeitung, in der gemeinsam im Team herausgearbeitet wird, welche Optionen aus medizinisch-fachlicher Perspektive überhaupt bestehen, um bestimmte Behandlungsziele zu erreichen. Eine Beatmung bspw., die das Blut nicht mehr ausreichend oxygenieren kann – etwa aufgrund einer Störung der Luft-Blutschranke im Rahmen einer Pneumonie –, ist keine indizierte Handlungsoption (mehr). Zum anderen muss im Rahmen der Indikationsstellung auch eingeschätzt werden, ob eine Handlungsstrategie ein vertretbares Nutzen-Schadens-Verhältnis aufweist. Diese Beurteilung erfolgt in der prinzipienorientierten Falldiskussion bei der Bewertung der Handlungsoptionen aus der Wohlergehens-Perspektive. Für eine künstliche Beatmung bei einer in Kürze versterbenden Patient*in, die das Blut noch ausreichend oxygeniert, bestehen aus der Wohlergehens-Perspektive kaum relevante fallbezogene Argumente. Zugleich steht damit ihre Indikation in Frage. Zusammenfassend erfordert die Indikationsstellung sowohl medizinisch-fachliche (hinsichtlich der *Wirksamkeit* von Behandlungsmaßnahmen und damit die Erreichbarkeit von Behandlungszielen) als auch ethisch-bewertende Urteile (hinsichtlich des *Nutzen-Schadens-Verhältnisses*). Im Rahmen der prinzipienorientierten Falldiskussion werden diese beiden zentralen Elemente der Indikationsstellung in zwei analytisch getrennten, aufeinander aufbauenden Bearbeitungsschritten bearbeitet. Dies hat den Vorteil, dass die medizinisch-fachlichen Beurteilungen und die ethischen Bewertungen klar voneinander getrennt und jeweils entsprechend begründet getroffen werden können (vgl. hierzu ausführlicher Marckmann 2015).

Autonomie der Patient*in

> **Leitfrage der Autonomie-Perspektive**
>
> Welche der verfügbaren (Be-)Handlungsstrategien bevorzugt die Patient*in (nach entsprechender Aufklärung) bzw. würde sie bevorzugen?

In der Autonomie-Perspektive ist zu klären, welche der verfügbaren (Be-)Handlungsstrategien (Behandlungsziele und korrespondierende Behandlungsmaßnahmen) die betroffene Person selbst bevorzugt und wie dies im Kontext ihrer individuellen Werte, Präferenzen und Einstellungen begründet ist. Dabei sollte der Patientenwille hinsichtlich der im ersten Bearbeitungsschritt herausgearbeiteten Handlungsoptionen ermittelt werden. Es geht nicht um allgemeine Wünsche von Patient*innen, sondern um die konkrete Frage, welche der in der vorliegenden Entscheidungssituation möglichen Behandlungsoptionen die Patient*in präferiert. Nach Möglichkeit sollte der Patientenwille bereits vorab im Rahmen eines Prozesses gemeinsamer Entscheidungsfindung (*shared decision making*) ermittelt worden sein. Dies umfasst nicht nur die einfühlsame Aufklärung von Patient*innen über die verfügbaren Behandlungsoptionen einschließlich ihrer Chancen und Risiken, sondern auch die Unterstützung bei der Entscheidungsfindung, d.h. beim Abwägen des Für und Widers der verschiedenen Optionen vor dem Hintergrund ihrer individuellen Wertüberzeugungen. Es ist empfehlenswert, sich im Vorfeld einer ethischen Fallbesprechung noch einmal bei den primär behandelnden Ärzt*innen zu versichern, dass eine entsprechend sorgfältige Ermittlung des Patientenwillens stattgefunden hat, insbesondere wenn es sich um eine präferenzsensitive Entscheidung handelt, bei der in Abhängigkeit von den individuellen Wertvorstellungen unterschiedliche Handlungsoptionen bevorzugt werden können. Dies kann bspw. bei einer bösartigen Tumorerkrankung der Fall sein, wenn es unterschiedlich eingreifende Behandlungsoptionen gibt, die mit jeweils unterschiedlichen Nutzen-Schadens-Verhältnissen verbunden sind.

Die *direkte Ermittlung des Patientenwillens* setzt voraus, dass die betroffene Person einwilligungsfähig ist. Hierzu sollte im Vorfeld von den behandelnden Ärzt*innen die *Einwilligungsfähigkeit* beurteilt worden sein. Dabei können die etablierten Kriterien für die Feststellung der Einwilligungsfähigkeit von Grisso und Appelbaum (1998) zur Anwendung kommen: 1. Informationsverständnis, 2. Krankheits- und Behandlungseinsicht, 3. Urteilsvermögen und 4. die Fähigkeit, eine Entscheidung zu kommunizieren (vgl. hierzu ausführlicher Scholten & Haberstroh 2024). Auch wenn es nicht die Aufgabe ethischer Fallberatung ist, die Einwilligungsfähigkeit (primär) zu bestimmen, kann es bei fraglicher Einwilligungsfähigkeit hilfreich sein, die Einschätzungen der anwesenden Teammitglieder zu den vier erforderlichen Fähigkeiten auszutauschen, um damit eine möglichst valide Beurteilung der Einwilligungsfähigkeit der Betroffenen zu gewinnen. In Zweifelsfällen und bei psychischen Störungen kann es hilfreich sein, im Vorfeld ein psychiatrisches Konsil zur Einwilligungsfähigkeit einzuholen. Zu beachten ist dabei auch, dass sich die Einwilligungsfähigkeit immer auf eine konkrete (Behandlungs-)Entscheidung bezieht.

Patient*innen mit eingeschränkten kognitiven Leistungen können hinsichtlich einfacher Entscheidungen einwilligungsfähig sein, während sie mit komplexeren Entscheidungen (bspw. die Einwilligung in eine risikoreiche Operation) überfordert wären. Dabei sollte immer versucht werden, durch eine *Entscheidungsassistenz* die Einwilligungsfähigkeit der Betroffenen zu fördern, sodass sie so weit wie möglich an der Entscheidungsfindung beteiligt werden können (vgl. Zentrale Ethikkommission 2016). Zudem ist zu beachten, dass ein aus Sicht des Teams »unvernünftiger« Behandlungswunsch von Patient*innen für sich genommen nicht deren Einwilligungs*un*fähigkeit belegt. Allerdings sollte in einem solchen Fall sehr gründlich exploriert werden, wie der Patient*innenwunsch begründet ist, insbesondere, ob es sich um eine wohlinformierte und gut abgewogene Entscheidung im Lichte der möglichen Konsequenzen der verschiedenen Optionen handelt.

Bei *fehlender Einwilligungsfähigkeit* ist der Patientenwille nach einem auch rechtlich klar definierten Vorgehen zu bestimmen (Marckmann et al. 2010). Zunächst sind die in einer *Patientenverfügung* (1) für zukünftige medizinische Entscheidungssituationen festgelegten Behandlungswünsche der betroffenen Person zu berücksichtigen. Eine Patientenverfügung, die idealerweise in einem Advance Care Planning-Prozess entstanden ist (Jox et al. 2025), muss im Dialog mit den rechtlichen Vertreter*innen bzw. den Angehörigen sorgfältig und im Sinne der Betroffenen interpretiert werden. Sofern keine Patientenverfügung vorliegt oder diese nicht auf die aktuelle medizinische Situation zutrifft, ist zu prüfen, ob auf zuvor *mündlich geäußerte Behandlungswünsche* (2) zurückgegriffen werden kann. Sollte dies nicht der Fall sein, muss man versuchen, den *mutmaßlichen Patientenwillen* (3) anhand früherer Äußerungen sowie der Einstellung der Betroffenen zu Leben, schwerer Krankheit und Tod zu rekonstruieren. Die Ermittlung des Willens von Patient*innen im Rahmen einer ethischen Fallbesprechung muss strukturiert nach diesen Orientierungspunkten erfolgen. Dabei sind auch die verbalen oder non-verbalen Äußerungen von nicht oder nur eingeschränkt einwilligungsfähigen Patient*innen mit zu berücksichtigen, um eine möglichst umfassende Einschätzung hinsichtlich der Autonomie-Perspektive zu gewinnen. Insbesondere bei fluktuierender Entscheidungsfähigkeit sollten hierbei verschiedene Einschätzungen aus dem Team zu den Äußerungen der Betroffenen erfragt werden.

Auch bei diesem Bearbeitungsschritt ist das Ergebnis ausdrücklich festzuhalten, insbesondere auch, welche Wert- und Lebenseinstellungen dem Patientenwunsch zugrunde liegen und auf welcher Grundlage ggf. der erklärte oder mutmaßliche Patientenwille ermittelt wurde. Wie bei der Wohlergehens-Perspektive kann es auch bei der Autonomie-Perspektive vorkommen, dass es kein klares Ergebnis gibt, wenn keine (verlässlichen) oder widersprüchliche Informationen zum Patientenwillen vorliegen. Dies ist dann ebenfalls als Zwischenergebnis festzuhalten. Die Besonderheiten der Autonomie-Perspektive in der Kinder- und Jugendmedizin erläutern wir ausführlicher in ▶ Kap. 6.2.

5.4.5 Verpflichtungen gegenüber Dritten

> **Leitfrage bei den Verpflichtungen gegenüber Dritten**
>
> Wie können berechtigte Interessen anderer von der Entscheidung betroffener Personen angemessen berücksichtigt werden?

Während die ersten beiden Bewertungsperspektiven sich auf die jeweils betroffene Patient*in beziehen, geht es in diesem Schritt der ethischen Fallbearbeitung *um andere von der Entscheidung betroffene Personen.* Dies trägt zum einen der Tatsache Rechnung, dass die Interessen bzw. Bedürfnisse dieser Dritten einen erheblichen Einfluss auf die Interaktion zwischen Patient*in und Team und damit auch auf die resultierende Entscheidung haben können. Man denke bspw. an die Rolle der Angehörigen im Prozess der Entscheidungsfindung. Es liegt deshalb im Interesse der Patient*in selbst, dass die Bedürfnisse anderer von der Entscheidung betroffener Personen angemessen berücksichtigt werden, da dies dazu beitragen kann, dass die im Sinne der Patient*in gebotene Behandlung auch tatsächlich effektiv umgesetzt wird. Zudem ist dieser Schritt begründet durch Verpflichtungen gegenüber dem *Wohlergehen* der beteiligten Dritten selbst, bspw. der Eltern eines kranken Kindes. Nicht zuletzt leiten sich die Verpflichtungen auch aus dem Prinzip der *Gerechtigkeit* ab, wenn andere Patient*innen um die gleichen knappen Ressourcen konkurrieren oder ein sorgsamer Umgang mit den begrenzten (Finanz-)Mitteln des Gesundheitswesens geboten ist. Welche dieser Aspekte im Einzelfall relevant sind, variiert von Fall zu Fall.

In diesem Bearbeitungsschritt ist von den Anwesenden folglich systematisch zu prüfen, *welche berechtigten Interessen anderer Personen von der Entscheidung berührt werden.* Hier bietet es sich an, zunächst mit den *Angehörigen* und anderen nahestehenden Personen der betroffenen Patient*in zu beginnen. Es geht dabei nicht um die Frage, welche Behandlung die Angehörigen wünschen, sondern um ihr eigenes *Wohlergehen:* Wie kann dies in der Entscheidungsfindung angemessen berücksichtigt werden? Zudem sind die Interessen *anderer Patient*innen* zu berücksichtigen, wenn z. B. eine unzureichende Anzahl von Intensivbetten zur Verfügung steht. Auch Fragen des *Ressourcenverbrauchs* sind in diesem Schritt zu diskutieren, sofern sie von den Beteiligten für die vorliegende Entscheidung für relevant erachtet werden. Nicht zuletzt können an dieser Stelle auch die Belange der *Teammitglieder* erörtert werden, die bspw. durch die Betreuung der betroffenen Patient*in stark belastet sind.

Die Verpflichtungen gegenüber Dritten sind dabei im Einzelfall *den Verpflichtungen gegenüber den Patient*innen* (Wohlergehen und Wille der Patient*innen) in der Regel nachgeordnet. Schließlich wäre es ethisch kaum vertretbar, von einer hinsichtlich der Betroffenen klar gebotenen Behandlungsstrategie abzuweichen, um den Interessen Dritter besser gerecht werden zu können. In der Regel können die Interessen Dritter nur dann den Ausschlag bei der endgültigen Entscheidung geben, wenn zwei im Hinblick auf die behandelte Patient*in ethisch *gleichwertige* Behandlungsoptionen zur Verfügung stehen. Dies kann bspw. der Fall sein, wenn es zwei für die Angehörigen unterschiedlich stark belastende Wege gibt, eine irreversibel komatöse Patient*in sterben zu lassen. In den meisten anderen Fällen kann man den Verpflichtungen gegenüber Dritten dadurch gerecht werden, indem man versucht, ihre Interessen bei der *Umsetzung* derjenigen Handlungsoption bestmöglich zu berücksichtigen, die mit Blick auf die zu behandelnde Person geboten ist (z. B. durch eine psychologische Unterstützung oder Gestaltung des Abschieds von der Patient*in). Sofern sich hinsichtlich der betroffenen Patient*in eine Pattsituation vergleichbarer starker Verpflichtungen ergibt (sie lehnt bspw. eine für sie nützliche Behandlung ab), sollten die Verpflichtungen gegenüber Dritten im Regelfall *nicht* »das Zünglein an der Waage« spielen, da damit die Behandlung der Patient*in von den Interessen Dritter bestimmt würde. In diesem Fall greift vielmehr die im folgenden Abschnitt (▶ Kap. 5.4.6) näher erläuterte Vorrangregel, dass in diesen Konfliktfällen die Achtung der Autonomie Vorrang gegenüber den Wohltuns-Verpflichtungen hat.

In ähnlicher Art und Weise sind auch die *Verpflichtungen gegenüber dem Team* zu berücksichtigen. In der Regel dürfen die Interessen des Teams nicht den Ausschlag darüber geben, welche Behandlung durchgeführt wird. Es gehört zu den professionellen Verpflichtungen des Gesundheitspersonals, hier die Interessen der Patient*innen über ihre eigenen zu stellen. Allerdings sollten Belastungen für das Team bei der Umsetzung der gebotenen Behandlung auf jeden Fall beachtet und nach Möglichkeit minimiert werden. Die ethische Fallbesprechung kann ein Ort sein, diese Belastungen zu thematisieren und gemeinsam zu überlegen, wie sie reduziert werden können. Dabei ist neben Unterstützungsangeboten auch an einen gezielten Personaleinsatz zu denken. Eine Ausnahme bilden Handlungen, die nicht zum Kern ärztlicher Tätigkeiten gehören, wie bspw. der Schwangerschaftsabbruch oder die Assistenz bei der Selbsttötung. Hier kann das Gesundheitspersonal mit Verweis auf die Gewissensfreiheit eine Beteiligung ablehnen.

Ressourcenfragen sollten nach unserer Einschätzung in der Regel nur dann bei einer Ethikfallberatung thematisiert werden, wenn sie vom beteiligten Team aufgeworfen werden. Meist dürfte dies bei Behandlungsmaßnahmen der Fall sein, die einen hohen Ressourcenverbrauch erfordern bei einem vergleichsweise geringen Nutzen für die Patient*innen. Oft geht es dabei weniger um die Kosten der Behandlung, sondern um den Einsatz »natürlicher« Ressourcen wie bspw. Blutprodukte oder um einen hohen Personaleinsatz. Da es keine allgemein verbindlichen Maßstäbe gibt, welcher (hohe) Ressourceneinsatz bei einem geringen Nutzen gerechtfertigt ist, sollten sich die Überlegungen auf drei Punkte konzentrieren:

1. Gibt es weniger aufwändige Behandlungsoptionen, mit denen das gleiche Behandlungsziel für die betroffene Person erreicht werden kann? (vgl. die medizinische Aufarbeitung, ▶ Kap. 5.4.3)
2. Haben die Patient*innen tatsächlich einen relevanten Nutzen, d. h. Vorteil, von der aufwändigen Behandlung? (vgl. die Bewertung der Wohlergehens-Perspektive, ▶ Kap. 5.4.4)
3. Entspricht die aufwändige Behandlung tatsächlich den wohlinformierten Wünschen der Betroffenen? (vgl. die Bewertung der Autonomie-Perspektive, ▶ Kap. 5.4.4)

Es kann in solchen Situationen deshalb hilfreich sein, die vorangehenden Bearbeitungsschritte »Behandlungsoptionen«, »Wohlergehens-Perspektive« und »Achtung der Autonomie« noch einmal kritisch zu prüfen (zur Berücksichtigung von Ressourcenfragen im Einzelfall vgl. auch Marckmann & in der Schmitten 2014).

5.4.6 Synthese

Leitfragen in der Synthese

1. Konvergieren oder divergieren die ethischen Verpflichtungen, die sich aus den einzelnen Prinzipien ergeben?
   a) Bei *Konvergenz der Verpflichtungen:* diejenige Handlungsoption wählen, die gemäß den verschiedenen ethischen Verpflichtungen geboten ist.
   b) Bei *Konflikten zwischen den Verpflichtungen: Fallbezogene* Gründe herausarbeiten, warum der einen oder der anderen Verpflichtung Vorrang einzuräumen ist (*begründete Abwägung*).
2. Welche weiteren Schritte sind zur *Umsetzung* des Ergebnisses erforderlich?

Im vierten Bearbeitungsschritt sind die vorangehenden Einzelbewertungen zu einer übergreifenden Situationsbeurteilung zusammenzuführen. Wir sprechen dabei meist nicht von einer Empfehlung, sondern von einem im Gespräch erzielten *Ergebnis*, welche der verfügbaren Handlungsoptionen ethisch am besten begründbar ist. Dies macht sprachlich deutlich, dass es sich nicht um eine »externe« ethische Empfehlung an das Team handelt, sondern um ein Ergebnis, welches das Team selbst herausgearbeitet hat. Für die Verbindlichkeit dieses Ergebnisses ist die inhaltliche Qualität der zugrunde liegenden Argumente maßgeblich: Diese basieren auf – auch rechtlich kodifizierten – ethischen Verpflichtungen, sodass derjenige, der dem Ergebnis nicht folgt, gute Argumente dafür haben sollte.

In der Synthese ist zu prüfen, ob die ethischen Verpflichtungen, die sich aus den Prinzipien ergeben, konvergieren, d. h. auf die gleiche Handlungsoption hinauslaufen, oder ob sie divergieren, folglich unterschiedliche Handlungsoptionen fordern. Um dies festzustellen, hat es sich bewährt, zunächst noch einmal die Ergebnisse der vorangehenden Bewertungsschritte zu rekapitulieren und zu prüfen, wie sich die Ergebnisse zueinander verhalten. Für die Synthese sind dabei in der Regel die Bewertungen hinsichtlich des Wohlergehens und der Autonomie der Patient*in maßgeblich, da sich die Entscheidung, welche Behandlung durchgeführt wird, nicht an den Interessen Dritter, sondern an den Verpflichtungen gegenüber der Patient*in orientieren sollte. Wie bereits erwähnt, sollten die Interessen Dritter insbesondere bei der Umsetzung des im Interesse der betroffenen Patient*in gebotenen Vorgehens durch entsprechende Unterstützung berücksichtigt werden. Falls keine Informationen zum Willen der Patient*in vorliegen, muss sich die Entscheidung an ihrem Wohlergehen orientieren, d. h. am Ergebnis des ersten Bewertungsschrittes. Sofern sich das Team hinsichtlich des Wohlergehens nicht positionieren konnte, ist der Patientenwille allein maßgeblich für die Entscheidung.

In vielen Fällen lassen sich aber die ethischen Verpflichtungen sowohl hinsichtlich des Wohlergehens als auch der Autonomie bestimmen. Im Falle einer Konvergenz der Verpflichtungen gibt es gute ethische Gründe, die entsprechende Handlungsoption zu ergreifen. Im Falle einer Divergenz liegt ein *ethischer Konflikt* vor, bei dem eine *begründete Abwägung* der konfligierenden Verpflichtungen erforderlich ist, da keines der Prinzipien kategorisch Vorrang gegenüber den anderen genießt. Eine Ausnahme bildet die Ablehnung einer medizinischen Maßnahme durch eine aufgeklärte, einwilligungsfähige Patient*in. In diesem Fall hat die Selbstbestimmung der Person ethisch wie rechtlich Vorrang vor ihrem Wohlergehen. Patient*innen besitzen generell die Freiheit, auch gegen ihr eigenes Wohlergehen zu entscheiden (vgl. die Verweigerung von Bluttransfusionen durch erwachsene Mitglieder der Glaubensgemeinschaft Jehovas Zeugen). Diese *allgemeine Vorrangregel* gilt auch bei einem vorausverfügten oder mutmaßlichen Patientenwillen.

Bei der *begründeten Abwägung* sind *fallbezogene* Gründe herauszuarbeiten, welche der konfligierenden Verpflichtungen in der konkreten Entscheidungssituation Vorrang haben soll (vgl. Hirsch 2023). Meist dürfte es sich um Konflikte zwischen dem professionell bestimmten Wohlergehen von Patient*innen und ihrem Willen handeln. Dabei ist es wichtig, dass es sich nicht um einen »Konflikt zwischen medizinischen Behandlungsmaßnahmen« (bspw. lebenserhaltende Intensivtherapie vs. ausschließlich palliative Therapie) und auch nicht (primär) um einen Konflikt zwischen anwesenden Personen handelt. Im Gegenteil: Die Anwesenden werden sich häufig einig sein, dass die ethischen Verpflichtungen konfligieren. Eine Sammlung von Pro- und Kontra-Argumenten hinsichtlich verschiedener Handlungsoptionen ist in der Regel nicht hilfreich, da übergeordnete Maßstäbe fehlen, wie die identifizierten Argumente dann wiederum gegeneinander abgewogen werden sollen: Haben die Pro- oder die Kontra-Argumente insgesamt mehr Gewicht? Vielmehr geht es darum herauszuarbeiten, welche der konfligierenden ethischen Verpflichtungen Vorrang haben soll. Dabei sind die folgenden Überlegungen nach unserer Erfahrung hilfreich.

Ethische Verpflichtungen können in Abhängigkeit von den jeweiligen Konstellationen unterschiedlich stark sein. Die am *Wohlergehen* orientierten Argumente für eine lebenserhaltende Therapie sind z. B. umso stärker – und damit in der Abwägung gewichtiger –, je mehr sie die Überlebenschancen und die Lebensqualität im Vergleich zu alternativen Behandlungsstrategien verbessern können. Unterscheiden sich die Überlebenswahrscheinlichkeiten bspw. nur wenig, sind die am Wohlergehen orientierten Argumente für die überlegene Strategie nicht sehr stark. Gleichermaßen haben die am Wohlergehen orientierten Argumente weniger Gewicht, wenn zwar die Überlebenswahrscheinlichkeit deutlich erhöht, aber die Lebensqualität durch eine schwere Schädigung des Gehirns erheblich eingeschränkt sein wird. Sofern es aus der Wohlergehens-Perspektive geboten ist, auf lebenserhaltende Maßnahmen zu *verzichten*, sind diese Verpflichtungen umso stärker – und in der Abwägung umso gewichtiger –, je mehr das Weiterleben für die jeweiligen Patient*innen mit schwer zu lindernden Symptomen und Belastungen durch die medizinischen Maßnahmen verbunden ist. Weniger gewichtig sind die Argumente für einen Verzicht auf lebenserhaltende Maßnahmen, wenn die betroffene Person aufgrund einer schwersten Gehirnschädigung zwar keinen Nutzen von ihnen hat (bspw. aufgrund einer dauerhaften Bewusstlosigkeit), aber das Weiterleben nur mit geringen Belastungen verbunden ist.

Auch in der *Autonomie-Perspektive* lässt sich die Verpflichtung, dem Willen einer Patient*in zu folgen, hinsichtlich ihrer Stärke graduieren. Ein Abwägungsspielraum besteht insbesondere dann, wenn Patient*innen eine Maßnahme wünschen, die aus der Wohlergehens-Perspektive mehr Schaden als Nutzen für sie bietet. Dies kann bspw. der dringende Wunsch nach einer nebenwirkungsreichen Chemotherapie mit geringer Erfolgsaussicht bei einer fortgeschrittenen bösartigen Tumorerkrankung sein. Dieser Wunsch hat dann ein größeres Gewicht, wenn er auf einer realistischen Einschätzung der Situation beruht, wenn die Betroffenen in der Lage waren, die Vor- und Nachteile unterschiedlicher Handlungsoptionen auf der Grundlage vollständiger Informationen gegeneinander abzuwägen und wenn die resultierende Entscheidung im Einklang mit ihren längerfristigen Wertüberzeugungen steht. Man könnte auch sagen: Je besser informiert und wohlüberlegt ein Patientenwunsch ist, desto mehr Gewicht hat er in der Abwägung. Wie bereits erwähnt, gibt es bei einer Ablehnung einer aussichtsreichen Behandlung durch einwilligungsfähige Patient*innen weniger Abwägungsspielraum. Es sollte aber im Gespräch jeweils sichergestellt werden, dass die Patient*innen auf Grundlage umfassender, verständlicher Informationen eine wohlerwogene Entscheidung treffen konnten. Die Fallkasuistiken in ▶ Kap. 13 bieten anschauliche Beispiele, wie bei konfligierenden ethischen Verpflichtungen eine begründete Abwägung erfolgen und damit ein gut begründetes Ergebnis herausgearbeitet werden kann. Eine Abwägung mit *fallbezogenen* Gründen bietet dabei den Vorteil, dass das Ergebnis möglichst genau auf die individuelle medizinische Situation sowie das Wohlergehen und die Autonomie der jeweiligen betroffenen Personen abgestimmt ist. Damit können ethische Fallbesprechungen einen wesentlichen Beitrag zu einer *patientenzentrierten Medizin* leisten.

Bleibt die Person bei ihrer informierten und wohlabgewogenen Ablehnung einer aussichtsreichen, möglicherweise lebensrettenden Therapie, resultiert ein ethischer Konflikt, bei dem starke am Wohlergehen orientierte Argumente *für* die Therapie starken autonomieorientierten Argumenten *gegen* die Therapie gegenüberstehen. Hier greift die in unserer Gesellschaft etablierte und auch von den höchsten Gerichten bestätigte *allgemeine Vorrangregel:* In solchen Konfliktkonstellationen, wie sie bspw. bei Jehovas Zeugen vorliegen kann, die bei einem lebensbedrohlichen Blutverlust die Gabe von Blutprodukten ablehnen, hat die Autonomie Vorrang vor dem Wohlergehen der Patient*innen (*in dubio pro voluntate*). Bei der begründeten Abwägung kann sich zudem eine Pattsituation ergeben, wenn sowohl die Wohltuns- als auch die Autonomie-Verpflichtungen unklar sind. Dies kann bspw. bei Patient*innen mit einer schweren, aber nicht fatalen Schädigung des Gehirns sein (etwa durch einen Schlaganfall), wenn zugleich ihr Wille bezüglich lebenserhaltender Maßnahmen nicht (sicher) zu bestimmen ist. In diesem Fall erscheint es ethisch angemessen, sich an dem Grundsatz »im Zweifel für das Leben« (*in dubio pro vita*) zu orientieren und die lebenserhaltenden Maßnahmen fortzusetzen, bis sich entweder die Wohlergehens-Perspektive geklärt oder konkretere Informationen zum Willen der Patient*in verfügbar sind, sodass sich dann eine Entscheidung für oder gegen die Fortsetzung der Therapie gut begründen lässt. Sofern in einer prognostisch unklaren Situation die lebenserhaltenden Therapien gemäß dieser Vorrangregel (zunächst) fortgesetzt werden, sollte klar festgelegt werden, wann der Behandlungserfolg erneut überprüft werden soll (zeitlich begrenzter Therapieversuch, auch »time-limited trial« (TLT) genannt, vgl. Jöbges et al. 2024). Für den Fall, dass die Situation nach Ablauf der Frist weiterhin unklar ist, kann eine erneute ethische Fallbesprechung im Team vereinbart werden.

> **Merke: Vorrangregeln bei »Pattsituationen« in der begründeten Abwägung**
>
> 1. Stehen sich jeweils starke am Wohlergehen und an der Autonomie orientierte Argumente für unterschiedliche Handlungsoptionen gegenüber, hat die Autonomie wohlinformierter, einwilligungsfähiger Patient*innen Vorrang gegenüber ihrem Wohlergehen (*in dubio pro voluntate*).
> 2. Ist sowohl aus der Wohlergehens- als auch aus der Autonomie-Perspektive unklar, welche Handlungsoption für die Patient*in ethisch zu bevorzugen ist, sollten die lebenserhaltenden Maßnahmen für einen definierten Zeitraum fortgesetzt und dann die Situation erneut geprüft werden (*in dubio pro vita*).

In der Synthese sollte man immer versuchen, ein von allen Anwesenden geteiltes Ergebnis zu erarbeiten. Dies ist nach unserer Einschätzung auch in den allermeisten Fällen möglich, wenn die vorangehenden Schritte sorgfältig bearbeitet wurden. Bei Uneinigkeit über das ethisch am besten begründbare Vorgehen sollte die Ursache der unterschiedlichen Einschätzungen herausgearbeitet werden. Nach unserer Erfahrung liegen diese häufig nicht in unterschiedlichen ethischen Bewertungsmaßstäben, sondern in unterschiedlichen Einschätzungen des erwarteten weiteren Verlaufs begründet. Sollte sich dies im Gespräch bestätigen, kann es hilfreich sein, noch einmal gemeinsam einen Blick auf die erwartete Prognose bei den verschiedenen Handlungsoptionen zu werfen und zu überlegen, ob sich die Anwesenden nicht doch auf eine gemeinsam geteilte Sichtweise einigen können.

Lässt sich in der Synthese abschließend keine Einigkeit unter den Teilnehmenden erzielen, sind die unterschiedlichen Positionen jeweils mit ihrer ethischen Begründung zu dokumentieren. Um ein möglichst umfassendes Bild zu erhalten, wie sich die Einschätzungen im Team verteilen, kann es nach unserer Erfahrung hilfreich sein, alle Anwesenden in einer Abschlussrunde zu befragen, welches Vorgehen sie in der vorliegenden Situation für ethisch am besten begründet halten. Eine Abstimmung – und noch weniger die zahlenmäßige Dokumentation des Ergebnisses – erscheint nicht angemessen, da dies suggerieren würde, man könne ethische Fragen der Patientenversorgung durch Mehrheitsentscheidungen klären. Falls sich die Einschätzungen in unterschiedlichem Verhältnis auf zwei Optionen verteilen, kann es aber sinnvoll sein zumindest anzugeben, welche Handlungsoption die Anwesenden »mehrheitlich« favorisieren.

Nachdem das Ergebnis in der Synthese herausgearbeitet wurde, sollte im Anschluss noch überlegt werden, welche weiteren Schritte erforderlich sind, um das Ergebnis umzusetzen. Dies bietet sich an, da die meisten an der Versorgung der Patient*in beteiligten Personen bzw. Berufsgruppen anwesend sind, sodass das weitere Vorgehen gemeinsam besprochen und abgestimmt werden kann. Insbesondere sollte überlegt werden, wer das Ergebnis mit der Patient*in bzw. mit den Angehörigen bespricht. Da es sich dabei aber nicht mehr um einen integralen Bestandteil der ethischen Aufarbeitung handelt, kann dieser Teilschritt bei Zeitknappheit auch in eine der folgenden Teambesprechungen verschoben werden.

5.4.7 Kritische Reflexion

> **Leitfragen in der kritischen Reflexion**
>
> 1. Was ist der stärkste Einwand gegen die in der Synthese favorisierte Behandlungsstrategie?
> 2. Wie hätte die schwierige ethische Entscheidungssituation ggf. verhindert werden können?

Als letzter Bearbeitungsschritt kann eine kritische Reflexion des Ergebnisses der ethischen Fallbesprechung sinnvoll sein: Worin besteht der stärkste Einwand gegen die favorisierte Handlungsoption? Diese Frage soll die kritische Selbstreflexion der Beteiligten und damit die Qualität der ethischen Aufarbeitung fördern. Sofern hier gewichtige Argumente gegen die gewählte Option identifiziert werden, ist zu prüfen, ob das Ergebnis noch einmal geändert werden sollte. Falls nein, sollten dafür die entsprechenden Gründe angegeben werden.

Zudem kann in der kritischen Reflexion die Frage erörtert werden, ob und ggf. wie der ethische Konflikt bzw. die schwierige ethische Entscheidungssituation hätte verhindert werden können. Ziel dieses Bearbeitungsschrittes ist es, aus dem vorliegenden Fall zu lernen und – im Sinne einer präventiven Ethik – vergleichbaren Konflikten in Zukunft vorzubeugen. Unbedingt zu vermeiden sind hierbei aber Schuldzuweisungen, da dies den positiven Charakter der ethischen Fallbesprechung gefährden kann. Insofern bedarf die Bearbeitung dieser Fragestellung etwas Fingerspitzengefühl von Seiten der Moderation. Im Zweifelsfall sollte man lieber auf die Diskussion dieser Frage verzichten, auch mit Blick auf die nur begrenzt zur Verfügung stehende Zeit.

5.4.8 Exkurs: Individuelle Werthaltungen der Teilnehmenden an einer Fallbesprechung

Im Gegensatz zu anderen Methoden der Ethikfallberatung werden bei der prinzipienorientierten Falldiskussion die individuellen Werthaltungen der an der Fallbesprechung beteiligten Personen nicht systematisch in einem Bearbeitungsschritt ermittelt. Dies liegt darin begründet, dass für die ethische Beurteilung der schwierigen Entscheidungssituationen nicht die persönlichen Wertüberzeugungen der Beteiligten maßgeblich sind, sondern die durch die vier Prinzipien definierten professionellen ethischen Verpflichtungen. Es gehört zu den zentralen Aufgaben des Gesundheitspersonals, diesen ethischen Verpflichtungen in der Betreuung der kranken und/oder pflegebedürftigen Menschen Ausdruck zu verleihen. Eine Ausnahme bilden, wie bereits erwähnt, diejenigen Handlungsoptionen, die sich nicht aus den klassischen Zielen der Medizin ableiten lassen, wie bspw. der Schwangerschaftsabbruch oder die Assistenz bei der Selbsttötung: In diesem Fall haben die beteiligten Professionellen die Freiheit, nach ihren eigenen individuellen Werthaltungen zu entscheiden, ob sie die Handlungen selbst durchführen oder sich an ihnen beteiligen möchten.

Dennoch kann es in einer prinzipienorientierten ethischen Fallbesprechung wichtig sein, die individuellen Werthaltungen der beteiligten Personen im Blick zu behalten: Ergeben sich hier erhebliche Divergenzen oder Störgefühle zu dem herausgearbeiteten Ergebnis, kann dies die Umsetzung desselben gefährden. Es ist deshalb insbesondere in der Synthese wichtig zu erfragen, ob alle bei dem herausgearbeiteten Ergebnis mitgehen können. Einwände von Seiten der Teilnehmenden, die auf ihren subjektiven Wertüberzeugungen beruhen, sollten dabei respektvoll aufgegriffen und erörtert werden. Zum einen können sie als ethischer Prüfstein für das herausgearbeitete Ergebnis dienen, zum anderen kann gemeinsam überlegt werden, wie die individuellen Vorbehalte bei der Umsetzung des Ergebnisses angemessen berücksichtigt werden können, bspw. durch einen Wechsel in der Betreuung der Patient*in.

Wie bereits ausgeführt, kann es auch in der Wohlergehens-Perspektive (vgl. ▶ Kap. 5.4.4) Situationen geben, in denen die persönlichen Werturteile der Beteiligten für die Entscheidungsfindung genutzt werden können. Nach unserer Erfahrung kann sich dies zum einen anbieten, wenn sich die Teilnehmenden schwertun, auf der Grundlage allgemeiner Wertvorstellungen zu beurteilen, welche der verfügbaren Handlungsoptionen für die betroffene Person am besten ist. Insbesondere dann, wenn der Verzicht auf lebenserhaltende Maßnahmen für die Betroffenen besser wäre, fällt es den Beteiligten oft leichter, dieses Urteil für sich selbst zu fällen, wenn sie sich in die Situation der betroffenen Patient*in hineinversetzen. Zum anderen kann es sinnvoll sein, nach den individuellen Einschätzungen der Teilnehmenden zu fragen, wenn die Beurteilung der Wohlergehens-Perspektive hinsichtlich des Überlebens erstaunlich positiv ausfällt, d. h., wenn diese auch bei erheblichen Einschränkungen der Auffassung sind, dass eine Fortsetzung der lebenserhaltenden Maßnahmen im besten Interesse der Patient*in wäre. Wenn dann die Teilnehmenden für sich selbst lebenserhaltende Maßnahmen in einer vergleichbaren Situation ablehnen, kann dies zum Anlass genommen werden, noch einmal eingehender über das Wohlergehen der Patient*in zu sprechen und dabei explizit die Diskrepanz zwischen den beiden Einschätzungen zu reflektieren.

5.5 Moderation der Ethikfallberatung

5.5.1 Rolle der Moderator*innen

Nach unserer Erfahrung ist es sinnvoll, ethisch herausfordernde Entscheidungssituationen im Rahmen einer moderierten Fallbesprechung im multidisziplinären und multiprofessionellen Team zu erörtern. Dies hat zum einen den Vorteil, dass die für die ethische Fallbearbeitung relevanten Informationen zur medizinischen und psychosozialen Situation sowie zum Willen der Patient*in und den Bedürfnissen anderer beteiligter Personen aus verschiedenen professionellen Blickwinkeln zusammengetragen werden und damit ein umfassenderes Bild der Patient*in und der Entscheidungssituation entstehen kann. Dies erhöht die Wahrscheinlichkeit, dass eine gute, für die betroffene Person passende Lösung herausgearbeitet werden kann. Zum anderen erarbeitet das beteiligte Team selbst heraus, welches Vorgehen in der vorliegenden Situation ethisch am besten begründet ist. Dies stärkt die ethische Kompetenz des Teams und erhöht die Wahrscheinlichkeit, dass das erarbeitete Ergebnis im weiteren Verlauf von allen konsequent umgesetzt wird.

Ein zentrales Element einer solchen ethischen Fallbesprechung im Team besteht darin, dass sie von einer zur Moderation entsprechend ausgebildeten Person geleitet wird. Diese sollte in der Regel nicht dem Behandlungs- und Pflege-Team angehören, welches sich um die zu besprechende Person kümmert. Dies gewährleistet die Unabhängigkeit der Moderator*in von den primär beteiligten Teammitgliedern, was insbesondere bei unterschiedlichen Ansichten oder Konflikten hilfreich für eine konstruktive Problemlösung sein kann. Sofern keine externen Moderator*innen verfügbar sind und das Team gute Kommunikationsstrukturen aufweist, kann die Gesprächsleitung aber auch von einem Teammitglied übernommen werden. Dabei ist dann besonders darauf zu achten, dass alle Teammitglieder ihre jeweiligen Sichtweisen ausreichend in das Gespräch einbringen und sich aktiv an der Herausarbeitung des Ergebnisses beteiligen können. Zudem sollten sich Moderator*innen inhaltlich möglichst weit zurückhalten, um das Gespräch nicht in eine bestimmte Richtung zu lenken.

Die Moderator*innen einer ethischen Fallbesprechung können bei der Gesprächsleitung unterschiedliche Rollen einnehmen. An einem Ende des Spektrums finden sich Moderator*innen in der Rolle *ethischer Expert*innen*, die besondere ethische Kenntnisse mitbringen und nicht nur den Gesprächsprozess leiten, sondern sich darüber hinaus auch inhaltlich am Gespräch beteiligen. Am anderen Ende des Spektrums finden sich Moderator*innen als *neutrale Gesprächsleiter*innen*, die vor allem Verantwortung für den Ablauf des Gesprächs übernehmen, sich inhaltlich aber entsprechend zurückhalten. Wo sich die jeweiligen Moderator*innen in diesem Spektrum positionieren, hängt neben der Methode der ethischen Fallberatung auch von ihrer Kompetenz ab: Wer über eine umfangreiche ethische Qualifizierung verfügt, wird eher die Rolle ethischer Expert*innen im vorstehend erwähnten Sinne einnehmen können als eine Person, die sich gerade erst in den Bereich ethischer Fallberatung einarbeitet.

Unabhängig von der jeweiligen Kompetenz und Qualifizierung erscheint es sinnvoll, sich als Moderator*in inhaltlich so weit wie möglich zurückzuhalten und sich vor allem um den Ablauf des Gesprächs zu kümmern, insbesondere um die Umsetzung der einzelnen methodischen Schritte und die gleichberechtigte Beteiligung aller Teammitglieder. Dies führt im Idealfall dazu, dass das Ergebnis der Fallberatung von den Anwesenden selbst inhaltlich herausgearbeitet wird: Es ist das Ergebnis des Teams. Damit können sich die anwesenden Teammitglieder besser mit dem Ergebnis der Fallbesprechung identifizieren – schließlich haben sie es ja selbst mit herausgearbeitet –, was die Wahrscheinlichkeit erhöht, dass das Ergebnis anschließend auch tatsächlich umgesetzt wird. Allerdings darf dabei nicht außer Acht gelassen werden, dass für die Qualität des Ergebnisses dessen *inhaltliche Begründung* maßgeblich ist, d. h. wie gut die ethischen Verpflichtungen gegenüber der Patient*in berücksichtigt werden. Aus diesem Grund liegt die primäre Zielsetzung einer ethischen Fallbesprechung auch nicht im Konsens der Beteiligten, sondern in der Herausarbeitung eines *ethisch gut begründeten* Ergebnisses. Sofern die Gründe für das Ergebnis überzeugend sind, werden sie auch mit einer hohen Wahrscheinlichkeit von allen Teammitgliedern mitgetragen, sodass sich der Konsens von selbst einstellt. Eine ethische Fallbesprechung kann aber auch dann erfolgreich sein, wenn am Ende keine Einigkeit über die ethisch am besten begründbare Entscheidung erzielt werden kann, da der Dissens klar herausgearbeitet und damit das Verständnis für die jeweils andere Position gefördert wird.

Da es vor allem um die inhaltliche Begründung des Ergebnisses geht – und damit die Realisierung der ethischen Verpflichtungen gegenüber den Patient*innen –, kann es im Einzelfall ethisch geboten sein, dass sich die moderierende Person inhaltlich im Gespräch positioniert. Dies ist immer dann erforderlich, wenn sie den Eindruck gewinnt, dass entweder das Wohlergehen oder die Selbstbestimmung nicht ausreichend oder nicht angemessen im Gespräch berücksichtigt werden. Die Intervention der Moderator*in sollte dabei aber möglichst wenig direktiv erfolgen. Es hat sich bspw. bewährt, relevante Argumente in Form einer Rückfrage an die Teilnehmenden zu thematisieren. Sollte die moderierende Person etwa den Eindruck gewinnen, dass eine Fortsetzung der lebenserhaltenden Intensivtherapie nicht mehr dem Wohlergehen entspricht, empfehlen wir, dies nicht als ethische Positionierung direkt ins Gespräch einzubringen, sondern die Teilnehmenden zu bitten, die Prognose, d. h. die Überlebenswahrscheinlichkeit und die zu erwartende Lebensqualität, noch einmal genau zu prüfen und dann gemeinsam zu überlegen, ob ein Weiterleben mit den zu erwartenden Einschränkungen tatsächlich noch dem Wohlergehen der Patient*in entspricht. Entweder erkennen die Teilnehmenden dann selbst, dass dies nicht mehr der Fall ist oder die Moderator*in ändert angesichts der genauen Beschreibung des weiteren Verlaufs die eigene Einschätzung, was sie aber nicht explizit machen muss, da sie ihre eigene Einschätzung der Gruppe ja nicht (explizit) mitgeteilt hat.

Wie bereits an anderer Stelle erwähnt, empfiehlt es sich, für die Moderation einer Fallbesprechung mindestens zwei Personen zu benennen. Die hauptsächlich moderierende Person ist primär für die Leitung des Gesprächs verantwortlich. Die co-moderierende Person kann Informationen für das Protokoll notieren und die Hauptmoderation in schwierigen Gesprächssituationen unterstützen. Falls die

Moderator*in der Fallbesprechung selbst keine medizinische Ausbildung hat, kann es hilfreich sein, eine erfahrene Pflegekraft oder Ärzt*in als Co-Moderator*in hinzuzunehmen. Auch in Lernsituationen bewährt sich die Doppelmoderation: Wenn jemand in der Moderation ethischer Fallbesprechungen noch unerfahren ist, sollte eine in der Ethikfallberatung erfahrene Co-Moderator*in dazukommen. Eine dritte Person aus dem Ethikkomitee kann hinzukommen, um zu hospitieren und einen ersten Eindruck von der Moderation ethischer Fallbesprechungen zu gewinnen. Eine Co-Moderation ermöglicht überdies im Anschluss eine gemeinsame Reflexion des Gesprächsverlaufs, was den Kompetenzerwerb in der Moderation erheblich fördern kann.

5.5.2 Aufgaben der Moderation

Es gehört zu den wesentlichen Charakteristika ethischer Fallbesprechungen, dass sie von einer dafür entsprechend ausgebildeten Person geleitet werden. Zu den wichtigsten Aufgaben der Moderation gehört es, *das Gespräch inhaltlich zu strukturieren* und damit Sorge dafür zu tragen, dass die für eine gute ethische Entscheidung relevanten Aspekte schrittweise abgearbeitet werden. Das Modell der prinzipienorientierten ethischen Falldiskussion bildet hierfür einen entsprechenden Leitfaden. Ein gut strukturiertes Gespräch – und damit eine gute inhaltliche Moderation – sind eine wesentliche Voraussetzung für die ethische Qualität des Ergebnisses. Der Übergang jeweils zum nächsten Bearbeitungsschritt kann durch die Nutzung der entsprechenden Leitfragen, wie diese für die prinzipienorientierte ethische Falldiskussion formuliert wurden (vgl. ▶ Kap. 5.4 und Kap. »Zusatzmaterial zum Download«), erleichtert werden: Die Teilnehmenden können damit nachvollziehen, welche Frage gerade zu erörtern ist, auch wenn sie keine Ausbildung im Bereich der Ethikfallberatung absolviert haben. Zudem ist es wichtig, nach jedem Teilschritt ein entsprechendes Ergebnis herauszuarbeiten und ausdrücklich festzuhalten: Dies kann entweder durch die Moderation selbst oder durch eine oder einen Teilnehmende(n) erfolgen. Die klare Formulierung der Zwischenergebnisse entspricht der Entscheidungsorientierung des Vorgehens und kann dazu genutzt werden, sich jeweils noch einmal zu vergewissern, ob alle Teilnehmenden den bisherigen Diskussionsstand teilen. Dies kann dazu beitragen, dass alle Beteiligten von den gleichen argumentativen Voraussetzungen ausgehen und am Ende auch zu einem gemeinsam getragenen Ergebnis kommen können. Besonders wichtig ist es dann, am Ende der Fallbesprechung das Gesamtergebnis zu sichern: Hierzu sollte das Ergebnis noch einmal ausdrücklich formuliert werden, entweder von der Moderator*in oder einer teilnehmenden Person. Dann sollte von der Moderation erfragt werden, ob alle Anwesenden dem Ergebnis zustimmen können.

Zu den Aufgaben der Moderation gehört es aber auch, den *formalen Ablauf der Fallbesprechung* zu gestalten (vgl. Infobox 15). Hierzu gehört die Begrüßung der Teilnehmenden zu Beginn der Fallbesprechung sowie eine kurze Vorstellung der Moderator*in und ggf. auch der Teilnehmenden. Zudem erscheint es sinnvoll, die Rolle als Moderator*in und die Rahmenbedingungen der ethischen Fallbesprechung zu erläutern. Eine kurze Vorstellung der Methode der prinzipienorientierten Falldiskussion kann sinnvoll sein, um den Teilnehmenden deutlich zu machen, dass es ein strukturiertes Gespräch sein wird, und dass die Moderator*in darauf achtet, dass der Fall entsprechend schrittweise bearbeitet wird. In der Regel wird man allerdings nicht erwarten dürfen, dass sich die Teilnehmenden im Gespräch dann auch konsequent an die Struktur halten. Sie wissen aber, dass es eine Struktur gibt und werden verständnisvoller darauf reagieren, wenn sie von der Moderator*in auf die jeweils anstehenden Diskussionspunkte zurückgeholt werden.

Zudem sollten die Teilnehmenden zu Beginn darauf hingewiesen werden, dass die Gruppe der Anwesenden *keine Verantwortung für die dann resultierende Entscheidung* übernehmen kann. Diese verbleibt vielmehr ungeteilt bei den primär verantwortlichen Ärzt*innen und Pflegenden. Das gut begründet herausgearbeitete Ergebnis, das idealerweise von allen Teilnehmenden mitgetragen wird, kann es aber den primär Verantwortlichen erleichtern, ihre finale Entscheidungsverantwortung zu tragen. Auch psychologisch kann die Fallbesprechung entlastend wirken, wenn die Verantwortlichen erleben, dass alle Anwesenden sich einig sind, dass es sich bei dem Ergebnis um das ethisch am besten begründbare Vorgehen in einer schwierigen Entscheidungssituation handelt. Auch in den seltenen Fällen, in denen am Ende der Fallbesprechung keine Einigkeit erzielt wird, können die Verantwortlichen mit dem Ergebnis gut weiterarbeiten: Zwar haben sie keine klare Orientierung, welche Handlungsoption zu bevorzugen ist, sie haben aber die Gewissheit, dass sie ethisch nicht falsch liegen können, egal wie sie sich entscheiden. Schließlich gibt es für die von den Teilnehmenden unterschiedlich favorisierten Optionen jeweils gute ethische Argumente.

Eine weitere wichtige und mitunter auch herausfordernde Aufgabe der Moderation besteht darin dafür Sorge zu tragen, dass der *Zeitrahmen der ethischen Fallbesprechung eingehalten* wird. In der Regel sollte versucht werden, die Fallbesprechung innerhalb von einer Stunde abzuschließen. Sofern es sich um einen sehr komplexen Fall handelt, kann in Absprache mit dem Team davon abgewichen werden. Sollten die Anwesenden in einer kürzeren Zeit alle relevanten Schritte behandelt haben, ist das kein Problem. Nach unserer Erfahrung dürfte dies aber vergleichsweise selten sein, sodass sich die Teilnehmenden auf eine einstündige Fallberatung einstellen sollten. Um die Zeitvorgabe von etwa einer Stunde einzuhalten, muss die moderierende Person bei den einzelnen Schritten entscheiden, wie viel Zeit jeweils für die Diskussion eingeräumt wird. Dies kann besonders dann eine Herausforderung sein, wenn sich die Teilnehmenden bei einem Bewertungsschritt nicht einigen können. Zwar wird man immer anstreben, einen Konsens unter den Beteiligten zu erreichen. Dies kann aber nach unserer Erfahrung insbesondere bei der Bewertung der Handlungsoptionen aus der Wohlergehens-Perspektive schwierig sein. Hierbei ist es wichtig anzuerkennen, dass es Lebenssituationen von Patient*innen gibt, die aus der Außenperspektive auf der Grundlage allgemein geteilter Wertvorstellungen nur schwer zu bewerten sind. In diesem Fall kann es sein, dass sich die Anwesenden in der Fallbesprechung gar nicht für eine Handlungsoption positionieren können – oder es gibt unterschiedliche Auffassungen, was aus der Wohlergehens-Perspektive das Beste für die betroffene Person ist. Dies kann, wie bereits erwähnt, ein wichtiges und für den weiteren Verlauf der

Fallbesprechung durchaus hilfreiches Ergebnis sein: In diesem Fall sprechen keine am Wohlergehen der Betroffenen orientierte Argumente dagegen, dem (erklärten oder mutmaßlichen) Patientenwillen zu folgen.

> **Infobox 15: Aufgaben der Moderation**
>
> - formalen Ablauf der Fallbesprechung gestalten (Begrüßung, Zeitrahmen einhalten, Verabschiedung)
> - Rolle der Moderation erläutern, das prinzipienorientierte Vorgehen kurz vorstellen
> - Entscheidungsprozess strukturieren, Argumente sortieren
> - Teilnehmende am Gespräch aktivieren
> - systematisch Informationen und Meinungen sammeln
> - Berücksichtigung verschiedener professioneller Perspektiven sichern
> - Positionen durch Nachfragen verdeutlichen
> - Begründung von Positionen herausarbeiten
> - Meinungsunterschiede verdeutlichen
> - Fachfragen und Bewertungen differenzieren
> - Transparenz schaffen
> - persönliche Konflikte versachlichen
> - Ergebnissicherung nach jedem Schritt und am Ende der Fallbesprechung

Im Verlauf des Gesprächs sollten die Moderator*innen darauf achten, dass alle Teilnehmenden angemessen zu Wort kommen. Dabei müssen nicht immer alle Anwesenden zu jeder Frage ihre Meinung sagen. Die Moderator*innen sollten aber immer darauf achten und entsprechend reagieren, wenn sich einzelne Teammitglieder gar nicht zu Wort melden. Bei sehr schwierigen Bewertungen, zum Beispiel bei der Bewertung der Wohlergehens-Perspektive bei einem Menschen mit einer schweren Gehirnschädigung, kann es aber sinnvoll sein, von allen Teilnehmenden eine Meinung zu erfragen, um eine möglichst umfassende Einschätzung zu gewinnen, welche der verfügbaren Handlungsoptionen – Fortsetzung der lebenserhaltenden Maßnahmen oder Änderung des Therapieziels hin zu einer ausschließlichen Leidenslinderung – am ehesten dem Wohlergehen der betroffenen Person entspricht.

Zudem sollten die Moderator*innen darauf achten, dass alle relevanten professionellen und disziplinären Perspektiven berücksichtigt werden. Wenn bspw. Chirurg*innen und Anästhesist*innen kontrovers über die Prognose diskutieren, sollte unbedingt eine Einschätzung von Seiten der Pflegenden eingeholt werden. Gleichermaßen wichtig sind die Einschätzungen der verschiedenen Berufsgruppen hinsichtlich des Wohlergehens und der Autonomie von Patient*innen. Seelsorger*innen oder Mitglieder des psychosozialen Dienstes können häufig wichtige Informationen dazu beitragen, wo Patient*innen oder Angehörigen hinsichtlich der Therapieentscheidung stehen. Verschiedene medizinische Disziplinen haben ebenfalls häufig unterschiedliche Einschätzungen, insbesondere was die medizinische Situation und den weiteren Verlauf anbetrifft.

Dabei ist bei einer Positionierung eines Teammitglieds immer die *jeweilige Begründung zu erfragen:* Warum ist die Person der Meinung, dass ein Verzicht auf lebenserhaltende Maßnahmen für das Wohlergehen der Patient*in besser wäre? Bei divergierenden Bewertungen kann eine Annäherung nur über die jeweilige Begründung der Positionen erfolgen. Zudem müssen am Ende der Fallbesprechung die Gründe klar herausgearbeitet werden, warum die eine oder die andere Handlungsoption ethisch zu bevorzugen ist. Insgesamt gehört es zu den zentralen Aufgaben der Moderation, größtmögliche *Transparenz* hinsichtlich der Einschätzungen und Argumente der Anwesenden herzustellen. Bei Uneinigkeit unter den Anwesenden kann es hilfreich sein, wenn die unterschiedlichen Auffassungen von der Moderation gegenübergestellt werden und in die Runde gefragt wird, ob hier eine Annäherung der Positionen möglich ist. Dabei kann es bei einzelnen Bewertungsschritten durchaus vorkommen, dass keine Einigkeit erzielt werden kann. Dies ist entsprechend als Zwischenergebnis festzuhalten und muss einer klaren übergreifenden ethischen Bewertung in der Synthese nicht entgegenstehen: Wenn sich die Teilnehmenden bspw. bei der Wohlergehens-Perspektive uneinig sind, welche Behandlungsstrategie zu bevorzugen ist, kann eine klare Positionierung hinsichtlich der Autonomie der Patient*in am Ende für ein ethisch gut begründetes Ergebnis sorgen.

Sofern im Gespräch persönliche Konflikte zwischen anwesenden Teammitgliedern zutage treten, kann eine konsequente Fokussierung auf die inhaltliche Struktur der Falldiskussion und die jeweils zu bearbeitenden Leitfragen den Austausch versachlichen und zu einer Verständigung beitragen, ohne dass einer der Kontrahenten seine Position in der direkten Auseinandersetzung explizit ändern muss. Sollten einzelne Teilnehmende das Gespräch dominieren, gehört es zu den Aufgaben der Moderator*innen dafür Sorge zu tragen, dass die anderen Gesprächsteilnehmende angemessen zu Wort kommen.

Insbesondere bei medizinisch komplexen Fällen kann es hilfreich sein, die einzelnen Zwischenergebnisse der Fallberatung zu visualisieren, bspw. an einem Flipchart oder einem Whiteboard. Dabei sollten die Informationen entlang der Struktur der prinzipienorientierten Falldiskussion in knapper Form festgehalten werden. Es kann dabei sinnvoll sein, wenn nicht die primär moderierende Person, sondern die Co-Moderator*in oder eine andere Person den Mitschrieb verfasst. Die Aufzeichnungen sollten dann so platziert sein, dass alle sie verfolgen und nutzen können. Unabhängig von der Visualisierung für die Gesamtgruppe kann es für die moderierende Person sinnvoll sein, wesentliche Punkte aus dem Gespräch mitzuschreiben, auch wenn sie selbst nicht das Protokoll verfassen muss. Wenn man wesentliche Punkte der Fallbesprechung, d.h. Schlüsselinformationen zur medizinischen Situation, die verfügbaren Behandlungsoptionen mit dem erwarteten weiteren Verlauf und die Ergebnisse der einzelnen Bewertungsschritte notiert hat, erleichtert dies die mündliche Zusammenfassung der Zwischenergebnisse, auf die im weiteren Verlauf des Gesprächs dann immer wieder zurückgegriffen werden kann. Eine Wiederholung wichtiger Zwischenergebnisse, bspw. beim Übergang zur Synthese, kann sicherstellen, dass alle Beteiligten beim Verlauf der Fallbesprechung mitgenommen werden.

Bei der Moderation ethischer Fallbesprechungen kommt es immer wieder zu inhaltlich und/oder kommunikativ herausfordernden Situationen. Der große Vorteil praktischer Erfahrungen in der Moderation – am besten in Verbindung mit einer strukturierten Reflexion dieser Erfahrungen – ist, dass sich im Verlauf der Zeit gewisse Herausforderungen wiederholen und Strategien zum Umgang mit diesen entwickelt werden können. Die im folgenden Abschnitt aufgeführten Herausforderungen basieren auf unseren Erfahrungen, Rückmeldungen von Kolleg*innen sowie Schilderungen in der Literatur. Die von uns ausgearbeiteten Strategien können und sollen nicht im Sinne eines Kochrezepts umgesetzt werden, sondern als Anregung für das Entwickeln eigener Moderationsstrategien bei den Herausforderungen dienen.

5.6 Herausforderungen bei der Durchführung von Ethikfallberatung

5.6.1 Typische inhaltliche Herausforderungen

Was kann man tun, wenn sich die Beteiligten bei der Bewertung aus der Wohlergehens-Perspektive schwertun?

Zunächst sollte man die Leitfrage der Wohlergehens-Perspektive klar formulieren: »Welche der verfügbaren Handlungsoptionen ist aus der Sicht des Teams für die Patient*in am besten?« Den Beteiligten fällt es dabei oft nicht leicht, die Präferenzen bzw. Behandlungswünsche der Patient*innen auszublenden, insbesondere dann, wenn sie entweder von der Patient*in selbst oder von den Angehörigen mit großer Überzeugung vorgetragen werden. Nach unserer Erfahrung ist es für eine gut begründete ethische Entscheidung bzw. Konfliktlösung aber hilfreich, wenn die Wohlergehens-Perspektive *unabhängig* vom Patientenwillen bewertet wird. Für die Teilnehmenden kann die folgende Aufforderung hilfreich sein, um sich in die Wohlergehens-Perspektive hineinzufinden: »Stellen Sie sich vor, die Patient*in bzw. die Angehörigen wäre/n mit der Entscheidung überfordert und fragen Sie, welche Behandlungsstrategie Sie aus Ihrer Sicht, vor dem Hintergrund Ihrer langjährigen Berufserfahrung, empfehlen würden: Was würden Sie antworten?« Bei der Antwort handelt es sich um die Bewertung aus der Wohlergehens-Perspektive. Anschließend ist es sinnvoll, noch einmal einen Blick auf die jeweiligen weiteren Verläufe bei den verschiedenen Behandlungsstrategien zu werfen, wie sie im ersten Bearbeitungsschritt herausgearbeitet wurden. Hilfreich können dann die Fragen sein, welche Option andere Patient*innen in der vorliegenden Situation üblicherweise wählen würden und ob es ggf. empirische Studien gibt, die Informationen über Patientenpräferenzen hinsichtlich der anstehenden Entscheidung geben können. Sollten sich die Beteiligten weiterhin mit einer Positionierung schwertun, kann man auch erfragen, welche Handlungsoption sie selbst in der Situation wählen würden. Dabei ist es wichtig, jeweils die Begründung zu erläutern und möglichst viele verschiedene subjektive Einschätzungen zu der anstehenden Entscheidung zu erfragen und diese als Grundlage für die Bewertung aus der Wohlergehens-Perspektive zu verwenden (ausführlichere Informationen hierzu unter ▶ Kap. 5.4.4). Sollte sich auch auf diesem Wege keine klare Bewertung der Wohlergehens-Perspektive herausarbeiten lassen, ist dies entsprechend festzuhalten, einschließlich der Gründe, warum die Bewertung so schwierig war.

Wie kann man mit unterschiedlichen Bewertungen des Patientenwohls unter den Beteiligten umgehen?

Die Grundlage für eine von allen Beteiligten geteilte Einschätzung des Wohlergehens ist die genaue Beschreibung der weiteren Verläufe der verfügbaren Handlungsoptionen in der medizinischen Aufarbeitung. Nur wenn die Beteiligten die gleiche Vorstellung von den jeweiligen Behandlungsergebnissen entwickeln, können sie bei der Bewertung der Wohlergehens-Perspektive auch zu einem Konsens kommen. Insofern kann es hilfreich sein, sich gemeinsam die erwarteten Verläufe bei den verschiedenen Handlungsoptionen noch einmal anzuschauen. Bei bleibenden Bewertungsunterschieden ist es wichtig, die jeweiligen Gründe genau herauszuarbeiten und zu prüfen, ob eine Annäherung der konträren Positionen möglich ist. Sofern dies nicht gelingt, ist dies auch ein wertvolles Ergebnis: Offenbar kann man in der vorliegenden Situation mit guten Gründen unterschiedlicher Auffassung sein, welche der verfügbaren Handlungsoptionen für das Wohlergehen der Patient*in am besten ist. Damit kann und muss sich die Entscheidung ganz am erklärten oder mutmaßlichen Patientenwillen orientieren. Sollte auch dieser unklar sein, sind die (lebenserhaltenden) Maßnahmen zunächst fortzusetzen, bis sich im Verlauf entweder die Wohlergehens- oder die Autonomie-Perspektive klären (vgl. die zweite Vorrangregel in ▶ Kap. 5.4.6).

Wie kann man damit umgehen, wenn es bei der Frage nach einer Begrenzung lebenserhaltender Therapien keine Informationen zum Patientenwillen gibt oder der Patientenwille unklar bleibt?

Wenn es keine (klaren) Informationen zum Patientenwillen gibt, muss sich die Entscheidung am Wohlergehen der Patient*in orientieren. Hierfür ist das Ergebnis des vorangehenden Bearbeitungsschrittes hilfreich. Dieses sollte mit den rechtlich Vertretenden (Bevollmächtigte*r bzw. Betreuer*in) besprochen werden, die idealerweise dann stellvertretend eine Entscheidung über die durchzuführenden Behandlungsmaßnahmen treffen, die sich maßgeblich an der Wohlergehens-Perspektive orientiert. Insbesondere, wenn diese eindeutig ist, kann man davon ausgehen, dass auch die Patient*in selbst sich so entschieden hätte. Bei einer unklaren Wohlergehens-Perspektive sollten die lebenserhaltenden Maßnahmen zunächst fortgesetzt werden, bis sich die Prognose im Verlauf konkretisiert und eine Interpretation des Wohlergehens möglich wird.

Wie kann man damit umgehen, wenn die Angehörigen unterschiedliche Einschätzungen zum Patientenwillen haben?

Zunächst ist zu prüfen, ob es eine Patientenverfügung gibt, die auf die aktuelle Entscheidungssituation zutrifft. Falls ja, ist der darin dokumentierte Patientenwille für die Entscheidung maßgeblich; auch die Angehörigen bzw. rechtlich Vertretenden sind daran gebunden. Liegt eine Patientenverfügung vor, die nicht genau auf die aktuelle Situation zutrifft, was nach unserer Erfahrung häufig der Fall ist, kann die in der Verfügung ausgedrückte Einstellung der Betroffenen zu Leben und lebenserhaltenden Behandlungsmaßnahmen genutzt werden, um – auch unabhängig von den Äußerungen der Angehörigen – den mutmaßlichen Patientenwillen zu ermitteln, an den dann auch die Angehörigen gebunden sind. Sofern es keine Patientenverfügung gibt und die Angehörigen sich auch nach mehreren Gesprächen uneinig sind, welche Handlungsoption dem mutmaßlichen Patientenwillen entspricht, kann es hilfreich sein, die Angehörigen in die ethische Fallbesprechung einzuladen. Die Angehörigen sollten dann nicht nur ihre jeweiligen Auffassungen vom Patientenwillen vortragen, sondern insbesondere auch begründen, aufgrund welcher konkreten Hinweise sie zu den jeweils unterschiedlichen Einschätzungen des Patientenwillens kommen. Sofern dieser Austausch nicht zu einem einheitlichen Ergebnis führt, kann man – sofern zeitlich möglich – die Angehörigen noch einmal bitten, sich bis zu einem bestimmten Zeitpunkt auf eine einheitliche Sichtweise des Patientenwillens zu verständigen. Falls dies nicht zum Erfolg führt oder keine Zeit dafür bleibt, ist der Wille der Patient*in maßgeblich, der von der rechtlichen Vertretung – Bevollmächtigte*r oder Betreuer*in – vorgetragen wird. Sollten mehrere Personen bevollmächtigt sein, die sich trotz aller Bemühungen nicht einigen können, muss das Betreuungsgericht entscheiden, welches der maßgebliche Patientenwille ist. Gleiches gilt als Ultima Ratio, wenn es unüberbrückbare Differenzen hinsichtlich des gebotenen Vorgehens zwischen den rechtlich Vertretenden und dem ärztlichen Team gibt.

Wie kann man mit Angehörigen angemessen umgehen, die auf die Fortsetzung lebenserhaltender Maßnahmen in einer prognostisch aussichtslosen Situation drängen?

Es kommt immer wieder vor, dass Angehörige schwerstkranker Patient*innen darauf drängen, alle möglichen lebenserhaltenden Maßnahmen fortzusetzen, obgleich die Prognose so schlecht ist, dass aus ärztlicher Sicht eine Therapiezieländerung hin zu einem ausschließlich palliativen Vorgehen geboten wäre. Beispiele hierfür sind eine schwerste, irreversible Schädigung des Gehirns oder eine mit hoher Wahrscheinlichkeit dauerhafte Abhängigkeit von intensivmedizinischen Maßnahmen. Solche Konstellationen führen nach unserer Erfahrung vergleichsweise häufig zu Anfragen nach einer Ethikfallberatung. Im Vorfeld der ethischen Fallberatung ist es wichtig, die Angehörigen von ärztlicher Seite sehr klare darüber zu informieren, dass eine Fortsetzung lebenserhaltender Maßnahmen nicht mehr sinnvoll ist. Zudem ist herauszuarbeiten, welche Gründe bzw. Motive hinter dem dringenden Therapiewunsch der Angehörigen stehen, um Missverständnisse, Ängste oder Schuldgefühle angemessen aufgreifen zu können. Bleiben diese Bemühungen ohne Erfolg, kann eine Ethikfallberatung einberufen werden, in der zunächst im Team die Gründe für den Verzicht auf lebenserhaltende Maßnahmen noch einmal klar herausgearbeitet werden, bevor dann die Angehörigen hinzukommen. Auch in diesem Gespräch sollten die Motive der Angehörigen exploriert werden. Zudem sollten die Angehörigen angeregt werden, die Situation aus Sicht der Patient*in wahrzunehmen und den Blick auf das Wohlergehen und – falls verfügbar – den erklärten oder mutmaßlichen Patientenwillen zu richten. Sollte sich die Situation hiermit nicht lösen lassen, kann die Anrufung des Betreuungsgerichts erwogen werden, da die Angehörigen eine Therapie wünschen, die nicht mehr im Interesse der Patient*in ist. Im Falle einer klaren Aussichtslosigkeit lebenserhaltender Maßnahmen kann auch eine einseitige Entscheidung zum Abbruch der Maßnahmen getroffen werden, da mit fehlender medizinischer Indikation der ärztliche Behandlungsauftrag endet und eine Fortsetzung der Maßnahmen auf Wunsch der Angehörigen weder ethisch noch rechtlich akzeptabel ist. Diese Entscheidung kann nach unserer Erfahrung von einem ärztlichen Team besser getragen und vertreten werden, wenn im Rahmen einer ethischen Fallberatung die Gründe für den Abbruch der lebenserhaltenden Maßnahmen klar und einstimmig herausgearbeitet wurde. (Für eine ausführliche Diskussion des Umgangs mit aussichtslosen Behandlungsmaßnamen siehe auch die entsprechende Stellungnahme der Zentralen Ethikkommission (2022) zur »Futility«.)

Wie kann man mit Angehörigen angemessen umgehen, die in einer prognostisch vergleichsweisen guten Situation auf den Abbruch lebenserhaltender Maßnahmen drängen?

Auch in diesem Fall ist es zunächst wichtig, die Motive der Angehörigen gut herauszuarbeiten und ihren Blick auf das Wohlergehen und den erklärten oder mutmaßlichen Patientenwillen zu lenken. Dabei ist deutlich zu kommunizieren, dass die Angehörigen nicht frei selbst entscheiden können (und auch nicht müssen), sondern an den Willen der Betroffenen gebunden sind. Bei Ablehnung einer erfolgversprechenden Therapie müssen sie folglich gute, autonomie-basierte Gründe anführen können, warum die Patient*in trotz der vergleichsweise guten Prognose mutmaßlich keine Einwilligung in die Fortsetzung der lebenserhaltenden Therapie gegeben hätten. Dies kann gut in einer Ethikfallberatung besprochen werden, wobei es auch hier zu empfehlen ist, die Situation zunächst noch einmal im Team und dann erst mit den Angehörigen zu besprechen. Wenn am Ende weiter Zweifel bestehen, dass die Angehörigen sich in ihrem Therapiewunsch am Patientenwillen orientieren, kann das Betreuungsgericht angerufen und die lebenserhaltende Therapie gegebenenfalls mit gerichtlicher Genehmigung fortgesetzt werden. Hierfür sollte es aber gewichtige am Wohlergehen orientierte Argumente geben, sofern der diesbezügliche Patientenwille unklar bleibt.

Wie können unterschiedliche kulturelle Hintergründe von Patient*innen und ihren Angehörigen in der prinzipienorientierten Falldiskussion angemessen berücksichtigt werden?

Die Methode der prinzipienorientierten Falldiskussion basiert auf den etablierten professionsethischen Grundsätzen in einer säkularen, wertepluralen Gesellschaft. Die ethischen Bewertungsmaßstäbe, d. h. die vier medizinethischen Prinzipien, sind folglich nicht durch einen speziellen kulturellen oder weltanschaulich-religiösen Hintergrund gerechtfertigt. Ihre Wurzeln haben die Prinzipien vielmehr in den allgemeinen Menschenrechten, die ausgehend von der Menschenwürde insbesondere auch das Selbstbestimmungsrecht sowie die Rechte auf Leben und körperliche Unversehrtheit beinhalten. Diese Grundrechte schaffen den normativ geschützten Raum, damit die Menschen ein Leben nach ihren eigenen individuellen, oft auch kulturell und/oder religiös geprägten Wertvorstellungen führen können. Von diesen Wertvorstellungen hängt häufig auch ab, wie die Menschen mit (schweren) Erkrankungen und dem Einsatz medizinischer Maßnahmen umgehen, wobei moderne Gesellschaften von einer Pluralität unterschiedlicher Vorstellungen des guten Lebens geprägt sind. Im medizinischen Bereich findet diese Pluralität Ausdruck und Raum im ethischen Prinzip des *Respekts der Autonomie* (und damit im Schritt 2b der prinzipienorientierten Falldiskussion): Patient*innen können vor dem Hintergrund ihrer ganz individuellen, ggf. kulturell und/oder weltanschaulich-religiös geprägten Wertvorstellungen entscheiden, welche Behandlungsmaßnahmen bei ihnen durchgeführt werden sollen. Wie bereits ausgeführt, hat die Selbstbestimmung im Konfliktfall Vorrang vor dem Schutz des Lebens der Betroffenen (vgl. die Verweigerung von Blutprodukten durch Zeugen Jehovas). Häufig entstehen Konflikte, die dann auch in einer ethischen Fallbesprechung verhandelt werden, wenn Angehörige aus Glaubensgründen die Fortsetzung lebenserhaltender Maßnahmen in medizinisch aussichtslosen Situationen fordern. Neben den bereits oben erwähnten allgemeinen Hinweisen sollte den Angehörigen nach Möglichkeit der Kontakt zu einer Ansprechperson aus der jeweiligen kulturellen bzw. religiösen Gemeinschaft vermittelt werden (bspw. Klinikseelsorger*innen, Imam oder Rabbiner), die die Betroffenen in ihrer Entscheidung unterstützen können (vgl. hierzu auch Ilkilic 2022). Die Ansprüche auf medizinische Maßnahmen finden aber auch in diesen Fällen ihre Grenzen an der medizinischen Indikationsstellung, insbesondere wenn die Maßnahmen nicht (mehr) in der Lage sind, das angestrebte Behandlungsziel zu erreichen, oder wenn es sich um ein nicht gerechtfertigtes Behandlungsziel handelt (bspw. die anhaltende Fortsetzung intensivmedizinischer Maßnahmen nach Feststellung des irreversiblen Hirnfunktionsausfalls) (vgl. hierzu auch die Stellungnahme der Zentralen Ethikkommission bei der Bundesärztekammer 2022).

Wie kann man als Moderator*in damit umgehen, wenn man mit dem Verlauf der Diskussion inhaltlich nicht einverstanden ist?

Auch wenn man sich als Moderator*in mit einer eigenen ethischen Positionierung zurückhält, sollte man das Gespräch *inhaltlich* aufmerksam verfolgen und gedanklich fortlaufend prüfen, wie überzeugend die ethische Argumentation der Teilnehmenden in den einzelnen Bearbeitungsschritten ist. Nach unserer Erfahrung führen die Gespräche in den meisten Fällen zu inhaltlich gut begründeten (Zwischen-)Ergebnissen. Sofern man als Moderator*in aber den Eindruck gewinnt, dass relevante ethische Argumente nicht (ausreichend) berücksichtigt werden oder dass die (Zwischen-)Ergebnisse – bspw. die Interpretation des Patientenwohls – ethisch nicht überzeugend sind, gehört es zu den Aufgaben der Moderator*in, die inhaltlichen Vorbehalte zu thematisieren. Schließlich besteht die übergreifende Zielsetzung der ethischen Fallberatung darin, das ethisch am besten begründbare Vorgehen herauszuarbeiten. Wie in ▶ Kapitel 5.5.1 bereits erläutert, sollte die Intervention aber möglichst wenig direktiv mit gezielten Rückfragen erfolgen, damit sich die Teilnehmenden selbst die veränderte ethische Sichtweise erarbeiten können. Gegebenenfalls kann es aber auch erforderlich sein, die ethischen Argumente direkt in das Gespräch einzubringen. Dies kann entsprechend mit dem Hinweis eingeleitet werden, dass man sich als Moderator*in mit einer inhaltlichen Positionierung am Gespräch beteiligt.

Wann ist es bei einer ethischen Fallbesprechung gerechtfertigt, sich an dem traditionellen ärztlichen Grundsatz »in dubio pro vita« zu orientieren?

Abwägungsprobleme, bei denen allgemeine Vorrangregeln wie bspw. »in dubio pro vita« relevant werden, können sich bei der prinzipienorientierten Falldiskussion in der Synthese ergeben. Wie in ▶ Kapitel 5.4.6 ausgeführt, greift bei Konflikten zwischen Wohlergehen und Selbstbestimmung von Patient*innen die allgemeine Vorrangregel, dass der Wille einer Patient*in im Konfliktfall Vorrang vor seinem Wohlergehen hat, insbesondere wenn es sich um eine Ablehnung medizinischer Maßnahmen handelt. Bleibt der Patientenwille unklar, muss sich die Behandlungsentscheidung am professionell bestimmten Wohlergehen der Patient*in orientieren, was bei schwersten bleibenden kognitiven Einschränkungen nicht notwendig dem Weiterleben entsprechen muss. Sofern es aber sowohl aus der Wohlergehens-Perspektive als auch aus der Autonomie-Perspektive unklar ist, welche Handlungsoption ethisch zu bevorzugen ist, kann der traditionelle ärztliche Grundsatz »in dubio pro vita« zur Anwendung kommen, nach dem im Zweifel die lebenserhaltenden Maßnahmen fortzusetzen sind. Dies sollte aber nur so lange erfolgen, bis sich durch eine Verbesserung oder Verschlechterung der Prognose die Wohlergehens-Perspektive oder der Patientenwille geklärt hat. Nach Möglichkeit sollte festgelegt werden, wann die Fortsetzung der lebenserhaltenden Maßnahmen spätestens noch einmal überprüft werden sollte – im Sinne eines zeitlich begrenzten Therapieversuchs (TLT) (Jöbges et al. 2024).

5.6.2 Typische Herausforderungen bei der Moderation

Was kann man tun, wenn Beteiligte sehr viel oder gar nichts sagen?

Es ist ein wichtiges Merkmal der Prozessqualität von Ethikfallberatungen, dass alle Beteiligten ihr Wissen und ihre Bewertungen einbringen. Das Spektrum der Handlungsoptionen kann nur dann vollständig erfasst werden, wenn die beteiligten Teammitglieder ihre jeweiligen Kenntnisse äußern. Auch für die Bewertungen ist das Einbringen der ethisch relevanten Fakten aus der Perspektive aller Beteiligten wichtig. Dies gilt auch dann, wenn dabei ein Dissens zutage tritt. Die inhaltlichen Anforderungen an die Ethikfallberatung und eine auch im Interesse der Patientenversorgung begrenzte Zeit, die für die Fallberatung zur Verfügung steht, sprechen dafür, dass Sie »Vielredner*innen« freundlich, aber bestimmt darauf hinweisen, dass die Methode nur dann funktioniert, wenn sich alle angemessen am Gespräch beteiligen können. Die »Schweigenden« sollten Sie direkt auffordern etwas zu sagen, um sicherzustellen, dass alle relevanten Informationen und Sichtweisen eingebracht werden.

Was kann man tun, wenn Hierarchien die Diskussion beeinflussen?

Ethikfallberatung in der Praxis ist nicht frei von Hierarchie und anderen Faktoren, die unser soziales Miteinander beeinflussen. Auch bei hierarchisch geprägten Kommunikationsmustern kann es helfen, auf die Struktur der prinzipienorientierten ethischen Falldiskussion und die Notwendigkeit, alle Wahrnehmungen und Bewertungen aufzunehmen, zu verweisen. Dagegen ist es nach unserer Erfahrung in der Regel nicht hilfreich zu versuchen, die Kommunikation zwischen Teammitgliedern direkt anzusprechen und zu beeinflussen. Zum einen lassen sich solche häufig lang etablierten Muster nicht im Rahmen einer Ethikfallberatung »auflösen«, zum anderen sind Ethikfallberater*innen für die Auflösung solcher Konflikte zumeist nicht ausgebildet.

Was kann man bei einem Dissens unter den Beteiligten tun?

Dissens in der Ethikfallberatung sollte ausgelotet werden, indem die jeweiligen Akteur*innen in den Austausch kommen. Kommunikativ hilft die Zusammenfassung eines Dissenses sowie die Aufforderung an die Akteur*innen, die Gründe für die unterschiedlichen Wahrnehmungen und Bewertungen zu erläutern. Der Hinweis, dass Ethikfallberatung der Ort für das Feststellen von und die Suche nach Gründen für Dissens ist, kann manche hitzige Argumentation versachlichen. Nach unserer Erfahrung findet sich in den Erläuterungen für unterschiedliche Positionen nicht selten ein Anknüpfungspunkt für einen gemeinsamen Nenner. Entlastend kann auch der Verweis darauf sein, dass in der Ethikfallberatung kein Konsens erzielt werden muss. Auch ein begründeter und transparenter Dissens kann für diejenigen, die nach der Ethikfallberatung über die weitere Versorgung von Patient*innen entscheiden müssen, hilfreich sein (vgl. ▶ Kap. 5.4.6).

Was kann man tun, wenn Fachabteilungen sich nicht einig sind?

Interdisziplinäre Intensivstationen und vergleichbare Abteilungen sind nach unserer Erfahrung Orte, an denen Ethikfallberatungen gerne dann angefragt werden, wenn die Vertreter*innen der beteiligten Disziplinen unterschiedliche Vorstellungen vom bestmöglichen weiteren Behandlungsverlauf haben. Für die Moderation ist es sehr wichtig, dass alle an der Versorgung der jeweilgen Patient*in beteiligten Disziplinen bzw. Berufsgruppen an der Ethikfallberatung teilnehmen. Bei der prinzipienorientierten Ethikfallberatung zeigt sich in solchen Fällen häufig bei der Bewertung der Handlungsoptionen aus der Wohlergehens-Perspektive eine unterschiedliche Einschätzung. Es ist in der Moderation dann zum einen wichtig, die Gründe für die verschiedenen Bewertungen zu ermitteln. Oft liegen diesen unterschiedliche Einschätzungen der Erfolgsaussichten der Behandlungsoptionen zugrunde. Zum zweiten können die aufgezeigten Konflikte im Verlauf umso besser geklärt werden, je klarer herausgearbeitet werden kann, welches Vorgehen dem Willen der Patient*in entspricht. Auch bei gegensätzlichen Positionierungen aus der Wohlergehens-Perspektive ist es für Mitglieder des Behandlungsteams häufig leichter, ein Ergebnis zu akzeptieren, das sich nachvollziehbar an den (mutmaßlichen) Willen der Patient*in rückbinden lässt.

Kann man bei der Moderation von der Struktur der prinzipienorientierten ethischen Falldiskussion abweichen?

Es gibt Fallberatungen, in denen Teilnehmende feststellen, dass bei einem vorangehenden Schritt eine wichtige Information oder ein Aspekt nicht bedacht wurde. In solchen Fällen muss geklärt werden, ob diese Information eine relevante Veränderung, etwa mit Blick auf die Handlungsoptionen oder einen Bewertungsschritt, nach sich ziehen könnte. Falls dies zutrifft, ist es sinnvoll, nochmals »einen Schritt zurück« zu gehen.

In den meisten Fällen ist es nach unserer Erfahrung allerdings eher hilfreich, sich recht strikt an das methodische Vorgehen zu halten. Wie in ▶ Kap. 5 dargestellt, handelt es sich um eine gut begründete theoretische Grundlage und Methode, die geeignet ist, Orientierung bei ethischen Unsicherheiten bzw. Konflikten in der Patientenversorgung zu geben. Vor diesem Hintergrund empfehlen wir, transparent durch die verschiedenen Schritte zu leiten und etwaige Abweichungen unter Verweis auf die Bedeutung der strukturierten Aufarbeitung für ein ethisch gut begründetes Ergebnis zu vermeiden bzw. wieder »einzufangen«. Neben der Erläuterung der Methode zu Beginn sind die zielorientierte Vorgehensweise sowie die Zusammenfassung der Zwischenergebnisse wichtige Techniken, um Sicherheit bei den Beteiligten hinsichtlich des strukturierten Vorgehens zu schaffen.

Gibt es Techniken/Formulierungen für bestimmte Aufgaben der Moderation von Ethikfallberatung?

In der Publikation »Resources for Developing Advanced Skills in Ethics Consultation« hat die American Society for Bioethics and Humanities (ASBH) eine Übersicht von Moderationsaufgaben in der Ethikfallberatung und mögliche Strategien tabellarisch aufgelistet (ASBH 2017). In Anlehnung an diese Publikation haben wir ausgewählte Moderationsaufgaben und konkrete Strategien in ▶ Tab. 5.1 aufgeführt.

Tab. 5.1: Ausgewählte Aufgaben bei der Moderation einer Ethikfallberatung und mögliche Vorgehensweisen bzw. Formulierungen (modifiziert nach ASBH 2017)

Aufgabe im Rahmen der Moderation	Mögliche Vorgehensweise(n)
Vorstellung der Teilnehmenden	• Nennen Sie Ihren fachlichen/institutionellen Hintergrund. • Beschreiben Sie, was ihre Aufgabe ist. • Beschreiben Sie, was Sie zu dem Treffen beizutragen hoffen. • Bitten Sie die Teilnehmenden sich vorzustellen.
Festlegung des Rahmens	• Gegenstand und Ziel der Beratung nennen • Zeitrahmen nennen und klären, ob alle teilnehmen können • methodisches Vorgehen kurz erläutern • Klären, ob Rahmen/Agenda von allen so geteilt wird
Erörterung der Handlungsoptionen	• sicherstellen, dass 2 bis 3 klar abgrenzbare Optionen mit mittel- und längerfristigen Konsequenzen bedacht werden *Mögliche Formulierungen* »Was würde die Operation für die Patient*in kurz-, mittel- und langfristig bedeuten?« »Was wäre der beste bzw. der schlechteste Verlauf?« »Wie wahrscheinlich ist der beste bzw. der schlechteste Verlauf bei dieser Handlungsoption?«
Umgang mit Unsicherheiten	• Unsicherheiten anerkennen und Wahrscheinlichkeiten eruieren • Relevanz der Unsicherheit für Bewertungen prüfen • auf Unausweichlichkeit von Entscheidungen unter Unsicherheiten hinweisen *Mögliche Formulierungen* »Wir wissen nicht, ob Frau X wieder das Bewusstsein erlangt, aber wir wissen, dass sie mit hoher Wahrscheinlichkeit nicht ohne kognitive Einschränkungen weiterleben wird. Was können wir auf dieser Grundlage für die Handlungsoption aus der Wohlergehens-Perspektive sagen?« »Es ist das Wesen von Ethikfallberatung, dass wir Entscheidungen unter Unsicherheiten treffen; wichtig ist, dass wir in dieser Situation nachvollziehbar unsere Entscheidung begründen können.«

Tab. 5.1: Ausgewählte Aufgaben bei der Moderation einer Ethikfallberatung und mögliche Vorgehensweisen bzw. Formulierungen (modifiziert nach ASBH 2017) – Fortsetzung

Aufgabe im Rahmen der Moderation	Mögliche Vorgehensweise(n)
Sicherstellen, dass Äußerungen der Teilnehmenden richtig verstanden wurden	• wiederholen und zusammenfassen *Mögliche Formulierungen* »Habe ich es richtig verstanden …?« »Wenn ich Sie richtig verstehe, sagen Sie …?«
Reagieren auf verbale und nonverbale Gefühlsäußerungen von Teilnehmenden	*Mögliche Formulierungen* »Wenn ich es richtig sehe, wollten Sie gerade etwas sagen …« »Frau/Herr X, Sie runzeln gerade die Stirn, möchten Sie noch etwas ergänzen?«
Diskussion ordnen	• Stand der Diskussion zusammenfassen • Rückbindung an Struktur der prinzipienorientierten ethischen Falldiskussion *Mögliche Formulierungen* »Wir sind ja gerade dabei, die Handlungsoptionen herauszuarbeiten und, wenn ich es richtig sehe…« »Wir sind ja gerade bei der Bewertung des Wohlergehens. Die Präferenzen der Patient*in werden wir im nächsten Bewertungsschritt erörtern…«
Abschluss der Ethikfallberatung	• Ergebnis zusammenfassen/sicherstellen • allen Beteiligten für Zeit und Input • kurze Erläuterung des weiteren Procederes *Mögliche Formulierungen* »… soweit die Kurzzusammenfassung von meiner Seite, gibt es noch etwas, was Sie ergänzen/anmerken möchten, bevor wir auseinandergehen?« »Vielen Dank allen für die Analyse dieser in der Tat nicht einfachen Situation.« »Auch wenn wir keinen Konsens in Bezug auf eine ethisch zu bevorzugende Handlungsoption gefunden haben, können wir ethisch zu begründende Handlungsoptionen als Beratungsergebnis festhalten. Auch das ist ein Wert, bspw., wenn zu einem späteren Zeitpunkt einmal nachgefragt wird, warum das Team bestimmte Behandlungsentscheidungen getroffen hat.« »Wir werden die Diskussion in einem kurzen Protokoll festhalten und binnen XX Tagen zur Kommentierung schicken.« »Falls sich noch etwas ergeben sollte, geben Sie uns eine kurze Nachricht!«

5.7 Dokumentation von Ethikfallberatungen

In Zeiten vielfältiger bürokratischer Anforderungen im Gesundheitswesen sind beim Thema »Dokumentation« nur begrenzt positive Reaktionen zu erwarten. Prozess und Ergebnis einer Ethikfallberatung müssen aber auch für diejenigen, die nicht an der Ethikfallberatung teilgenommen haben nachvollziehbar sein. Weiterhin können, wenn auch selten, Ethikfallberatungen noch Jahre später Gegenstand von Nachfragen sein. So haben wir bspw. erlebt, dass an einem unserer Ethikkomitees eine Anfrage eines Ministeriums zu einer konkreten, Jahre zurückliegenden, Ethikfallberatung einging – mit der Bitte um kurzfristige Beantwortung zum Sachverhalt. Hintergrund war die Beschwerde einer Bürger*in bezüglich einer offensichtlich nicht zufriedenstellenden Ethikfallberatung. Wir waren in dieser Situation froh, dass wir unsere Antwort zeitnah und auf der Grundlage einer umfassenden Dokumentation des Falls (selbstverständlich unter Wahrung von Informationen, die der Schweigepflicht unterliegen) einreichen konnten.

Während solche Fälle (hoffentlich) eine Ausnahme sind, erscheint es uns sinnvoll, auch mit Blick auf Umfang und Qualität einer Dokumentation, zunächst die *Ziele* bzw. *Gründe für Dokumentation* (in) der Ethikfallberatung zu vergegenwärtigen. Der wichtigste, praktische Grund ist nach unserer Erfahrung das *Festhalten von Inhalt und Prozess* der Ethikfallberatung für die Teilnehmenden der Beratung, Patient*in und Angehörige sowie für Mitglieder des Teams, die nicht an der Ethikfallberatung beteiligt waren, um das Beratungsergebnis bestmöglich nachvollziehen zu können. Bedacht werden sollte auch, dass die Dokumentation einer Ethikfallberatung eine wichtige Grundlage für die Versorgung in anderen Einrichtungen, wie bspw. nach Verlegung in eine stationäre Pflegeeinrichtung darstellen kann. Eine vollständige und strukturierte Dokumentation der Ethikfallberatung kann auch zu *Aus- und Fortbildungszwecken* (z. B. retrospektive Fallbesprechungen) genutzt werden. Darüber hinaus und wie wir im ▶ Kap. 12 noch weiter erläutern, bietet eine gute Dokumentation auch einen wichtigen Startpunkt für Maßnahmen der *Evaluation und Qualitätssicherung*. Schließlich dient die Dokumentation auch als Nachweis für die Aktivitäten im Rahmen von Ethikfallberatung und kann bspw. als Grundlage für zusammenfassende Darstellungen in Jahresberichten und Ähnlichem verwendet werden.

In Anlehnung an die bereits 2011 von der AEM publizierten Stellungnahme zur Dokumentation können wir die Funktionen der Dokumentation also wie folgt zusammenfassen (AG »Ethikberatung im Krankenhaus« Akademie für Ethik in der Medizin 2011):

1. Information für Patient*in/Vertreter*in, Behandlungsteam, Teilnehmende an Ethikfallberatung
2. Erinnerungshilfe und Dokumentation (auch für den Fall einer juristischen Aufarbeitung des Falls)
3. Grundlage für Qualitätssicherung durch Dokumentation von Inhalten und Prozedere
4. Grundlage für Nachweis und Evaluation der Arbeit

5. Grundlage für Qualifizierung und Fortbildungen (sofern es keine rechtlichen oder anderweitigen Grenzen bezüglich entsprechender Verwendung des Materials gibt)

Von diesen Funktionen abgeleitet fasst Infobox 16 folgende Strukturmerkmale zur Gliederung der Dokumentation entsprechend der Methode der prinzipienorientierten ethischen Falldiskussion zusammen (vgl. hierzu auch den Protokollbogen im Kapitel »Zusatzmaterial zum Download«).

> **Infobox 16: Strukturmerkmale einer Ethikfallberatungsdokumentation**
>
> - Datum, Ort und Dauer der Beratung
> - Name, Geburtsdatum der Patient*in
> - ggf. Hauptdiagnose/Diagnosen
> - Namen und Funktion der teilnehmenden Teammitglieder
> - Namen und Funktion der teilnehmenden Ethikberater*innen
> - Anlass für die Anfrage nach Ethikfallberatung
> - Dokumentation der Fallanalyse (strukturiert entsprechend der prinzipienorientierten Falldiskussion, ggf. modifizierte Form bei Fallberatung in bestimmten Versorgungskontexten)
>   1. Medizinische Aufarbeitung mit Handlungsoptionen
>   2. Ethische Bewertung der Handlungsoptionen
>   a) Wohlergehens-Perspektive
>   b) Autonomie-Perspektive
>   c) Verpflichtungen gegenüber Dritten
>   3. Synthese und kritische Reflexion
> - Beratungsergebnis und Vereinbarung zu Follow-up
> - Unterschrift Ethikberater*innen

Formal besteht neben der Dokumentation in klassischen Textdokumenten an einigen Einrichtungen auch die Möglichkeit die wichtigsten Elemente der Ethikfallberatung in das elektronische Dokumentationssystem einzugeben. Es empfiehlt sich nach unseren Erfahrungen einen *Entwurf* der Dokumentation *an die Teilnehmenden der Fallberatung* zu senden, um sicherzustellen, dass die Darstellung aus Sicht aller Beteiligten korrekt ist. Weiterhin ist sowohl beim Verfassen, der Weiterleitung sowie der Speicherung von Protokollen der Ethikfallberatung zu beachten, dass es sich hierbei um *vertrauliche Daten* handelt, die auch rechtlich schutzwürdig sind. Wir werden hierauf in ▶ Kap. 11 eingehen.

> **Merke**
>
> Die Dokumentation von Inhalt, Prozess und Beratungsergebnis einer Ethikfallberatung ist wichtig zur Information und Nachvollziehbarkeit für Teilnehmende und weitere Teammitglieder bzw. von der Ethikfallberatung betroffene

5.7 Dokumentation von Ethikfallberatungen

Personen. Darüber hinaus bietet die Dokumentation eine Grundlage für die Evaluation und Qualitätssicherung sowie den Nachweis über die Aktivitäten der Ethikfallberatung. Die schutzwürdigen Daten müssen vertraulich behandelt werden.

6 Umsetzung der prinzipienorientierten ethischen Falldiskussion in spezifischen Kontexten

Georg Marckmann

In diesem Kapitel beschreiben wir die Umsetzung der Methode der prinzipienorientierten ethischen Falldiskussion in drei spezifischen Kontexten der Patientenversorgung. Leitend für unsere Auswahl sind Anpassungen des methodischen Vorgehens, die bspw. darin begründet sind, dass in der Kinder- und Jugendmedizin nicht nur das Wohl der Patient*innen, sondern auch der Eltern in die Abwägungen einbezogen muss. In der vorgeburtlichen Medizin wiederum müssen aus der Wohlergehens-Perspektive sowohl Verpflichtungen gegenüber der Schwangeren als auch gegenüber dem ungeborenen Kind geprüft werden. Zudem erläutern wir, wie eine prinzipienorientierte Aufarbeitung unter den zeitlichen Begrenzungen einer ethischen Visite erfolgen kann.

6.1 Ethische Fallberatung in der vorgeburtlichen Medizin

In den letzten Jahren haben die Möglichkeiten der vorgeburtlichen Diagnostik weiter zugenommen. Neben der pränatalen Diagnostik mittels Ultraschall und Amniozentese ist die nichtinvasive pränatale Diagnostik hinzugekommen, bei der genetische Mutationen und Erkrankungen des ungeborenen Kindes über das mütterliche Blut diagnostiziert werden können. Damit ergeben sich zunehmend schwierige Entscheidungssituationen für die werdenden Eltern und das beteiligte Gesundheitspersonal. Für die werdenden Eltern geht es dabei im Kern oft um die Frage, ob die diagnostizierte Erkrankung oder Fehlbildung mit so gravierenden Einschränkungen verbunden ist, dass eine Beendigung der Schwangerschaft auch für das ungeborene Kind selbst besser wäre.

6.1.1 Rechtliche Rahmenbedingungen des Schwangerschaftsabbruchs

Die Vertretbarkeit des Schwangerschaftsabbruchs gehört zu den klassischen ethischen Streitfragen der Medizin, zu denen in modernen, wertepluralen Gesellschaften kein Konsens zu erwarten ist (vgl. hierzu ausführlicher Marckmann

2022b). Entsprechend handelt es sich bei der rechtlichen Regelung des Schwangerschaftsabbruchs in Deutschland im § 218 StGB auch um einen mühsam ausgehandelten politischen Kompromiss. Demnach steht der Schwangerschaftsabbruch grundsätzlich unter Strafe. Es gibt aber verschiedene Ausnahmen, unter denen die Schwangere legal einen Abbruch vornehmen lassen kann. Die überwiegende Mehrzahl der Schwangerschaftsabbrüche in Deutschland findet im Rahmen der sog. Fristenregelung statt, nach der der Schwangerschaftsabbruch *straffrei* bleibt, wenn er innerhalb von zwölf Wochen nach der Empfängnis von einer Ärzt*in durchgeführt wird und die Schwangere sich mindestens drei Tage vor dem Eingriff hat beraten lassen (§ 218a Abs. 1 StGB). Schwangerschaftsabbrüche nach Pränataldiagnostik erfolgen hingegen in der Regel nach der sogenannten medizinischen Indikation. Demnach ist der Schwangerschaftsabbruch *nicht rechtswidrig*, wenn »der Abbruch der Schwangerschaft unter Berücksichtigung der gegenwärtigen und zukünftigen Lebensverhältnisse nach ärztlicher Erkenntnis angezeigt ist, um eine Gefahr für das Leben oder die Gefahr einer schwerwiegenden Beeinträchtigung des körperlichen oder seelischen Gesundheitszustandes der Schwangeren abzuwenden, und die Gefahr nicht auf eine andere für sie zumutbare Weise abgewendet werden kann« (§ 218a Abs. 2 StGB).

Die sog. »embryopathische Indikation«, die einen Abbruch bei einer schweren geistigen oder körperlichen Schädigung des Kindes bis zur 22. Schwangerschaftswoche post conceptionem erlaubte, wurde mit der letzten Neufassung des § 218 StGB im Jahr 1995 abgeschafft. Eine schwerwiegende Erkrankung oder Fehlbildung des ungeborenen Kindes stellt damit für sich genommen keinen legalen Rechtfertigungsgrund für den Schwangerschaftsabbruch dar. Vielmehr muss in diesen Fällen von ärztlicher Seite festgestellt werden, dass das Austragen der Schwangerschaft zu einer schwerwiegenden Beeinträchtigung des seelischen Gesundheitszustands der Schwangeren führen wird. Die meisten Schwangerschaftsabbrüche nach Pränataldiagnostik erfolgen deshalb im Rahmen der sog. medizinischen Indikation. Dabei spielt der Schweregrad der zu erwartenden Einschränkungen des Kindes für die *Rechtmäßigkeit* des Schwangerschaftsabbruchs keine Rolle. Vielmehr geht es allein um das (psychische) Wohlergehen der Schwangeren.

6.1.2 Grundlagen ethischer Entscheidungen in der Pränatalmedizin

Nach unserer Erfahrung erfolgen Anfragen nach einer Ethikberatung meist bei einem auffälligen pränataldiagnostischem Befund *jenseits* der 22. Schwangerschaftswoche, wenn der Fötus potenziell extrauterin lebensfähig ist (vgl. hierzu ausführlicher Marckmann 2022c). Dies kann bspw. eine im Ultraschall beobachtete Fehlbildung des Gehirns sein, die dann genetisch abgeklärt und zur Diagnose eines bestimmten Syndroms führen kann, das mit einer erheblich eingeschränkten kognitiven und psychomotorischen Entwicklung des Kindes verbunden ist. Ein Abbruch muss ggf. nach der sog. medizinischen Indikation erfolgen, der – bei einer entsprechenden Gefährdung des Gesundheitszustands der Schwangeren – bis zur

Geburt rechtlich zulässig ist. Damit verschärfen sich die ethischen Konflikte des Schwangerschaftsabbruchs. Insbesondere dann, wenn die Schädigung des ungeborenen Kindes nicht so stark ausgeprägt ist, dass es nicht unmittelbar nach der Geburt versterben wird, stellt sich für die beteiligten Teams die Frage, ob dem Wunsch der Schwangeren nach einem Schwangerschaftsabbruch nachgekommen werden soll. Schließlich räumt der § 218 StGB der Schwangeren kein legales Anspruchsrecht auf einen Schwangerschaftsabbruch ein; der Abbruch ist lediglich unter bestimmten Bedingungen nicht rechtswidrig. Deshalb erscheint es durchaus mit den gesetzlichen Vorgaben des § 218 StGB vereinbar, dem Wunsch der Schwangeren nach Abbruch unter bestimmten Bedingungen nicht zu entsprechen.

Die Grenzen sind hier nicht durch das Gesetz vorgegeben, sondern müssen sich an ethischen Überlegungen und Argumenten orientieren. Insbesondere bei schwierigen Abwägungen kann hier eine ethische Fallberatung sinnvoll sein. Die ethischen Überlegungen sollten neben dem Wohlergehen der Schwangeren vor allem auch die Fürsorgeverpflichtungen gegenüber dem ungeborenen Kind berücksichtigen. Diese ergeben sich vor allem aus den Prinzipien des Wohltuns und Nichtschadens: Kann man mit der fortgesetzten Schwangerschaft und der anschließenden Geburt das Wohlergehen des Kindes fördern? Ist das Überleben im besten Interesse des Kindes? Sofern dies der Fall ist, besteht eine ethische Fürsorgeverpflichtung, die Schwangerschaft fortzusetzen und mit entsprechenden prä- bzw. perinatalmedizinischen Maßnahmen das Überleben des Kindes zu sichern. Eine Verpflichtung zur Lebenserhaltung besteht hingegen nicht, wenn das Weiterleben unter maßgeblicher Berücksichtigung der Entwicklungsprognose nicht mehr im besten Interesse des Kindes ist. Dies ist insbesondere dann der Fall, wenn das Kind trotz optimaler Therapie in absehbarer Zeit versterben wird oder wenn das Kind im weiteren Verlauf aufgrund einer schwersten Schädigung des Gehirns keine soziale Teilhabe bzw. keine bewusste Wahrnehmung haben wird. In jedem Fall bleibt aber die Verpflichtung erhalten, mögliches Leiden des Kindes zu vermeiden oder ggf. bestmöglich zu lindern. Im folgenden Abschnitt erläutern wir, wie die Methode der prinzipienorientierten Falldiskussion in solchen pränatalmedizinischen Konstellationen eingesetzt werden kann.

Oft sind die Entscheidungen im Rahmen der Pränatalmedizin ethisch besonders herausfordernd. Es geht dabei wesentlich um die *längerfristigen* Entwicklungschancen des ungeborenen Kindes, die sich häufig nur mit einer *erheblichen Unsicherheit* vorhersagen lassen. Zudem ist die *Bewertung* der Prognose schwierig, da letztlich zu beurteilen ist, ob die erwarteten Einschränkungen und Belastungen des Kindes so gravierend sind, dass es aus der Wohlergehens-Perspektive besser wäre, wenn es nicht weiterleben müsste. Diese Bewertungen müssen dabei von Dritten vorgenommen werden, insbesondere von der Schwangeren bzw. den werdenden Eltern. Die ethische Aufarbeitung dieser Entscheidungssituationen bedarf daher eines hohen Maßes an Sorgfalt und fachlicher wie ethischer Kompetenz.

6.1.3 Die Methode der prinzipienorientierten Falldiskussion in der Pränatalmedizin

Die ethischen Prinzipien und damit auch die grundlegenden ethischen Verpflichtungen des Gesundheitspersonals bleiben auch bei vorgeburtlichen Entscheidungskonflikten die gleichen. Allerdings bestehen ethische Verpflichtungen nicht nur gegenüber der Schwangeren, die ja primäre Patientin in der vorgeburtlichen Medizin ist, sondern auch gegenüber dem ungeborenen Kind. Die Prinzipien des Wohltuns und Nichtschadens sind deshalb sowohl hinsichtlich der Schwangeren als auch hinsichtlich des ungeborenen Kindes anzuwenden. Es kommt damit eine weitere Bewertungsperspektive hinzu, sodass wir nicht zwei, sondern drei Bewertungsperspektiven haben: ethische Verpflichtungen gegenüber dem ungeborenen Kind, gegenüber der Schwangeren und gegenüber anderen beteiligten Personen. Insgesamt ergibt sich damit bei der prinzipienorientierten ethischen Falldiskussion ein 6-schrittiges Vorgehen (vgl. Infobox 17 und die Übersicht mit den Leitfragen im Kap. »Zusatzmaterial zum Download«).

Infobox 17: Die Methode der prinzipienorientierten ethischen Falldiskussion in der Pränatalmedizin

0. *Fragestellung:* Anlass der ethischen Fallbesprechung
1. *Analyse:* Medizinische Aufarbeitung des Falles
    a) Information über die Schwangere und das ungeborene Kind
    b) Handlungsstrategien mit weiterem Verlauf: aktiv, passiv, Abbruch
2. *Bewertung I:* Ethische Verpflichtungen gegenüber dem *ungeborenen Kind*
    a) Wohltun und Nichtschaden → *Wohlergehen des ungeborenen Kindes*
3. *Bewertung II:* Ethische Verpflichtungen gegenüber der *Schwangeren*
    a) Wohltun und Nichtschaden → *Wohlergehen der Schwangeren*
4. *Autonomie der Schwangeren*
    a) *Bewertung III:* Ethische Verpflichtungen gegenüber anderen Betroffenen (Gerechtigkeit)
    b) Familienmitglieder (Partner*in, Geschwister), andere Patient*innen, Ressourcen
5. *Synthese:* Konvergieren oder divergieren die Verpflichtungen?
    a) Im Konfliktfall: begründete Abwägung der Verpflichtungen
    b) Planung der Umsetzung des Ergebnisses
6. *Kritische Reflexion:*
    a) Was ist der stärkste Einwand gegen die favorisierte Handlungsstrategie?
    b) Wie hätte die schwierige Entscheidungssituation vermieden werden können?

Bei der *medizinischen Aufarbeitung* sind zunächst die Informationen zur Situation der Schwangeren zusammenzutragen. Neben dem psychischen Befinden sind insbesondere auch die sozialen Rahmenbedingungen, d. h. die Lebensbedingungen der Schwangeren, zu ermitteln. Darüber hinaus sollte die medizinische Situation des ungeborenen Kindes möglichst genau beschrieben werden: Welche Erkrankung oder Fehlbildung liegt bei dem Kind vor? Gibt es einen genetischen Befund und damit die Zuordnung zu einem bestimmten, in der Literatur bereits beschriebenen Syndrom? Die genaue Erfassung der Befunde ist die Voraussetzung, um anschließend bei den Handlungsoptionen die Entwicklungsprognose des Kindes genauer beschreiben zu können.

Bei den *Handlungsoptionen* kommen idealtypisch drei Strategien in Frage (vgl. Chervenak & McCullough 1990):

a) *Aktive Strategie:* intensive prä- und perinatalmedizinische Therapie, um das Leben des Fötus zu erhalten.
b) *Passive Strategie:* keine intensive prä- und perinatalmedizinische Therapie, keine Intervention (z. B. Sectio) bei einer vitalen Gefährdung des Fötus.
c) *Schwangerschaftsabbruch:* Beendigung der Schwangerschaft.

Ein besonderer Schwerpunkt in der medizinischen Aufarbeitung muss darauf liegen, die *mittel- und längerfristige Entwicklungsprognose* des Kindes möglichst facettenreich zu beschreiben, da sie die Grundlage für die dann anschließende Bestimmung der Fürsorgeverpflichtungen gegenüber dem ungeborenen Kind ist (Prinzipien Wohltun und Nichtschaden). Neben einer Einschätzung der kurz- und längerfristigen Überlebenswahrscheinlichkeit empfiehlt es sich, die verschiedenen Dimensionen der Entwicklung systematisch zu prüfen und so genau wie möglich zu bestimmen, welche Lebensmöglichkeiten das Kind zukünftig haben wird und mit welchen Einschränkungen es ggf. zurechtkommen muss (vgl. hierzu Infobox 18). Besondere Bedeutung haben dabei die Fähigkeiten, mit anderen Menschen in Kontakt zu treten. Die damit verbundenen Möglichkeiten der sozialen Teilhabe sind für das subjektive Erleben von Lebensfreude und folglich für die Lebensqualität von besonderer Bedeutung. Wie immer geht es auch hier zunächst darum, den voraussichtlichen Verlauf einzuschätzen und möglichst anschaulich zu beschreiben, damit sich die Anwesenden ein gemeinsam geteiltes Bild von den Lebensperspektiven des Kindes machen können. Globale Urteile wie »das Kind wird eine gute (bzw. schlechte) Lebensqualität haben« sind in dieser Phase der Fallbearbeitung nach unserer Erfahrung wenig hilfreich. Vielmehr geht es um eine möglichst sachliche Beschreibung der Entwicklungs- und Lebensmöglichkeiten im weiteren Verlauf. Dabei sollten auch die Unsicherheiten bezüglich des Verlaufs angesprochen werden. Ggf. ist hier das Spektrum möglicher Verläufe zu erarbeiten, vom günstigsten bis zum ungünstigsten, jeweils mit der dazugehörigen Wahrscheinlichkeit, sofern sich diese einschätzen lässt.

> **Infobox 18: Fragen zur Abschätzung der Entwicklungsprognose eines (ungeborenen) Kindes**
>
> - Wie wird sich die *Wahrnehmungsfähigkeit* des Kindes entwickeln?
> - Wird das Kind mit seiner Umgebung *interagieren* können, insbesondere mit anderen Menschen?

- Wie werden sich die *Kommunikationsfähigkeit* und die Sprache entwickeln?
- Wird das Kind in der Lage sein, (basale) *Lebensfreude* zu empfinden und auszudrücken?
- Wird das Kind (selbstständig) *essen* und *trinken* können?
- Welche *motorischen Fähigkeiten* werden sich bei dem Kind entwickeln? Gezieltes Greifen? Kopf- und Rumpfkontrolle? Sitzen? Gehen?
- Wie wird das Kind sich *kognitiv* entwickeln können?
- Welche *belastenden Symptome* werden die Lebensmöglichkeiten des Kindes einschränken?

Nach der medizinischen Aufarbeitung ist zu prüfen, welches Vorgehen am ehesten dem *Wohlergehen des ungeborenen Kindes* entspricht. Diese Abschätzung muss dabei sowohl die diagnostische (wie sicher ist die gestellte Diagnose?) als auch die prognostische Unsicherheit (wie sicher ist der vorhergesehene Verlauf, der sich bei einer bestimmten Diagnose ergibt?) berücksichtigen. Die Fürsorgeverpflichtungen gegenüber dem Kind sind allgemein umso stärker, je besser die Entwicklungsprognose und die damit verbundenen Teilhabemöglichkeiten sein werden. Zu bedenken ist dabei auch, dass Kinder trotz erheblicher körperlicher und geistiger Einschränkungen eine vergleichsweise gute Lebensqualität haben können, da sie in das Leben mit Einschränkungen hineinwachsen und ein Leben ohne Einschränkungen nicht kennen. In Abhängigkeit von der Stärke der resultierenden Fürsorgeverpflichtungen sind dann jeweils unterschiedliche Handlungsstrategien, wie wir diese oben nach Chervenak und McCullough (1990) aufgeführt haben, ethisch geboten (vgl. hierzu ausführlicher Marckmann 2022c). Sofern das Überleben im besten Interesse des Kindes ist, wäre die *aktive* Strategie geboten. Wenn das Überleben hingegen nicht im besten Interesse des Kindes ist, wäre die *passive* Strategie geboten. Ein Schwangerschaftsabbruch wäre dann, sofern von der Schwangeren gewünscht, auch mit den Fürsorgeverpflichtungen gegenüber dem ungeborenen Kind vereinbar.

Im nächsten Bearbeitungsschritt sind die *ethischen Verpflichtungen gegenüber der Schwangeren* zu bewerten. Hinsichtlich ihres *Wohlergehens* ist vor allem zu prüfen, wie sehr die Schwangere bei den verschiedenen Handlungsoptionen voraussichtlich psychisch belastet sein wird. Bei der Option, das Kind auszutragen, sind zudem die zu erwartenden Lebensbedingungen und die damit verbundenen Belastungen für die Schwangere zu berücksichtigen. Dabei ist auch zu überlegen, inwieweit diese Belastungen durch entsprechende Unterstützungsangebote reduziert werden können. Zum anderen sind die Präferenzen der Schwangeren hinsichtlich des weiteren Vorgehens zu ermitteln (*Achtung der Autonomie*). Dabei sollte im Vorfeld sichergestellt sein, dass die Schwangere ausführlich über alle verfügbaren Handlungsoptionen mit ihren jeweiligen Vor- und Nachteilen für sie selbst und das ungeborene Kind aufgeklärt und angemessen in der Entscheidungsfindung unterstützt wurde.

Im dritten Bewertungsschritt ist zu prüfen, welche berechtigten *Interessen anderer von der Entscheidung betroffenen Personen* in die Überlegungen einzubeziehen sind. Hier ist insbesondere der Partner bzw. die Partnerin der Schwangeren zu berücksichtigen, zudem die ggf. bereits vorhandenen Kinder der Schwangeren. Darüber hinaus können an dieser Stelle auch Belange des Teams bei der weiteren Betreuung der Schwangeren, der Schwangerschaft und einer möglichen Geburt erörtert werden. Wie sonst auch, geht es hier weniger darum, die Entscheidung maßgeblich an den Interessen dieser anderen Personen auszurichten, sondern darum, diese bei dem Vorgehen, das im besten Interesse der Schwangeren und des ungeborenen Kindes ist, so gut wie möglich zu unterstützen. Ressourcenfragen hinsichtlich des Gesamtsystems sollten an dieser Stelle keine Rolle spielen. Die für die Schwangere und ihr Familiensystem verfügbaren Ressourcen sollten aber ggf. schon thematisiert werden, da sie für die Umsetzung der Handlungsoptionen durchaus von Belang sein können.

In der *Synthese* ist dann zu prüfen, ob die Ergebnisse der einzelnen Bewertungsschritte konvergieren oder divergieren. Sofern es sich nicht um eine schwerwiegende Schädigung des ungeborenen Kindes handelt, dürfte sich hier häufig ein Konflikt zwischen der Selbstbestimmung der Schwangeren und den Fürsorgeverpflichtungen gegenüber dem ungeborenen Kind ergeben. Einiges spricht aus unserer Sicht dafür, den Wünschen der Schwangeren bzw. der werdenden Eltern einen relativen Vorrang in der Abwägung einzuräumen. Zunächst befindet sich das Kind noch in der Gebärmutter der Schwangeren. Zudem sind die werdenden Eltern maßgeblich von dem weiteren Verlauf betroffen, insbesondere dann, wenn das Kind mit erheblichen Einschränkungen zur Welt kommt. Nicht zuletzt haben die Eltern ein verfassungsrechtlich verankertes Recht zu bestimmen, was dem Wohlergehen ihrer Kinder entspricht (vgl. hierzu auch ▶ Kap. 6.2.1) Dies erscheint im vertretbaren Rahmen durchaus angemessen angesichts der Tatsache, dass es – richtigerweise! – in unserer Gesellschaft keine allgemein verbindlichen Maßstäbe gibt, welches Ausmaß an Einschränkungen der Lebensmöglichkeiten für einen Menschen maximal akzeptabel ist.

Vor diesem Hintergrund erscheint es deshalb ethisch angemessen, die Leitfrage in der Synthese wie folgt zu formulieren: *Sind die Fürsorgeverpflichtungen gegenüber dem ungeborenen Kind so stark, dass es ethisch gerechtfertigt wäre, dem Wunsch der Schwangeren nach einem Abbruch der Schwangerschaft nicht nachzukommen?* Dies kann die kindliche Wohlergehens-Perspektive »entlasten«, da nicht zu entscheiden ist, ob das Weiterleben oder das Versterben im besten Interesse des Kindes ist (hierfür bräuchte man ja den nicht verfügbaren, allgemein akzeptierten Maßstab für *maximal akzeptable* Einschränkungen), sondern lediglich, ob die am Wohlergehen des Kindes orientierten Argumente so stark sind, dass es ethisch geboten wäre, dem wohlüberlegten Wunsch der Schwangeren nach Abbruch *nicht* nachzukommen. Starke am Wohlergehen des Kindes orientierte Argumente lägen allgemein dann vor, wenn das Kind gute Entwicklungs- und vor allem gute Teilhabemöglichkeiten haben wird. Auch hier verbleibt ein erheblicher Interpretationsspielraum, der aber im Rahmen einer ethischen Fallbesprechung im multidisziplinären und multiprofessionellen Team verantwortlich gestaltet werden kann. Die Interpretationsoffenheit bietet dann auch den erforderlichen Spielraum, um in einer komplexen Abwägungskonstellation mit vielen verschiedenen ethisch relevanten Aspekten eine Lösung zu erarbeiten, die der individuellen Sachlage hinsichtlich Einschränkungen des ungeborenen Kindes und der Lebenssituation der Schwangeren und der werdenden Eltern am besten gerecht wird.

> **Leitfrage bei der ethischen Abwägung beim Schwangerschaftsabbruch**
>
> Sind die Fürsorgeverpflichtungen gegenüber dem ungeborenen Kind so stark, dass es ethisch gerechtfertigt wäre, dem Wunsch der Schwangeren nach einem Abbruch der Schwangerschaft nicht nachzukommen?

6.1.4 Ethische Herausforderungen bei der Umsetzung eines späten Schwangerschaftsabbruchs

Sofern sich in der ethischen Abwägung ergeben hat, dass es ethisch gerechtfertigt ist, dem Wunsch der Schwangeren nach Abbruch der Schwangerschaft nachzukommen, stellt sich die Frage, *wie* die Beendigung der Schwangerschaft umgesetzt werden soll. Sofern zu erwarten ist, dass das Kind im Rahmen des Abbruchs lebendig zur Welt kommt, kann in Absprache mit der Schwangeren bzw. den werdenden Eltern ein *Fetozid* erwogen werden, bei dem das Leben des Ungeborenen intrauterin beendet wird, bevor der Geburtsvorgang eingeleitet wird (vgl. Bundesärztekammer 1998). Es erscheint aber angemessen, insbesondere mit Blick auf die psychologische Verarbeitung dieses in jedem Fall sehr belastenden Ereignisses, die Eltern auf die alternative Möglichkeit einer *palliativen Geburt* hinzuweisen (Merkel et al. 2022). Dabei kommt das Ungeborene zur Welt, entweder im Rahmen einer spontanen oder einer eingeleiteten Geburt, und wird dann nicht lebenserhaltend, sondern ausschließlich palliativ versorgt. Die Eltern haben damit die Möglichkeit, sich von dem Kind zu verabschieden und es ggf. auch noch taufen zu lassen. Dieser bewusst gestaltete und erlebte Abschied kann den Eltern die Verarbeitung des Verlustes ihres Kindes etwas erleichtern. Vorab sollte aber sehr sorgfältig geprüft und abgeschätzt werden, ob es tatsächlich zu erwarten ist, dass das Kind in absehbarer Zeit nach der Geburt versterben wird. Sollte dies nicht der Fall sein, muss die Entscheidung zu einer palliativen Geburt mit allen möglichen Konsequenzen besonders sorgfältig mit den Eltern erwogen werden.

6.1.5 Prozedurale Anforderungen an die Ethikfallberatung in der Pränatalmedizin

Wie in den vorstehenden Ausführungen deutlich geworden ist, handelt es sich bei der Ethikfallberatung in der vorgeburtlichen Medizin um sowohl medizinisch als auch ethisch besonders herausfordernde Entscheidungssituationen. Vor allem die Abschätzung und Bewertung der Prognose des geschädigten Kindes erfordert besondere Sorgfalt und Fachkenntnis. Es erscheint deshalb sinnvoll, dass die beteiligten medizinischen Disziplinen und Berufsgruppen an der Fallbesprechung teilnehmen: Neben den primär behandelnden Gynäkolog*innen sollte die

Humangenetik zur Beurteilung der genetischen Befunde, die (Neuro-)Pädiatrie zur Einschätzung der psychomotorischen und kognitiven Entwicklung des Kindes und die Neonatologie für Fragen der Betreuung des Kindes unmittelbar nach der (palliativen) Geburt vertreten sein. Zudem sollten die anderen Berufsgruppen hinzugezogen werden, die sich um die Schwangere und ihre Partner*in kümmern, insbesondere Pflege, Hebammen und Psycholog*innen. Damit kann gewährleistet werden, dass nicht nur die erforderlichen fachlichen Kenntnisse für eine umfassende Beurteilung der Entscheidungssituation im Gespräch verfügbar sind, sondern auch unterschiedliche Perspektiven auf die Schwangere und ihre Partner*in. Nicht zuletzt sind damit auch die Personen im Gespräch anwesend, die im Anschluss die Schwangere und ihr familiäres Umfeld weiter betreuen. Vor der Besprechung sollte sichergestellt sein, dass die entsprechenden Befunde der verschiedenen Disziplinen vorliegen, insbesondere auch der Humangenetik und der (Neuro-)Pädiatrie. Auch eine psychiatrische bzw. psychotherapeutische Einschätzung der seelischen Belastung der Schwangeren kann für die Entscheidungsfindung hilfreich sein.

6.2 Ethische Fallberatung in der Kinder- und Jugendmedizin

6.2.1 Ethische Grundlagen der Entscheidungsfindung in der Kinder- und Jugendmedizin

Auch in der Kinder- und Jugendmedizin ergeben sich für die ethische Fallberatung einige Besonderheiten (vgl. Wiesemann 2022). Diese sind vor allem dadurch bedingt, dass Minderjährige in Abhängigkeit von ihrem Alter und ihrer Entwicklung nicht oder nur teilweise einwilligungsfähig sind und damit nicht (allein) über die durchzuführenden medizinischen Maßnahmen entscheiden können. Dabei ist die Einwilligungsfähigkeit der Minderjährigen nicht an ein bestimmtes Alter gebunden, sondern hängt von der individuellen Reife ab. Minderjährige können dann selbst in medizinische Maßnahmen einwilligen, wenn sie in der Lage sind, die Bedeutung und Tragweite der Entscheidung zu verstehen und ihren Willen entsprechend zu bilden. Wie bei volljährigen Patient*innen hängt die Einwilligungsfähigkeit dabei von der Komplexität der Entscheidung ab. So können manche minderjährige Patient*innen in einen einfacheren Eingriff einwilligen, während sie nicht in der Lage sind, schwierigere Behandlungsentscheidungen selbst zu treffen.

Wenn Minderjährige nicht einwilligungsfähig sind, müssen die Sorgeberechtigten, d. h. in der Regel die Eltern, stellvertretend über die durchzuführenden Maßnahmen entscheiden. Die jungen Patient*innen sollten aber entsprechend ihres Alters in die Entscheidung einbezogen werden. Insbesondere Minderjährige mit chronischen Erkrankungen sind aufgrund ihrer Erfahrungen mit Krankheit und Therapie häufig früher in der Lage, selbst gut begründete Präferenzen zum weiteren Vorgehen zu entwickeln und können dann entsprechend an den Behandlungsentscheidungen beteiligt werden. In jedem Fall sollten die Minderjährigen in einer altersangemessenen Art und Weise über ihre Erkrankung und die anstehenden Entscheidungen informiert werden. Mit zunehmender Reife kann man versuchen, von den jungen Patient*innen zumindest eine *Zustimmung* (»assent«) zu der gebotenen Behandlungsmaßnahme zu bekommen. Bei einwilligungsfähigen Minderjährigen wird man nach Möglichkeit eine *doppelte Einwilligung* der Eltern und der Minderjährigen anstreben.

Die Eltern sind in ihrer stellvertretenden Entscheidung an das *Kindeswohl* als übergeordneten Maßstab gebunden. Die Eltern haben ein verfassungsrechtlich in Artikel 6 (2) Grundgesetz verankertes Recht, ihre Kinder zu pflegen und zu erziehen und dabei auch zu bestimmen, was ihrem Wohlergehen entspricht. Allerdings beinhaltet dieses Elternrecht auch eine entsprechende Eltern*verantwortung* für das Wohlergehen ihrer Kinder. Es gehört zu den professionellen Aufgaben der beteiligten Teams, die Eltern in dieser Verantwortung bestmöglich zu unterstützen und ihnen bei der Entscheidung zu helfen, welches therapeutische Vorgehen am besten dem Wohlergehen ihres Kindes entspricht. In dieser Interaktion darf und soll sich das Team auch hinsichtlich des Kindeswohls positionieren, im Sinne eines shared decision making bzw. deliberativen Modells der Arzt-Patient-Beziehung.

Gefährden Eltern in ihrem Handeln das Wohlergehen ihrer Kinder, muss der Staat in die elterliche Autonomie eingreifen, um die Kinder vor ihren Eltern zu schützen. Dies kann bspw. bei einer Kindeswohlgefährdung im häuslichen Umfeld der Fall sein, aber auch dann, wenn Eltern Behandlungsentscheidungen treffen, die nicht dem Kindeswohl entsprechen. Dies kann insbesondere die Verweigerung einer für das Kind lebenswichtigen Behandlung sein, bspw. eine erfolgversprechende Tumortherapie. In solchen Fällen wird man zunächst immer versuchen, eine Verständigung mit den Eltern zu erzielen, auch unter Nutzung der Ethikfallberatung. Wenn alle Bemühungen scheitern, kann erwogen werden, den Eltern über das Familiengericht vorübergehend das Sorgerecht für die aktuelle medizinische Situation zu entziehen und die Behandlung gegen den Willen der Eltern durchzuführen (vgl. § 1666 Bürgerliches Gesetzbuch (BGB) »Gerichtliche Maßnahmen bei Gefährdung des Kindeswohls«). Dabei handelt es sich aber um eine Ultima Ratio, da man bei den meist schwer erkrankten Kindern die Unterstützung der Eltern für eine effektive Durchführung der Behandlung benötigt. Ob die Eltern in ihrer Entscheidung das Kindeswohl gefährden, ist von den verantwortlichen Ärzt*innen zu entscheiden. Da hierfür Werturteile erforderlich sind (insbesondere hinsichtlich der zu erwartenden Lebensqualität des Kindes), ist die Einbeziehung des Teams und ggf. die Durchführung einer ethischen Fallbesprechung empfehlenswert.

Sofern die minderjährigen Patient*innen schon einmal einwilligungsfähig waren und dann ihre Entscheidungsfähigkeit durch schwere Erkrankung oder Unfall verlieren, müssen die Eltern überdies den zuvor erklärten oder mutmaßlichen Willen ihrer Kinder berücksichtigen. Zwar bezieht sich die gesetzliche Verankerung der Patientenverfügung im Bürgerlichen Gesetzbuch (§ 1827) nur auf Volljährige, dies ist aber keine abschließende Regelung: Die Achtung der Selbstbestimmung gebietet es, auch bei einwilligungsfähigen Minderjährigen im Voraus mündlich oder schriftlich geäußerte Behandlungswünsche bzw. ihre Einstellung zum Leben und zu schwerer Krankheit zu berücksichtigen (zur Vorausplanung bei Kindern und Jugendlichen vgl. Gramm et al. 2025).

6.2.2 Die prinzipienorientierte Falldiskussion in der Kinder- und Jugendmedizin

Die prinzipienorientierte Falldiskussion umfasst bei Minderjährigen ebenfalls fünf Schritte (vgl. Infobox 19 und die Übersicht mit den Leitfragen im Kap. »Zusatzmaterial zum Download«).

Infobox 19: Die prinzipienorientierte Falldiskussion in der Kinder- und Jugendmedizin

0. *Fragestellung:* Anlasse der Fallbesprechung
1. *Analyse:* Medizinische Aufarbeitung des Falles
   a) Information über die medizinische und psychosoziale Situation des Kindes
   b) Verfügbare Behandlungsstrategien, jeweils mit Behandlungsziel und weiterem Verlauf
2. *Bewertung I:* Ethische Verpflichtungen gegenüber dem Kind
   a) *Wohltun* und *Nichtschaden* → Wohlergehen des Kindes
   b) *Autonomie* des Kindes, *stellvertretende Entscheidung* der Eltern
3. *Bewertung II:* Ethische Verpflichtungen gegenüber Dritten (*Gerechtigkeit*)
   a) Familienmitglieder (Eltern, Geschwister), andere Patient*innen, Team, Ressourcen
4. *Synthese:* Zusammenfassende Bewertung
   a) Konvergieren oder divergieren die Verpflichtungen? Im Konfliktfall: begründete Abwägung der Verpflichtungen → Ergebnis: ethisch zu bevorzugende (Be-)Handlungsstrategie
   b) Planung der Umsetzung des Ergebnisses
5. *Kritische Reflexion:*
   a) Was ist der stärkste Einwand gegen die gewählte (Be-)Handlungsstrategie?
   b) Wie hätte die schwierige Entscheidungssituation vermieden werden können?

Bei der *medizinischen Aufarbeitung* ist die aktuelle medizinische und psychosoziale Situation des Kindes genau zu erfassen. Bei den *Behandlungsstrategien* geht es, insbesondere bei einer schweren Schädigung des Gehirns mit bleibenden körperlichen und geistigen Einschränkungen, darum, den *längerfristigen* Verlauf für die betroffenen Kinder herauszuarbeiten. Dabei sollten die zu erwartenden Lebensmöglichkeiten systematisch in ihren verschiedenen Aspekten beschrieben werden (vgl. hierzu die entsprechenden Fragen in der Infobox 18 in ▶ Kap. 6.1.3), ohne diese schon gleich mit Blick auf die Handlungsoptionen zu bewerten. Wie bei Entscheidungen im Rahmen der vorgeburtlichen Diagnostik sollte man an dieser Stelle ebenfalls mit globalen Urteilen wie »das Kind wird eine gute (bzw. schlechte) Lebensqualität haben« zurückhaltend sein. Neben einer genauen Beschreibung der verschiedenen möglichen Verläufe sollte auch jeweils deren Eintrittswahrscheinlichkeit eingeschätzt werden.

Bei der *Wohlergehens-Perspektive* ist dann zu prüfen, welche der verfügbaren Behandlungsstrategien aus professioneller Sicht für das Kind am besten sind. Das Ergebnis kann mit der entsprechenden Begründung als Grundlage für eine Empfehlung von Seiten des Behandlungsteams an die Eltern dienen. Sofern es um eine Entscheidung über die Fortsetzung lebenserhaltender Maßnahmen bei einem Kind mit erheblichen bleibenden Einschränkungen geht, lautet die Leitfrage, ob die zu erwartenden Lebensmöglichkeiten so stark eingeschränkt sind, dass es für das Kind besser wäre, wenn es sterben darf. Maßgeblich sind hierbei vor allem die sozialen Teilhabemöglichkeiten. Bei einer irreversiblen Bewusstlosigkeit mit vollständigem Verlust der Teilhabe sprechen keine am Wohlergehen orientierten Argumente für den Einsatz lebenserhaltender Maßnahmen (vgl. hierzu auch das Urteil des OLG Hamm 1 UF 78/07 vom 24.05.2007). Wenn das Weiterleben ohne Teilhabemöglichkeiten auch noch mit leidvollen Symptomen verbunden ist, entspricht ein Verzicht auf lebenserhaltende Maßnahmen dem Kindeswohl.

Die Beurteilung, ob das Weiterleben (noch) im besten Interesse des Kindes ist, kann im Einzelfall schwierig sein, da hierbei die – oft nur mit einer erheblichen Unsicherheit behaftete – längerfristige Prognose des Kindes eingeschätzt und vor allem auch in ihren Auswirkungen auf das Wohlergehen des Kindes bewertet werden muss, wofür es – richtigerweise – in vielen Fällen keine allgemein verbindlichen Maßstäbe gibt. Eventuell können sich die Beteiligten zumindest auf eine Tendenz einigen, die dann in die übergreifende Bewertung einfließen kann. Wenn auch eine ausführliche Diskussion nicht zu einem Ergebnis führt, kann es nach unserer Erfahrung sinnvoll sein, zunächst einmal zur stellvertretenden elterlichen Entscheidung weiterzugehen. Wenn die Eltern eine klare Positionierung haben, welches medizinische Vorgehen für ihr Kind am besten ist, kann man dieser in der Synthese folgen, da es keine professionelle Einschätzung des Kindeswohls gibt, die in eine andere Richtung weist. Sollten sich die Eltern ebenfalls mit der Einschätzung des Kindeswohls schwertun, empfiehlt es sich, die lebenserhaltenden Maßnahmen zunächst einmal fortzusetzen und im weiteren Verlauf erneut zu prüfen, ob sich entweder die professionelle oder die elterliche Interpretation des Kindeswohls in die eine oder andere Richtung konkretisieren.

Bei der *Autonomie-Perspektive* ist zunächst zu klären, ob und ggf. inwieweit die Minderjährigen in der Lage sind, sich aktiv an der Entscheidungsfindung zu beteiligen. Sofern sie hinsichtlich der anstehenden Behandlungsentscheidung einwilligungsfähig sind, ist nach entsprechender Aufklärung zu ermitteln, welche Behandlungsoption sie bevorzugen. Bei nicht einwilligungsfähigen Kindern ist die stellvertretende Einwilligung der Sorgeberechtigten, d.h. in der Regel der Eltern, einzuholen. Hierbei sind die Wünsche der nicht einwilligungsfähigen Kinder entsprechend ihrer geistigen Reife mit zu berücksichtigen. Die Eltern sind, wie bereits erwähnt, in ihrer Entscheidung an das Kindeswohl gebunden. Es gibt damit zwei Perspektiven auf das Kindeswohl: zum einen diejenige der Behandlungs- und Pflegeteams, zum anderen die Perspektive der Eltern.

Bei den *Verpflichtungen gegenüber Dritten* sind in der Kinder- und Jugendmedizin vor allem die Bedürfnisse der Familienmitglieder zu berücksichtigen, d. h. der Eltern und der Geschwister. Die Eltern kommen damit in der strukturierten Aufarbeitung zweimal vor: zum einen mit der stellvertretenden Entscheidung für ihr Kind in der Autonomie-Perspektive, zum anderen mit ihrem Wohlergehen bei den Verpflichtungen gegenüber Dritten. Wie in der Erwachsenen-Medizin können in diesem Schritt auch die Bedürfnisse anderer Patient*innen, die Interessen des Teams und Ressourcenfragen besprochen werden, sofern diese vom Team als relevant für die Entscheidungsfindung angesehen werden.

In der *Synthese* ist dann wie immer zu prüfen, ob die aus den vorangehenden Bewertungsperspektiven resultierenden ethischen Verpflichtungen konvergieren oder divergieren. Insbesondere eine Divergenz zwischen der Wohlergehens- und der stellvertretenden Autonomie-Perspektive, d. h. zwischen der professionellen und der elterlichen Interpretation des Kindeswohls, kann eine erhebliche Herausforderung für die Entscheidungsfindung darstellen. In diesen Fällen sollte ermittelt werden, aus welchen Gründen die Eltern einen anderen Weg für ihr Kind bevorzugen. Insbesondere, wenn es sich um eine Entscheidung von großer Tragweite handelt, bspw. über den Einsatz lebenserhaltender Behandlungsmaßnahmen, sind die Eltern häufig erheblich belastet und in ihren Überlegungen auch von ihren eigenen Sorgen und Ängsten beeinflusst. In diesen Situationen ist es wichtig, dass das Behandlungsteam die Eltern einfühlsam und respektvoll in der Entscheidungsfindung unterstützt und ihnen hilft, ihren Blick vor allem auf das Wohlergehen ihres Kindes zu richten. Infobox 20 bietet praktische Hinweise, wie mit Konflikten zwischen elterlicher und ärztlicher Einschätzung des Kindeswohls umgegangen werden kann. Die praktische Umsetzung im Gespräch mit den Eltern obliegt primär dem betreuenden Team. Die Hinweise können aber auch für die Ethikberatung relevant sein, insbesondere wenn die Ethikberater*innen auch ein Gespräch mit den Eltern führen.

Infobox 20: Praxistipps bei Konflikten zwischen elterlicher und ärztlicher Einschätzung des Wohlergehens

- Verstehen die Eltern die aktuelle medizinische Situation richtig?
- Sich in die Perspektive der Eltern hineinversetzen!
- Erwartungen und Befürchtungen der Eltern ermitteln
- Psychosoziale Probleme berücksichtigen
- Eltern erneut sorgfältig über die verfügbaren Behandlungsstrategien informieren
- Nutzen und Risiken der Behandlungsstrategien auf der Grundlage der *elterlichen* Wertvorstellungen bewerten
- Entscheidungsprozess der Eltern unterstützen, Zeit geben
- Evtl. eine Zweitmeinung einholen (Ärzt*innen wie Eltern)

Bei der Abwägung zwischen professionell und elterlich interpretiertem Kindeswohl ist zu berücksichtigen, dass Eltern ein Vorrecht haben zu entscheiden, was dem Wohlergehen ihres Kindes entspricht. Insbesondere dann, wenn es aus der professionellen Wohlergehens-Perspektive schwierig zu bestimmen ist, welches Vorgehen für das kranke Kind am besten ist – bspw. bei einer Schädigung des Gehirns mit einer erheblichen Einschränkung der Lebensmöglichkeiten des Kindes –, kann es nach unserer Erfahrung hilfreich sein, zunächst die stellvertretende elterliche Entscheidung herauszuarbeiten (Schritt 2b) und erst danach zu prüfen, ob es starke am Wohlergehen des Kindes orientierte Argumente gibt (Schritt 2a), dem elterlichen Wünschen hinsichtlich der weiteren (lebenserhaltenden) Therapie *nicht* zu folgen. Dies kann – wie bei der Ethikfallberatung in der Pränatalmedizin – die professionelle Wohlergehens-Perspektive »entlasten«, da nicht entschieden werden muss, ob das Weiterleben oder das Versterben im besten Interesse des Kindes ist. Vielmehr muss »nur« herausgearbeitet werden, ob gewichtige am Wohlergehen orientierte Argumente für oder gegen das Weiterleben des Kindes sprechen. Maßgeblich für die Stärke der Argumente sind vor allem die Entwicklungsmöglichkeiten des Kindes mit sozialer Teilhabe und belastende, ggf. auch palliativ nur schwer zu lindernde Symptome (wie bspw. dystone Bewegungsstörungen).

> **Leitfrage bei klarer elterlicher Positionierung hinsichtlich lebenserhaltender Maßnahmen**
>
> Gibt es starke am Kindeswohl orientierte Gründe, dem elterlichen Wunsch nach Beendigung oder Fortsetzung der lebenserhaltenden Maßnahmen *nicht* zu folgen?

6.2.3 Prozedurale Aspekte der Fallberatung in der Kinder- und Jugendmedizin

Wie bei nicht einwilligungsfähigen volljährigen Patient*innen stellt sich die Frage, ob die stellvertretend Entscheidenden, in diesem Fall die Sorgeberechtigten bzw. die Eltern, an der ethischen Fallbesprechung teilnehmen sollten. Aus den bereits in ▶ Kap. 5.4.2 dargelegten Gründen beteiligen wir die Eltern nicht regelhaft, sondern bei Bedarf an den ethischen Fallbesprechungen. In jedem Fall sollte aber im Vorfeld mit den Eltern ausführlich erörtert worden sein, welche Behandlungsstrategie sie für ihr Kind aus welchen Gründen bevorzugen. Insbesondere dann, wenn die Eltern eine Auffassung hinsichtlich des Kindeswohls vertreten, die deutlich von der professionellen Perspektive abweicht, kann es sinnvoll sein, die Eltern am Gespräch zu beteiligen, damit sie ihre Sichtweise erläutern und gemeinsam mit den Anwesenden reflektieren können. Wenn die Eltern einer aus Sicht des Teams klar gebotenen Vorgehensweise nicht folgen wollen, kann eine ethische Fallberatung im multiprofessionellen Team unter Moderation einer Ethikberater*in nach unserer Erfahrung hilfreich sein, um die Eltern für die aus professioneller Kindeswohl-

Perspektive gebotene Behandlungsstrategie zu gewinnen. Es ist aber nicht die Aufgabe einer ethischen Fallberatung, die Eltern in einer belastenden Entscheidungssituation zu unterstützen. Dies sollte durch das primär betreuende multiprofessionelle Team geleistet werden.

6.2.4 Besonderheiten der Fallberatung bei Frühgeborenen in der Neonatologie

Behandlungsentscheidungen vor bzw. nach einer Frühgeburt an der Grenze der Lebensfähigkeit des Kindes bieten häufig große ethische Herausforderungen für alle Beteiligten. In diesen Situationen kann eine ethische Fallbesprechung hilfreich sein, um eine bestmögliche Entscheidung im Interesse des Frühgeborenen und der Eltern zu treffen. Auch hier bereiten die Abschätzung und Bewertung des weiteren Verlaufs oft besondere Schwierigkeiten. Allgemein sinkt die Überlebenswahrscheinlichkeit der Frühgeborenen mit abnehmendem Gestationsalter und abnehmendem Geburtsgewicht, während das Risiko für prognosebestimmende Komplikationen, insbesondere durch eine Schädigung oder Entwicklungsstörung des Gehirns, steigt. In der ethischen Fallbesprechung sollte deshalb möglichst eine breite Fachkompetenz zur Einschätzung der Entwicklungsprognose des Frühgeborenen repräsentiert sein (bspw. Neuropädiater*innen).

Bei extrem unreifen Frühgeborenen stellt sich häufig die Frage, ob eine lebenserhaltende Intensivtherapie aufgrund des hohen Mortalitäts- und Morbiditätsrisikos von ärztlicher Seite überhaupt angeboten werden soll (Perspektive Kindeswohl). Eine Orientierung kann hier die S2k-Leitlinie »Frühgeborene an der Grenze der Lebensfähigkeit« (AWMF-Leitlinien-register Nr. 024/019) bieten.[12]

6.3 Ethische Visite auf der Intensivstation

In diesem Kapitel wird die Methode der prinzipienorientierten ethischen Falldiskussion für Visiten auf der Intensivstation vorgestellt. Intensivstationen bieten nach unserer Erfahrung aufgrund von wiederkehrenden ethischen Herausforderungen einerseits und spezifischen Strukturen und Prozessen in der Intensivmedizin andererseits gute Möglichkeiten, ethische Fallberatung in Form von regelmäßigen *Ethikvisiten* durchzuführen. Die Ethikfallberatung erfolgt dabei nicht auf Anfrage, sondern ist fest in die Routine der Patientenversorgung integriert (vgl. hierzu auch ▶ Kap. 4.2.2). Vor diesem Hintergrund erläutern wir im Folgenden, wie eine Ethikvisite nach der Methode der prinzipienorientierten ethischen Falldiskussion inhaltlich strukturiert werden kann.

---

12 https://register.awmf.org/de/leitlinien/detail/024-019

6.3.1 Inhaltliche Grundlagen für die prinzipienorientierte Strukturierung ethischer Visiten auf der Intensivstation

Grundsätzlich sind die ethischen Anforderungen an die Entscheidungsfindung bei einer Ethikvisite die gleichen wie bei einer Ethikfallberatung auf Anfrage. Auch die Grundstruktur der Entscheidungsfindung unterscheidet sich nicht: Zunächst muss die medizinische Situation aufgearbeitet werden, bevor dann die ethischen Verpflichtungen konkretisiert werden. Allerdings kann es aus zwei Gründen sinnvoll sein, die Struktur der ethischen Falldiskussion in Form einer Visite auf Intensivstation anzupassen. Zum einen steht für jeden Fall bei einer ethischen Visite deutlich weniger Zeit zur Verfügung, da im Rahmen einer Ethikvisite in der Regel mehrere Patient*innen besprochen werden. Zum anderen erscheint es sinnvoll, die Bearbeitung auf wesentliche Aspekte zu fokussieren, die für Entscheidungen über den Einsatz lebenserhaltender Maßnahmen auf der Intensivstation relevant sind, da dies in der Regel der inhaltliche Fokus von Anfragen nach ethischer Unterstützung auf Intensivstationen ist. Wir erläutern zunächst die Fokussierung in den einzelnen Bearbeitungsschritten und präsentieren dann die inhaltliche Struktur einer prinzipienorientierten Ethikvisite.

Medizinische Aufarbeitung: Hinsichtlich der aktuellen medizinischen Situation dürfte vor allem die Prognose bei Fortsetzung der lebenserhaltenden intensivmedizinischen Therapien im Mittelpunkt stehen. Es ist davon auszugehen, dass die aktuelle medizinische Situation dem beteiligten Team in der Visite bekannt ist, sodass diese nicht mehr ausführlich aufgearbeitet werden muss. Zudem dürfte in den meisten Fällen, in denen eine ethische Entscheidung ansteht, die Frage im Raum stehen, ob die Fortsetzung der lebenserhaltenden Maßnahmen noch im besten Interesse der Patient*in ist. Die Handlungsalternativen, insbesondere eine Therapiezieländerung mit einem Verzicht auf lebenserhaltende Maßnahmen, dürfte den meisten Mitgliedern des Teams vertraut und vom Verlauf her eindeutig sein: Die Patient*in wird – unter bestmöglicher Palliation – in absehbarer Zeit versterben.

Die Medizinische Aufarbeitung kann deshalb auf die Herausarbeitung der Prognose, d. h. des weiteren Verlaufs, bei Fortsetzung der intensivmedizinischen Therapie mit dem Ziel des Lebenserhalts fokussiert werden. Hier sind, wie sonst auch, die beiden Hauptdimensionen des Verlaufs zu berücksichtigen: die geschätzte *Überlebenswahrscheinlichkeit* und die erwartete *Lebensqualität* im Falle des Überlebens. Sofern keine realistische Überlebenswahrscheinlichkeit mehr besteht oder die zu erwartende Lebensqualität durch eine schwere Schädigung des Gehirns sehr stark eingeschränkt ist, muss bereits an dieser Stelle die Indikation (hier im Sinne von Wirksamkeit) zur Fortsetzung der lebenserhaltenden Intensivtherapie infrage gestellt und entsprechend eine Therapiezieländerung erwogen werden.

Wohlergehens-Perspektive: Da ein Verzicht auf lebenserhaltende Maßnahmen bei einer mit Blick auf das Überleben von Patient*innen noch aussichtsreichen Intensivtherapie meist auf der Grundlage des zuvor erklärten oder mutmaßlichen Patientenwillens erfolgt, kann auf eine Diskussion der Wohlergehens-Perspektive zunächst verzichtet und direkt zur *Autonomie-Perspektive* übergegangen werden. Erst wenn Unklarheiten bei der Autonomie-Perspektive auftauchen (fehlender oder unsicher nachgewiesener Patientenwille oder widersprüchliche Informationen über den Willen), kann im Anschluss auf die Wohlergehens-Perspektive zurückgegriffen werden.

Autonomie-Perspektive: In dieser, für die Entscheidungsfindung in der Regel maßgeblichen ethischen Bewertungs-Perspektive ist gezielt zu prüfen, ob die Fortsetzung der lebenserhaltenden Intensivmaßnahmen angesichts der zuvor herausgearbeiteten Prognose (noch) dem erklärten oder mutmaßlichen Patientenwillen entspricht. Vom Ergebnis dieses Bewertungsschrittes wird es dann wesentlich abhängen, ob die Fortsetzung oder die Beendigung der lebenserhaltenden Intensivmaßnahmen im besten Interesse der Patient*in sind.

Verpflichtungen gegenüber Dritten: Da die Interessen Dritter in der Regel eine untergeordnete Rolle für die Entscheidungsfindung spielen, kann dieser Schritt auch entfallen. Die Bedürfnisse der Angehörigen können bei der Planung der Umsetzung des Ergebnisses durch das Behandlungsteam berücksichtigt werden. Sollten sich hier bei der Besprechung ethische Fragen oder Konflikte (z. B. hinsichtlich der Ressourcenverteilung) ergeben, wäre eine umfassendere prinzipienorientierte Falldiskussion das angemessenere Instrument.

Synthese: In der Synthese ist allgemein in der Gesamtschau zu prüfen, ob die ethischen Verpflichtungen, die aus den vier Prinzipien resultieren, konvergieren oder divergieren. Sofern sich aus der Abschätzung der Prognose bei Fortsetzung der lebenserhaltenden Therapien und der Abklärung des Willens der Patient*innen bereits eine klare medizinisch-ethische Begründung für das Beratungsergebnis ergeben hat, kann die Synthese entfallen. Diese kann bei Bedarf durchgeführt werden, wenn aufgrund von Unklarheiten beim Patientenwillen die Wohlergehens-Perspektive bearbeitet wurde und sich kein eindeutiges Ergebnis ergeben hat, was in der vorliegenden Situation das ethisch am besten begründbare Vorgehen ist. Es sollte aber auf jeden Fall kurz besprochen werden, wie das ethisch gebotene Vorgehen umgesetzt werden soll.

Kritische Reflexion: Die kritische Reflexion kann aus Zeitgründen entfallen, sie ist kein integraler Bestandteil der Entscheidungsfindung. Evtl. kann am Ende der Besprechung kurz abgeklärt werden, ob über die Erörterung des Falles im Rahmen der ethischen Visite hinaus noch weiterer Diskussionsbedarf im Team besteht.

6.3.2 Leitfaden für die prinzipienorientierte Ethikvisite auf Intensivstation

Im Folgenden stellen wir die einzelnen Schritte der prinzipienorientierten Ethikvisite auf Intensivstation dar (zur Übersicht vgl. ► Abb. 6.1).

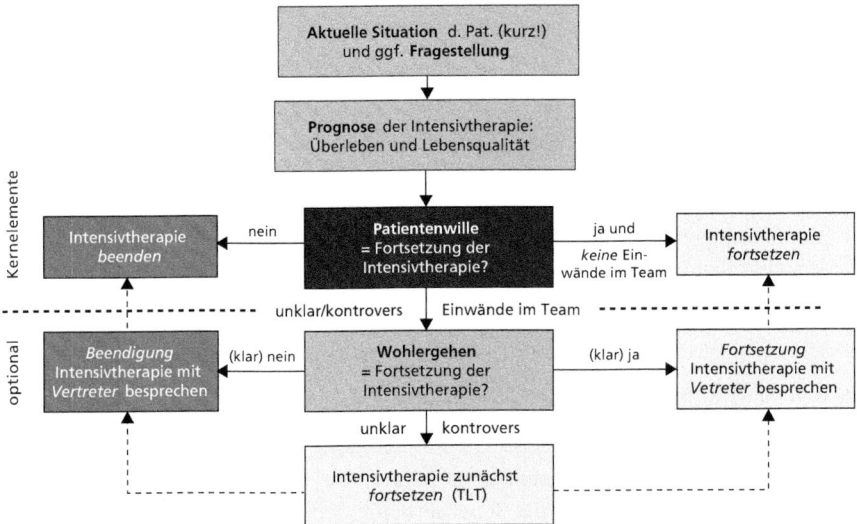

Abb. 6.1: Die prinzipienorientierte Ethikvisite auf der Intensivstation in der Übersicht

1. *Herausarbeitung der Prognose* bei Fortsetzung der lebenserhaltenden Intensivtherapie

> **Leitfrage zur Prognose:**
> Wie ist die geschätzte *Überlebenswahrscheinlichkeit* und die zu erwartende *Lebensqualität*, wenn die lebenserhaltende Intensivtherapie fortgesetzt wird?

Bei einer sehr geringen Überlebenswahrscheinlichkeit und/oder einer erheblich eingeschränkten Lebensqualität durch eine schwere Gehirnschädigung wäre die Indikation für die Fortsetzung der Intensivtherapie zu hinterfragen, da kein für den Patienten erstrebenswertes Behandlungsziel mehr erreicht werden kann.
Bei unterschiedlichen Einschätzungen im Team oder großer Unsicherheit hinsichtlich der Prognose kann es sinnvoll sein, noch einmal die aktuelle medizinische Situation herauszuarbeiten: Welche lebenswichtigen Organfunktionen sind betroffen und wie ist jeweils die Aussicht auf eine Erholung? Dann kann die Gesamtprognose bei Fortsetzung der lebenserhaltenden Maßnahmen auf dieser Grundlage erneut geprüft werden.

2. *Klärung des Patientenwillens*

> **Leitfrage zum Patientenwillen:**
> Entspricht die Fortsetzung der lebenserhaltenden Intensivtherapie angesichts der im Schritt 1 herausgearbeiteten Prognose dem zuvor (schriftlich oder mündlich) *erklärten* oder *mutmaßlichen* Willen der Patient*in?

a) Falls zutreffend: Fortsetzung der Intensivtherapie ethisch begründet → weiter zu Schritt 5.
b) Falls nicht zutreffend: Therapiezieländerung mit Verzicht auf lebenserhaltende Maßnahmen geboten → weiter zu Schritt 5.
c) Falls Wille der Patient*innen unklar bzw. kontrovers: anschließende Klärung der Wohlergehens-Perspektive → Schritt 3.
d) Abschließend: Einwände aus dem Team gegen Umsetzung des Patientenwillens? Falls ja, anschließende Klärung der Wohlergehens-Perspektive → Schritt 3.

3. *[optional] Klärung der Wohlergehens-Perspektive*

> **Leitfrage zur Wohlergehens-Perspektive:**
> Entspricht die Fortsetzung der lebenserhaltenden Intensivtherapie angesichts der im Schritt 1 herausgearbeiteten Prognose dem Wohlergehen der Patient*in?

a) Falls klar zutreffend → Fortsetzung der lebenserhaltenden Intensivtherapie mit der gesetzlichen Vertreter*in bzw. den Angehörigen besprechen → ggf. Schritt 5 vorbesprechen.
b) Falls klar *nicht* zutreffend → Therapiezieländerung mit Verzicht auf lebenserhaltende Maßnahmen mit den gesetzlichen Vertreter*innen bzw. den Angehörigen besprechen → ggf. Schritt 5 vorbesprechen.
c) Falls unklar → lebenserhaltende Therapie zunächst fortsetzen (vgl. das Konzept des zeitlich begrenzten Therapieversuchs) und Re-Evaluation der Prognose vereinbaren (mit Termin!).

4. *[optional] Synthese (nur wenn die Wohlergehens-Perspektive bearbeitet wurde!)*
Sofern sich aus den Informationen zum Patientenwillen und der Wohlergehens-Perspektive kein klares Ergebnis ergeben hat, kann hier eine übergreifende Bewertung und Abwägung der ethischen Verpflichtungen erfolgen.

5. *Umsetzung des Ergebnisses*
Im letzten Bearbeitungsschritt sollten die weiteren Schritte zur Umsetzung des herausgearbeiteten Ergebnisses kurz besprochen werden. Hier sollte man auf

eine Erörterung von Details der Umsetzung aus Zeitgründen verzichten, sondern eher planen, wer mit wem die nächsten Schritte bespricht bzw. umsetzt.

Merke

Ethikvisiten können zusätzlich oder im Sinne eines Liaison-Angebotes auch integriert im Rahmen regelmäßig stattfindender klinischer Besprechungen durchgeführt werden. Insbesondere in Bereichen mit vielen ethisch relevanten Herausforderungen können reguläre Termine die Qualität der Versorgung unterstützen. Mit Blick auf die Anforderungen im klinischen Alltag einerseits und an die Voraussetzungen für die Realisierung einer Fallberatung andererseits sollte darauf geachtet werden, dass unter den Beteiligten klare Absprachen bezüglich Zeitrahmen und Möglichkeiten bestehen.

7 Ethikberatung bei Anfragen nach Assistenz bei der Selbsttötung[13]

Georg Marckmann und Jan Schildmann

Das *Urteil des Bundesverfassungsgerichts vom 26.02.2020* (Bundesverfassungsgericht 2020), nach dem das *Recht, sich das Leben zu nehmen*, auch die Freiheit umfasst, sich hierfür *bei Dritten Unterstützung zu suchen* und, soweit diese angeboten wird, in Anspruch zu nehmen, hat erkennbar Auswirkungen für die Ethikberatung.[14] Bereits eine kursorische Auswertung der Protokolle des von der Akademie für Ethik in der Medizin seit 2020 durchgeführten Online-Austauschs von Ethikberater*innen[15] zeigt, dass die Assistenz bei der Selbsttötung Ethikberater*innen in unterschiedlicher Weise beschäftigt. Themen waren unter anderem die Entwicklung ethischer Empfehlungen, der Umgang mit Anfragen nach Ethikfallberatung oder auch ethische und rechtliche Fragen in Bezug auf den Zugang von Vertreter*innen sogenannter »Sterbehilfegesellschaften« in Gesundheitseinrichtungen.

Die Frage, ob und in welcher Form Ethikberater*innen einen Beitrag zur Praxis bei Anfragen nach Assistenz bei der Selbsttötung leisten können bzw. sollen, wird in der bioethischen Literatur durchaus kontrovers diskutiert (Bouthillier et al. 2022, Adams 2023). Mit Blick auf den praktischen Fokus unseres Handbuchs ist festzuhalten, dass sich Ethikberatung in Deutschland aktuell in unterschiedlicher Weise in diese Praxis einbringt. Dies umfasst neben *Ethikfallberatungen* (Ambulanter Hospiz- und Palliativ-Beratungsdienst Lippe e.V. 2023) bspw. die *Beteiligung an Empfehlungen* zum Thema (Universitätsklinikum Bonn 2023). Auf nationaler Ebene hat die Akademie für Ethik in der Medizin als wissenschaftliche Fachgesellschaft die Federführung für eine zu entwickelnde *S2k Leitlinie zum Umgang mit Anfragen nach Assistenz bei der Selbsttötung* (AWMF Register Nr. 096–001) übernommen. International üben Ethikberater*innen an einzelnen Standorten eine koordinative Funktion bei der Ausgestaltung der Praxis der Assistenz bei der (Selbst-)Tötung aus (Bouthillier et al. 2022).

---

13 Teile des Kapitels basieren auf folgender Originalarbeit: Marckmann, G., Hirsch, A., Schildmann, J. (2025). Ethikberatung bei Anfragen nach Assistenz bei der Selbsttötung. Ethik in der Medizin.

14 In seiner Stellungnahme »Suizid – Verantwortung, Prävention und Freiverantwortlichkeit« (2022) verwendet der Deutsche Ethikrat den Begriff »ethische Beratung« im Sinne einer Beratung, die »konsultatives Fachwissen«, unter anderem bei suizidalem Verlangen, zur Verfügung stellt (S. 123). Weiterhin wird der Begriff »Ethikberatung« in der Praxis auch teilweise für interdisziplinäre Falldiskussionen anlässlich von Anfragen nach Assistenz bei der Selbsttötung verwendet (vgl. Salomon 2025). Die Begriffsverwendung in beiden Fällen unterscheidet sich von der in diesem Buch verwendeten Definition von Ethikberatung im Sinne der Unterstützung bei der Suche nach ethisch begründeten Entscheidungen in der Patientenversorgung.

15 https://aem-online.de/online-meetings-klinischer-ethikerinnen/ (Zugriff am 09.01.2025)

Während wir die Notwendigkeit sehen, auch im Rahmen zukünftiger klinischethischer Forschung, die Rolle von Ethikberatung und ihre Limitationen bei Anfragen nach Suizidassistenz kritisch zu reflektieren (Simon 2022b, Adams 2023), scheint uns unstrittig, dass Ethikberatung sich dem Thema stellen muss und zu ethisch relevanten Fragestellungen im Kontext von Anfragen nach Assistenz bei der Selbsttötung auch einen Beitrag leisten kann bzw. sollte. Diese Positionierung ist zum einen darin begründet, dass Anfragen nach Assistenz bei der Selbsttötung nicht nur faktisch an Vertreter*innen unterschiedlicher Gesundheitsberufe herangetragen werden, sondern es auch gute Gründe gibt, dass sich Vertreter*innen von Gesundheitsberufen mit solchen Anfragen befassen. Bezugnehmend auf eine Stellungnahme der Akademie für Ethik in der Medizin (AEM 2022b) sowie auf Hinweise der Bundesärztekammer zum Umgang mit Suizidalität und Todeswünschen (Bundesärztekammer 2021) möchten wir an dieser Stelle drei nach unserer Einschätzung besonders wichtige Gründe für die *Beteiligung der Gesundheitsberufe* an Aufgabenstellungen, die sich im Kontext von Anfragen nach Assistenz bei der Selbsttötung stellen, nennen. Erstens befinden sich viele Menschen, die eine Selbsttötung erwägen, bereits in therapeutischen bzw. pflegerischen Beziehungen. In diesen Beziehungen besteht häufig ein Vertrauensverhältnis, das einer Erörterung von Todeswünschen dienlich sein kann. Zweitens ist es ärztliche Aufgabe, die Selbstbestimmungsfähigkeit festzustellen, die einen zentralen Bestandteil der Freiverantwortlichkeit als Voraussetzung für die rechtmäßige Suizidassistenz darstellt. Drittens verfügen Vertreter*innen der unterschiedlichen Heilberufe über Expertise, den Anfragenden Handlungsalternativen zur assistierten Selbsttötung aufzuzeigen und Menschen mit Todeswünschen in ihrer Entscheidung zu unterstützen. Dies ist nicht nur für die anfragende Person selbst, sondern auch für An- und Zugehörige relevant, die in Abhängigkeit von der Entscheidung bzw. der Gestaltung einer Suizidassistenz (gesundheitlich relevante) Belastungen erleiden können (Wagner et al. 2012).

7.1 Mögliche Arbeitsfelder für Ethikberatung im Kontext von Anfragen nach Assistenz bei der Selbsttötung

Ausgehend von den oben genannten Gründen, die nach unserer Einschätzung für eine Beteiligung von Gesundheitsberufen bei Anfragen nach Assistenz bei der Selbsttötung sprechen, und damit assoziierten ethischen Herausforderungen wollen wir im Rahmen dieses Beitrags drei mögliche Arbeitsfelder der Ethikberatung zur Unterstützung bei ethischen Fragestellungen im Kontext solcher Anfragen skizzieren.

7.1.1 Ethische Empfehlungen zum Umgang mit Anfragen nach Suizidassistenz

Gesundheitseinrichtungen und ihre Mitarbeitende müssen sich in Bezug auf den Umgang mit Anfragen nach Assistenz bei der Selbsttötung auch in ethisch relevanter Weise positionieren. Eine Frage, die in diesem Kontext beantwortet werden muss, ist, wie eine Gesundheitseinrichtung ethisch verantwortungsvoll mit diesen Anfragen umgehen kann. Auf individueller Ebene ist weiterhin das Recht der einzelnen Mitarbeitenden zu beachten, entsprechend dem eigenen Gewissen sich an bestimmten Handlungen im Kontext von Anfragen nach Suizidassistenz (nicht) zu beteiligen. Es bestehen zahlreiche konkrete Handlungsoptionen, die auch aus ethischer Perspektive reflektiert werden können und von denen einige hier nur exemplarisch benannt werden sollen. So muss geklärt (und begründet) werden ob und inwieweit Vertreter*innen von sogenannten Sterbehilfeorganisationen Zugang zur Gesundheitseinrichtung gewährt werden soll. Es müssen Verfahrensweisen für den Fall entwickelt werden, dass eine Assistenz bei der Selbsttötung in einer Gesundheitseinrichtung ausgeschlossen wird. Wenn innerhalb der Einrichtung eine Assistenz bei der Selbsttötung angeboten werden soll, müssen Fragen zur Mitwirkung von Mitarbeitenden und möglichen Auswirkungen auf das Behandlungsteam sowie Mitpatient*innen bzw. Mitbewohner*innen bedacht werden.

Die vorstehenden Fragen sind nur ein kleiner Ausschnitt dessen, was auch unter ethischen Gesichtspunkten in Bezug auf den Umgang mit Anfragen nach Suizidassistenz bedacht werden muss. Wir empfehlen vor diesem Hintergrund die Beteiligung bei oder gegebenenfalls auch die Initiierung von Empfehlungen durch Vertreter*innen der Ethikberatung in Gesundheitseinrichtungen. Eine Auswertung bestehender Empfehlungen, wie diese zwischenzeitlich von einer Vielzahl einzelner Einrichtungen sowie Organisationen, wie bspw. der Diakonie (Diakonie 2022) veröffentlicht wurden, kann einen Startpunkt für den Arbeitsprozess bilden. Weiterhin erarbeiten derzeit Vertreter*innen zahlreicher Fachgesellschaften und Organisationen eine S2k-Leitlinie zum Umgang mit Anfragen nach Suizidassistenz, die auch zu ethisch relevanten Aspekten der Praxis Stellung beziehen wird (AWMF 2024).

7.1.2 Fortbildungen zu ethischen Aspekten im Kontext von Anfragen nach Suizidassistenz

Mitarbeitende in Gesundheitseinrichtungen benötigen auch *ethische Kenntnisse und Fertigkeiten*, um mit Anfragen nach Assistenz bei der Selbsttötung professionell umgehen zu können. Ergänzend zu den rechtlichen Grundlagen, wie sie sich aus dem Urteil des Bundesverfassungsgerichts vom 26.02.2020 ableiten lassen, sollten standesrechtliche und -ethische Grundlagen, wie etwa die einschlägigen Inhalte der Berufsordnung, die Grundsätze der Bundesärztekammer zur ärztlichen Sterbebegleitung (Bundesärztekammer 2011) sowie die bereits zitierten Hinweise der Bundesärztekammer zum Umgang mit Suizidalität und Todeswünschen (2021) in der jeweils aktuellen Fassung bekannt sein.

Ethische Themen, die auch nach Erfahrung in aktuellen Fortbildungsveranstaltungen von besonderem Interesse für Vertreter*innen der unterschiedlichen Gesundheitsprofessionen sind, betreffen einerseits die *Konzepte von Selbstbestimmungsfähigkeit und Freiverantwortlichkeit* sowie deren Prüfung im praktischen Alltag und andererseits *ethische Aspekte der Information und Beratung* bei Anfragen nach Suizidassistenz. Nachdem beide Themen auch für die Entscheidungsfindung in der Medizin jenseits von Anfragen nach Suizidassistenz relevant sind (z. B. bei den wesentlich häufigeren Entscheidungen über die Begrenzung lebenserhaltender Maßnahmen), können im Rahmen entsprechender Fortbildungen Kenntnisse vermittelt werden, die nicht nur für die vergleichsweise seltene Situation der Anfragen nach Suizidassistenz hilfreich sind.

Angesichts der unterschiedlichen fachlichen Perspektiven auf das Thema und die mögliche Beeinflussung persönlicher Werthaltungen auf Darstellung und Erörterung des Themas haben wir gute Erfahrung mit *interdisziplinären und multiprofessionellen Panels* gemacht, in denen neben *unterschiedlichen fachlichen Perspektiven auch konträre ethische Bewertungen* erörtert werden. Die Moderation entsprechender Veranstaltungen durch Vertreter*innen der Ethikberatung ist insofern hilfreich, als einerseits die nicht selten impliziten Werthaltungen transparent und damit der Diskussion zugänglich gemacht werden und andererseits ethische Herausforderungen, die sich innerhalb des verfassungsrechtlich gegebenen Rahmens stellen, erörtert werden können.

7.1.3 Ethikfallberatungen bei Anfragen nach Suizidassistenz

Nicht zuletzt kann bei einzelnen Anfragen nach assistiertem Suizid auch eine Ethikfallberatung durchgeführt werden, wenn sich den beteiligten Mitarbeitenden ethische Fragen beim angemessenen Umgang mit der Anfrage stellen. Die Ethikfallberatung regelhaft als Instrument bei Anfragen nach Suizidassistenz zu nutzen, erscheint zumindest fraglich, da nicht in jedem Fall genuin ethische Herausforderungen zur Gestaltung einer verantwortbaren Praxis im Vordergrund stehen. Gleichzeitig ist zu bedenken, dass es sich bei der Freiverantwortlichkeit als zentrale Voraussetzung für die rechtmäßige Assistenz bei der Selbsttötung und darunter gefassten Anforderungen wie der Selbstbestimmungsfähigkeit um Kriterien handelt, die aus ethisch-normativen Gründen unterschiedlich konzeptualisiert und damit auch unter ethischen Gesichtspunkten zu erörtern sind (Hawkins 2024, Kupsch et al. 2025). Wie bei Behandlungsentscheidungen können sich weiterhin ethische Fragen bei Anfragen nach einer Suizidassistenz ergeben, wenn ethische Verpflichtungen unklar oder miteinander in Konflikt geraten. Eine interessante Frage ist dabei, welche Rolle die Wohltuns-Verpflichtungen in der ethischen Analyse spielen können bzw. sollen.

Die rechtliche Zulässigkeit im Einzelfall kann sich nach dem Urteil des Bundesverfassungsgerichts nicht am Wohlergehen orientieren, sondern allein an den Voraussetzungen einer freien, selbstbestimmten Entscheidung (sog. Freiverantwortlichkeit). Dennoch bleiben die Wohltuns-Verpflichtungen beim Umgang mit

Anfragen nach Suizidassistenz relevant (Marckmann 2025). Zunächst erfordert es eine Prüfung, welche Handlungsalternativen zum assistierten Suizid den Anfragenden aus der Wohlergehens-Perspektive angeboten werden können, jeweils mit einer ausdrücklichen Begründung, inwiefern sie aus professioneller Sicht positive Auswirkungen auf das Wohlergehen – und hierbei insbesondere auf die Lebensqualität – haben. Diese Information kann dann in das Gespräch mit den Anfragenden einfließen, sodass diese den Suizidwunsch im Lichte der möglichen Handlungsalternativen noch einmal kritisch reflektieren können. Dies stärkt die Selbstbestimmung der Betroffenen, die damit eine umfassend informierte und wohl abgewogene Entscheidung treffen können. Die Wohltuns-Verpflichtungen stehen damit im Dienst der Autonomie. Zudem können die Wohltuns-Verpflichtungen den beteiligten Gesundheitsfachpersonen in ihrer eigenen individuellen Entscheidung, ob sie im vorliegenden Fall eine Suizidassistenz leisten möchten, eine ethische Orientierung bieten: Sie können die Entscheidung davon abhängig machen, ob es aus der Wohlergehens-Perspektive deutlich bessere Alternativen zum assistierten Suizid gibt oder nicht. Dabei sei aber noch einmal ausdrücklich betont, dass nach dem Urteil des Bundesverfassungsgerichts die rechtliche Zulässigkeit allein von der Freiverantwortlichkeit des Suizidwunsches abhängt, d. h. von der selbstbestimmten Entscheidung der Betroffenen.

Infobox 21: Die prinzipienorientierte Falldiskussion bei Anfragen nach Suizidassistenz

0. *Fragestellung:* Anlass der ethischen Fallbesprechung
1. *Analyse:* Aufarbeitung der Entscheidungssituation
    a) Information über die medizinische und psychosoziale *Situation* der anfragenden Person
    b) Verfügbare *Handlungsoptionen* mit weiterem Verlauf, einschließlich Suizidassistenz
2. *Bewertung I:* Ethische Verpflichtungen gegenüber der anfragenden Person
    a) *Achtung der Autonomie:* Handelt es sich um einen freien, selbstbestimmten Wunsch nach Assistenz bei der Selbsttötung?
    b) *Wohltun und Nichtschaden:* Welche Handlungsoption ist nach Einschätzung der Beteiligten hinsichtlich des Wohlergehens der anfragenden Person zu bevorzugen?
3. *Bewertung II:* Ethische Verpflichtungen gegenüber anderen Dritten (*Gerechtigkeit*)
    a) Welche berechtigten Interessen anderer beteiligter Personen sind zu berücksichtigen? (bspw. Angehörige, Team)
4. *Synthese:* Zusammenfassende Bewertung
    a) Leitfrage: Gibt es starke, am Wohlergehen orientierte Argumente für die Handlungsalternativen zum assistierten Suizid?
    Falls *ja*: erneutes Gespräch mit der betroffenen Person, ggf. keine Suizidassistenz anbieten
    Falls *nein*: Suizidassistenz anbieten bzw. vermitteln

b) Planung der weiteren Schritte zur Umsetzung des Ergebnisses

Nach unserer Erfahrung kann sich die Ethikfallberatung bei Anfragen nach Suizidassistenz, bei denen es ethische Unsicherheit oder Konflikte gibt, wesentlichen an der Struktur der prinzipienorientierten Falldiskussion orientieren, da auch in diesen Fällen die ethischen Verpflichtungen maßgeblich sind, die Behandlungsentscheidungen leiten. In der *Aufarbeitung* der Entscheidungssituation ist neben den verfügbaren medizinischen (Be-)Handlungsoptionen, die insbesondere eine (optimierte) Palliativversorgung einschließlich psychosozialer Betreuung und einen Verzicht auf lebenserhaltende Maßnahmen bei lebensbedrohlichen Krisen (bspw. eine Lungenentzündung) umfassen können, auch der assistierte Suizid als Handlungsoption zu erörtern. Für alle Handlungsoptionen ist – wie sonst auch – der voraussichtliche weitere Verlauf zu beschreiben. Neben der Überlebenszeit ist hierbei insbesondere die zu erwartende Lebensqualität herauszuarbeiten, weil diese eine wesentliche Voraussetzung für die dann anstehende ethische Bewertung ist.

Nach der Aufarbeitung der Entscheidungssituation wäre bei medizinischen Behandlungsentscheidungen eigentlich zunächst die Wohlergehens-Perspektive zu bewerten. Diese Bewertung bietet bei Anfragen nach Suizidassistenz allerdings häufig Herausforderungen. Analog zu Konstellationen, in denen Menschen lebenserhaltende Maßnahmen beenden und sterben wollen, kann es schwierig sein zu bestimmen, ob das Weiterleben oder das Versterben besser für die Betroffenen ist. Grund für diese Schwierigkeit ist, dass es sich in diesen Konstellationen um voll entscheidungsfähige Menschen handelt, die sich ganz unterschiedlich mit den jeweiligen Einschränkungen und Belastungen arrangieren können. Insofern kann es sinnvoll sein, zunächst die *Autonomie-Perspektive* zu bearbeiten (vgl. Infobox 21) und zu erörtern, ob der Wunsch nach Suizidassistenz eine *freiverantwortliche Entscheidung* ist. Schließlich handelt es sich, wie bereits oben angesprochen, um ein normativ geprägtes Konzept, dessen Operationalisierung zumindest in manchen Fällen eine ethische Reflexion erfordert. Auf Grundlage ausführlicher Gespräche sollte im Vorfeld der ethischen Fallberatung ermittelt worden sein, ob die Betroffenen über die erforderliche Einsichts- und Urteilsfähigkeit verfügen, um eine selbstbestimmte Entscheidung zum assistierten Suizid zu treffen. Insbesondere sollte die Selbstbestimmungsfähigkeit nicht durch eine psychische Störung eingeschränkt sein, wobei das Vorliegen einer psychischen Störung für sich genommen eine freiverantwortliche Entscheidung zum assistierten Suizid nicht ausschließt (Marckmann & Pollmächer 2024). Zudem sollten die Betroffenen über alle entscheidungsrelevanten Gesichtspunkte informiert worden sein: Diese Informationen sollten sie verstehen und angemessen verarbeiten können. Die Entscheidung sollte überdies nicht unter unangemessenem Einfluss von außen zustande gekommen und von einer »inneren Festigkeit« gekennzeichnet sein.

> **Merke**
>
> In einer ethischen Fallbesprechung bei Anfragen nach einem assistierten Suizid kann es hilfreich sein, die Autonomie-Perspektive *vor* der Wohlergehens-Perspektive zu erörtern. Nach Prüfung der Freiverantwortlichkeit des Suizidwunsches lautet die Leitfrage aus der Wohlergehens-Perspektive dann wie folgt: Gibt es starke am Wohlergehen der anfragenden Person orientierte Argumente für die Handlungsalternativen zur Suizidassistenz?

Anschließend sind die verfügbaren Handlungsoptionen mit Blick auf das *Wohlergehen* der betroffenen Menschen zu beurteilen. Dabei stellt sich die Frage, ob das Versterben aus der Wohlergehens-Perspektive besser als das Weiterleben sein kann. Erfahrungsgemäß können mit Menschen, die in ihren Lebensmöglichkeiten stark eingeschränkt sind und/oder unter starken belastenden Symptomen leiden, durchaus zu dem Urteil kommen, dass der Tod dem Weiterleben vorzuziehen ist. Dies erleben wir nicht nur bei Entscheidungen zum Verzicht auf lebenserhaltende Behandlungsmaßnahmen (bspw. der Verzicht auf eine Beatmung bei Patient*innen mit weit fortgeschrittener Amyotropher Lateralsklerose), sondern auch in der Vorausplanung von Behandlungsentscheidungen, wenn die Betroffen Grenzen für den Einsatz lebenserhaltender Behandlungen definieren, meist für den Fall einer schweren Schädigung des Gehirns, die mit erheblichen Einschränkungen der sozialen Teilhabe einhergehen.

Die Beurteilung aus der Wohlergehens-Perspektive, ob das Sterben besser als das Weiterleben wäre, fällt bei Anfragen nach einem assistierten Suizid insofern schwer, als die betroffenen Personen *voll entscheidungsfähig* sind und sich damit noch zu ihrem Leben mit Einschränkungen oder belastenden Symptomen verhalten können. Die Erfahrung zeigt, dass Menschen solche Situationen in Abhängigkeit von ihren individuellen Vorstellungen eines (noch hinreichend) guten Lebens und ihrer jeweiligen Anpassungsfähigkeit sehr unterschiedlich bewerten. Es ist deshalb aus der Wohlergehens-Perspektive bei Anfragen nach assistiertem Suizid kaum möglich, den »Umschlagspunkt«, d. h. das Ausmaß an Einschränkungen und Belastungen, klar zu definieren, ab dem das Sterben für die betroffenen Menschen besser ist als das Weiterleben. Wir schlagen deshalb vor, in solchen Fällen den vorliegenden Bearbeitungsschritt darauf zu beschränken herauszuarbeiten, *wie stark* die am Wohlergehen orientierten Argumente für die verfügbaren Optionen des Weiterlebens sind. Dabei sind die Argumente umso schwächer, je kürzer die verbleibende Lebenszeit ist (bspw. bei einer weit fortgeschrittenen Tumorerkrankung) und je belastender und schwieriger die Symptome zu behandeln sind (bspw. Schmerzen durch eine dystone Bewegungsstörung).

Bei den *Verpflichtungen gegenüber Dritten* sind insbesondere die Bedürfnisse der Angehörigen und anderer nahestehender Personen zu berücksichtigen. Diese sollten ebenfalls entsprechend betreut und begleitet werden. Idealerweise können die nahestehenden Personen die Entscheidung der Betroffenen zu einem assistierten Suizid zumindest mittragen.

In der *Synthese* verändert sich dann entsprechend die Leitfrage. Ausgangspunkt ist der in der ethischen Fallbesprechung bestätigte freiverantwortliche Wunsch der betroffenen Person nach einer Suizidassistenz (vgl. *Autonomie-Perspektive*). (Bei begründeten Zweifeln an der Freiverantwortlichkeit des Suizidwunsches erübrigen sich die weiteren Überlegungen.) Mit Blick auf die Ergebnisse der *Wohlergehens-Perspektive* ist dann zu fragen: Gibt es starke, am Wohlergehen orientierte Argumente für die Handlungsalternativen zur Assistenz bei der Selbsttötung? Sofern keine starken, am Wohlergehen orientierten Argumente für die Optionen des Weiterlebens sprechen (bspw. bei einer kurzen verbleibenden Lebenszeit und/oder bei schwer zu lindernden, stark belastenden Symptomen), kann die Suizidassistenz auch aus der Wohlergehens-Perspektive ethisch begründet werden. Dies kann insbesondere die beteiligten Teammitglieder, die die Suizidassistenz nicht grundsätzlich ausschließen, bestärken, wenn sie die betroffene Person anschließend beim Suizid begleiten. Sofern es aber gewichtige Argumente für die Optionen des Weiterlebens gibt, sollten diese Argumente noch einmal ausdrücklich mit der anfragenden Person besprochen werden, um sicherzustellen, dass sie die Argumente für das Weiterleben auch nachvollziehbar verstanden und für sich erwogen hat. Sollte sich die Person danach weiterhin einen assistierten Suizid wünschen, kann es für die beteiligten Professionellen leichter sein, dem Wunsch nachzukommen, wenn sie erlebt haben, dass die anfragende Person sich ernsthaft mit den möglichen Alternativen des Weiterlebens auseinandergesetzt hat. Gegebenenfalls können die beteiligten Professionellen die starken, am Wohlergehen orientierten Argumente auch für ihre eigene Entscheidung nutzen, ob sie bereit sind, bei der anfragenden Person eine Suizidassistenz zu leisten. An dieser Stelle sei noch einmal ausdrücklich betont, dass die Wohlergehens-Argumente – insbesondere auch vor dem Hintergrund des Bundesverfassungsgerichtsurteils – nicht die grundsätzliche ethische Legitimität der Suizidassistenz infrage stellen, sondern nur den *einzelnen* (!) beteiligten Teammitgliedern in ihrer *individuellen* Entscheidung eine ethische Orientierung in Bezug darauf bieten können, ob sie *im vorliegenden Fall* bereit sind, eine Suizidassistenz zu leisten oder nicht.

Im Anschluss an die Synthese kann – wie sonst auch – die Anwesenheit der verschiedenen Teammitglieder genutzt werden, um die weiteren Schritte zur *Umsetzung des Ergebnisses* zu besprechen.

Abschließend sei noch ausdrücklich betont, dass es bislang in Deutschland noch vergleichsweise wenig Erfahrung mit ethischer Fallberatung bei Anfragen nach Suizidassistenz gibt. Insofern wird im weiteren Verlauf noch einmal kritisch zu überprüfen sein, inwieweit sich das hier vorgeschlagene Vorgehen in der Praxis bewährt.

7.2 Grenzen der Ethikberatung im Kontext von Anfragen nach Assistenz bei der Selbsttötung

Wie bereits angesprochen, sind Vertreter*innen von Ethikberatung international in sehr unterschiedlicher Weise in die Praxis der Assistenz bei der Selbsttötung bzw. Tötung auf Verlangen involviert. In der kanadischen Provinz Quebec koordinieren Ethikberater*innen bspw. sogenannte interdisciplinary support groups (ISGs). Deren Aufgabe ist es, klinische, administrative, rechtliche und ethische Aspekte, die im Kontext von Anfragen nach Suizidassistenz bzw. Tötung auf Verlangen aufkommen, zu erörtern (Perron et al. 2024).

Eine solche vergleichsweise weit in die Praxis reichende Rolle der Ethikberatung eröffnet auf der einen Seite die Möglichkeit, diese Praxis unter ethischen Gesichtspunkten zu reflektieren und zu gestalten. Weiterhin erscheint es aus der Perspektive des Managements einer Gesundheitseinrichtung durchaus nachvollziehbar, Ethikberater*innen für diese Aufgaben anzufragen. Gründe hierfür könnten die Wahrnehmung von Suizidassistenz als ethisch kontroverse Praxis sowie ein breites Spektrum von Kompetenzen auf Seiten der Ethikberater*innen (vgl. AEM 2022b, Aulisio et al. 2000) sein.

Ausgehend vom *Gegenstandsbereich von Ethikberatung* und den Kernkompetenzen von Ethikberater*innen stellt sich allerdings die Frage, welche Aufgaben bei Anfragen nach Assistenz bei der Selbsttötung übernommen werden können, bzw. sollten. Curricula für Ethikberater*innen umfassen bspw. in der Regel nicht den Erwerb von Kompetenzen zur Prüfung der Selbstbestimmungsfähigkeit oder der Beratung im Kontext von Anfragen nach Suizidassistenz. Für die Einbeziehung in oder das Monitoring der entsprechenden Praxis fehlen adäquate Kompetenzen, wenn diese nicht im Rahmen anderer Qualifizierung erworben wurden. Weiterhin ist zu bedenken, dass es bei einer Einbeziehung von Ethikberater*innen in die Praxis der Assistenz bei der Selbsttötung zu verschiedenen Konflikten kommen kann. Ein Beispiel sind Konflikte hinsichtlich der *Allokation von Ressourcen für Bedarfe an die Ethikberatung*. Wenn wir die Entwicklung in der Schweiz auf Deutschland übertragen, müssten wir zukünftig mit etwa 20.000 Fällen von Suizidassistenz pro Jahr rechnen (in der Schweiz z. Zt. etwa 2 % der Todesfälle). Eine reguläre Einbeziehung von Ethikberater*innen in die Entscheidungsfindung über eine etwaige Suizidassistenz würde in den meisten Institutionen ein Vielfaches an Arbeit im Vergleich zur aktuellen Tätigkeit im Rahmen von Ethikfallberatungen bedeuten. Dies gilt umso mehr, da ein großer Teil der Anfragen im außerklinischen Setting stattfindet und hier Ethikberatung vergleichsweise wenig Ressourcen zur Verfügung hat. Es könnte sich bei einer weitergehenden Einbeziehung der Ethikberatung in die Praxis des Umgangs mit Anfragen nach Suizidassistenz also das Problem ergeben, dass die wenigen verfügbaren Ressourcen für eine vergleichsweise seltene, gleichwohl ethisch herausfordernde Praxis aufgewendet würden. Eine andere Art von Konflikt könnte hinsichtlich der Rolle und Aufgaben von Ethikberater*innen entstehen. Entsprechend der von uns zu Beginn dieses Handbuchs eingeführten Definition ist es Aufgabe der Ethikberatung, ethische Herausforderungen im Kontext der Patientenversorgung zu identifizieren, zu analysieren und beratend Handlungsoptionen im Sinne einer ethisch begründbaren Vorgehensweise herauszuarbeiten. Im Falle der Einbeziehung von Ethikberater*innen für die Koordination und das Monitoring einer ethisch herausfordernden Praxis wäre dies zum einen mit dem Verlust einer gewissen Distanz zur Patientenversorgung verbunden. Gleichzeitig besteht die Gefahr, dass Ethikberater*innen primär als Koordinator*innen oder gar Fürsprecher*innen der Assistenz bei der Selbsttötung wahrgenommen werden. Zusammenfassend besteht, nach unserer Einschätzung, Bedarf an einer kritischen Reflexion sowie wissenschaftlichen Untersuchungen zum möglichen Beitrag und zu den Limitationen von Ethikberater*innen.

8 Ethikfallberatung kompetent durchführen: Qualifizierung und Demonstration erworbener Kompetenzen

Jan Schildmann

Bei der Ethikfallberatung stellen sich – wie bei anderen sich etablierenden Arbeitsfeldern – im Verlauf der Entwicklung Fragen der Qualitätssicherung und der Qualifizierung von Ethikberater*innen. Die Diskussion über Qualität und über eine Zertifizierung im Sinne eines Nachweises von Kompetenzen für die Ethik(fall)beratung wird sowohl im deutschsprachigen Raum als auch international bereits seit vielen Jahren und teilweise durchaus kontrovers geführt (Bosk 2003, White 2021). Mit Blick auf den praktischen Fokus dieses Buches wollen wir hier weniger die akademische Diskussion über die Möglichkeit und Grenzen von Kompetenzen und Expertise in der Ethikfallberatung nachzeichnen, sondern uns vielmehr auf die wichtigen Inhalte und Methoden der Qualifizierung sowie Möglichkeiten zur Demonstration der erworbenen Kompetenzen konzentrieren.

8.1 Anforderungen an kompetente Ethikfallberatungen: Vielfältig und anspruchsvoll

Die *American Society for Health and Human Values – Society for Bioethics Consultation Task Force on Standards for Bioethics Consultation* hat bereits in den 1990er Jahren recht detailliert Anforderungen an *Kenntnisse*, *Fertigkeiten* und *Einstellungen* der klinischen Ethikfallberater*in sowie weiterer an der Ethikfallberatung beteiligten Parteien formuliert (vgl. Aulisio et al. 2000, S. 61–64).[15] Nachdem die Qualifizierung im Bereich der »Einstellungen« bzw. Voraussetzungen in Bezug auf den »Charakter« von Ethikberater*innen ein notorisch kontroverses Feld ist (vgl. z. B. Baylis et al. 2003), beschränken wir uns im Folgenden auf die Qualifizierung von Kenntnissen und Fertigkeiten und deren Nachweis.

---

15 Die aktuelle Entwurffassung der dritten Auflage kann unter folgendem Link aufgerufen werden: https://asbh.org/uploads/about/2024/Core_Competencies_3rd_edition_for_review.pdf.

8.1.1 Kenntnisse für die Ethikfallberatung

Als erforderliche übergeordnete ethische Kenntnisse benennt die Stellungnahme, neben dem *Wissen um grundlegende ethische Theorien und deren Anwendung*, auch *Konzepte*, die für die angewandte bzw. klinisch-ethische Analyse von Bedeutung sind. Die entsprechenden Passagen des Positionspapiers der Society for Health and Human Values–Society for Bioethics Consultation Task Force on Standards for Bioethics Consultation (Aulisio et al. 2000) fordern Kenntnisse unter anderem zu

1. ethischen Theorien (z. B. Kasuistik, konsequentialistische Theorien, Prinzipienethik),
2. typischen ethischen Konzepten im Kontext von Ethikberatung (z. B. Autonomie, informierte Einwilligung, Stellvertreterentscheidungen),
3. Werthaltungen und Glauben von Patient*innen und Berufsgruppen der Gesundheitseinrichtung (z. B. vertretene Religionen, relevante ethnische und kulturelle Einflüsse), sowie
4. standesethischen und weiteren relevanten Kodizes.

8.1.2 Fertigkeiten für die Ethikfallberatung

Grundlegende *ethische Fertigkeiten*, die von Ethikberater*innen gefordert werden, sind das Vermögen, *wertebezogene Unsicherheiten* bzw. *Konflikte zu erkennen* und zu *analysieren*. Das bereits zitierte Positionspapier (Aulisio et al. 2000) benennt bspw. die folgenden Fertigkeiten:

1. Fähigkeit, werterelevante Unsicherheiten bzw. Konflikte als Grund für die Anfrage nach Ethikberatung zu identifizieren.
2. Fähigkeit, den Grund für die bestehende Unsicherheit hinsichtlich eines ethisch begründeten Handelns zu identifizieren.
3. Fähigkeit, ethische Aspekte eines Falls den Anfragenden zu vermitteln.
4. Fähigkeit, die verschiedenen Sichtweisen der beteiligten Akteure allen Beteiligten zu vermitteln.

Die von der genannten Task Force definierten Anforderungen an Ethikfallberater*innen haben international eine Vorbildfunktion eingenommen, wobei es durchaus unterschiedliche Akzente bei den Anforderungen an Ethikberater*innen gibt. So hat die *Akademie für Ethik in der Medizin (AEM)* in ihrem 2022 überarbeiteten *Curriculum »Ethikberatung im Gesundheitswesen«* (AEM 2022a) verschiedene *Kompetenzbereiche* definiert. Für den Bereich der Ethikfallberatung wurden spezifische *kompetenzbasierte Lernziele* für folgende Arbeitsfelder definiert:

- Organisation einer Ethikfallberatung
- Moderations- und Kommunikationstechniken
- Beratungsinhalte

Die veröffentlichten Anforderungsprofile machen wenigsten zwei für die Praxis der Ethikfallberatung wichtige Dinge deutlich: 1. Kompetente Ethikfallberatung erfordert neben ethischen Kompetenzen ein breites Spektrum weiterer Kompetenzen, wie bspw. organisatorische oder kommunikative Kompetenzen. 2. Die geforderten Kompetenzen können sich in Abhängigkeit vom zugrunde liegenden theoretischen und methodischen Ansatz der Ethikfallberatung unterscheiden. Hermeneutisch-tugendethische Ansätze (siehe ▶ Kap. 5.2.2) gehen bspw. davon aus, dass die ethische Kompetenz der an der Ethikfallberatung teilnehmenden Personen sicherstellt, dass für das vorliegende ethische Problem ein Konsens erzielt werden kann. Demgegenüber wären bei der Umsetzung der in diesem Buch dargestellten Methode der prinzipienorientierten ethischen Falldiskussion andere Kompetenzen zu fordern. ▶ Tab. 8.1 gibt einen Überblick über ausgewählte Kompetenzen in der Ethikfallberatung in Abhängigkeit von unterschiedlichen ethisch-theoretischen Grundlagen.

Tab. 8.1: Ausgewählte Kompetenzen von Ethikberater*innen (nach Haltaufderheide et al. 2022)

Ausgewählte Kompetenzen – hermeneutisch-tugendethische Ansätze	Ausgewählte Kompetenzen – analytische Ansätze (z. B. prinzipienethische Ansätze)
• die beteiligten Personen bei der Klärung ihrer eigenen Werte unterstützen • die Ansichten und moralischen Überzeugungen der beteiligten Parteien verstehen können • die Konsensbildung unterstützen	• bei der Identifizierung von ethisch akzeptablen medizinischen Optionen Hilfestellung geben • Handlungsoptionen unter Berücksichtigung der ethischen Prinzipien bewerten • sicherstellen, dass die relevanten ethischen Werte und Prinzipien angemessen berücksichtigt wurden

Möglicherweise haben Sie sich beim Lesen der in der Tabelle aufgeführten Kompetenzen überlegt, ob in der Praxis nicht Kompetenzen entsprechend beider Ansätze für eine erfolgreiche Ethikfallberatung notwendig sind. Wir stimmen dem insofern zu, als es zum Beispiel auch im Rahmen der prinzipienorientierten ethischen Falldiskussion hilfreich ist, die moralische Überzeugung einer an der Fallberatung teilnehmenden Person zu erörtern. Inhaltlich und auch mit Blick auf die begrenzte Zeit im Rahmen der Qualifizierung ist es allerdings wichtig, die Prioritäten hinsichtlich der erwarteten Kompetenzen zu klären, und diese unterscheiden sich in Abhängigkeit von der gewählten Methode der Ethikfallberatung.

Schließlich ist es mit Blick auf die veröffentlichen Curricula bzw. Anforderungsprofile interessant, dass wenigstens nach unserer Kenntnis kaum oder allenfalls kursorisch zu Kompetenzen hinsichtlich des Anwendungsbereichs von Ethikberatung – die Patientenversorgung – benannt werden. Kenntnisse der Patientenversorgung etwa in Bezug auf Terminologie, Fachrichtungen und bestehende Handlungsoptionen unterstützen nach unserer Erfahrung die Ethikfallberatung. Entsprechend sollten diejenigen, die bzw. keinen Gesundheitsberuf erlernt haben, Sorge dafür tragen, dass zumindest Grundkenntnisse diesebezüglich vorliegen.

8.2 Qualifizierung für Ethikfallberatungen: Prozess und Methoden

Wie bereits deutlich geworden sein sollte, sind für die Ethikfallberatung umfangreiche Kenntnisse und Methoden erforderlich. Damit stellt sich die Frage, welche Kompetenzen auf welche Weise am besten erworben werden können.

Eine wichtige Orientierung bieten das *Curriculum »Ethikberatung im Gesundheitswesen«* und die Anforderungen für die Zertifizierung der AEM.[16] So umfasst der *Grundkurs für das K1-Zertifikat* mindestens 30 Lehreinheiten à 45 min. Kleingruppenarbeit und Fallbearbeitungen sollen dabei wenigstens 50 % der Lehreinheiten ausmachen. Ergänzend zum Grundkurs ist für die K1-Zertifizierung ein Moderationstraining erforderlich, das mindestens 15 Lehreinheiten à 45 min umfasst. Wie andere Veranstalter nutzen wir diese Zeit in unseren Fortbildungen praktisch ausschließlich für simulierte Fallbesprechungen, da die Anwendung der Methode in Verbindung mit den erforderlichen kommunikativen und organisatorischen Kompetenzen eine große Herausforderung darstellt. Weiterhin ist nach unserer Erfahrung eine selbstständig schriftlich ausgearbeitete Fallanalyse entlang den Schritten einer Fallberatungsmethode eine sehr gute Möglichkeit, um Kenntnisse und Fertigkeiten weiterzuentwickeln und mögliche Bedarfe für die weitere Qualifizierung erkennen zu können.

Für die K1-Zertifizierung ist im Nachgang zur Schulung der Nachweis von drei realen Ethikfallberatungen inklusive Nachbesprechung notwendig. Eine *begleitete Praxisphase* ist nach unseren bisherigen Erfahrungen insbesondere für Moderator*innen von Ethikfallberatungen sehr wichtig. Die Zeit im Rahmen der sogenannten K1-Schulung ist zu knapp bemessen, um allen Teilnehmenden umfassend praktische Erfahrungen mit der Moderation zu ermöglichen und Feedback zu vermitteln. Analog zur bereits lang bekannten Evidenz für den Erwerb kommunikativer Kompetenzen (Aspegren 1999) gilt, dass ausreichende praktische Erfahrungen sowie *strukturiertes Feedback und Reflexion* elementar für Erwerb und Vertiefung der für die Ethikfallberatung erforderlichen Kompetenzen sind.

Wir empfehlen daher, über die für Zertifizierung geforderten Fallberatungen hinaus, weitere Möglichkeiten für die praktische Übung und das Feedback anzubieten. Im Anschluss an eine Inhouse-K1-Schulung in Halle/Saale haben wir bspw. eine *strukturierte Phase der Fortbildung* für diejenigen Teilnehmenden etabliert, die perspektivisch verantwortlich die Moderation von Ethikfallberatungen durchführen möchten. Schulungsteilnehmende, die aus verschiedenen Einrichtungen kommen, bspw. können regelmäßig Falldiskussionen online simulieren und die Moderation üben. Wichtig ist dabei, dass die avisierte Struktur und Methode der Ethikfallberatung für alle Beteiligten klar sind, damit ein gemeinsamer Referenzpunkt für die Durchführung der Ethikfallberatung und das anschließende Feedback vorliegt. Hinzu kommen regelmäßige Treffen der Ethikberater*innen zur Besprechung typischer bzw. auch als besonders schwierig erachteter Herausforde-

---

16 https://aem-online.de/zertifizierung-fuer-ethikberatung/

rungen. Schließlich besteht auch die Möglichkeit zur Nachbesprechung psychisch belastender Fallberatungen.

8.3 Kompetenzen demonstrieren: Keine einfache Aufgabe

Kompetenzen in der Ethikfallberatung nicht nur zu erwerben, sondern auch zu demonstrieren und zu prüfen, kann aus unterschiedlichen Gründen von Interesse sein. So kann es bspw. bei der Besetzung einer Stelle, in deren Rahmen auch Ethikfallberatung durchgeführt werden soll, für eine Einrichtung relevant sein, dass entsprechende Kompetenzen vorhanden sind. Vergleichbares gilt in einer Einrichtung, in der neue Ethikfallberater*innen ausgebildet werden und der Zeitpunkt bestimmt werden soll, ab dem diese eine Fallberatung kompetent eigenverantwortlich durchführen können. Die K1-Zertifizierung der AEM ist in diesem Sinne ein wichtiger *Mindeststandard*, der sicherstellt, dass grundlegende Kenntnisse und Fertigkeiten gelehrt wurden. Etwas anders gelagert, aber ebenfalls mit einer vergleichbaren Zielsetzung, wurde in den USA die Healthcare Ethics Consultant Certification (HEC-C) der American Society for Bioethics and Humanities (ASBH) implementiert (White 2021).

Beide Zertifikate sind allerdings kein Beleg für die individuelle Handlungskompetenz. Der Nachweis entsprechender Kompetenzen ist in der Breite auch schwierig umzusetzen, da neben der Operationalisierung von überprüfbaren Kompetenzen auch ein erheblicher methodischer und zeitlicher Aufwand erforderlich wäre. Mit Blick auf ein pragmatisches Vorgehen zur *Selbst- und Fremdeinschätzung von Kompetenzen* schlagen wir vor, diese anhand von Checklisten und im Rahmen kollegialer Inter- bzw. Supervision zu überprüfen. Hierfür ist zunächst zu definieren, welche Kompetenzen in welcher Form beobachtbar gezeigt werden sollen. Dabei ist zu beachten, dass neben *generischen Kompetenzen* gegebenenfalls auch *spezifische Fertigkeiten* zur Anwendung einer Methode der Ethikfallberatung bedacht werden müssen. Bei der Anwendung einer Checkliste ist weiterhin zu bedenken, dass bei einer Fremdeinschätzung die Bewertenden ein *gemeinsames Verständnis hinsichtlich des Erwartungshorizontes* haben müssen. Dieser ist umso leichter herzustellen, je konkreter die erwarteten Kenntnisse oder Fertigkeiten formuliert sind. ▶ Tab. 8.2 enthält eine Auswahl möglicher Kompetenzen und Operationalisierungen im Sinne eines Erwartungshintergrundes und als Anregung für die Erstellung einer strukturierten Eigen- bzw. Fremdbeurteilung. Weiterhin finden Sie im Kapitel »Zusatzmaterial zum Download« einen Feedbackbogen für die prinzipienorientierte ethische Falldiskussion.

Tab. 8.2: Mögliche Bewertungskriterien für die Selbst- und Fremdbeurteilung einer Ethikfallberatung nach der Methode der prinzipienorientierten ethischen Falldiskussion

Kompetenz (Beispiele)	Erwartungshorizont (Beispiele)	Bewertung/Kommentare
Ablauf der Fallbesprechung gestalten	• Teilnehmende begrüßt • Ziel und Vorgehen erklärt • Zeitrahmen angegeben/eingehalten • Teilnehmende verabschiedet	
Teilnehmende in die Besprechung einbeziehen	• Bei Bedarf wurden »stille« Teilnehmende angesprochen • Es wurde auf angemessene Verteilung der Wortbeiträge geachtet.	
Struktur der prinzipienethischen Falldiskussion einhalten (bzw. andere Methode)	• Folgende Elemente der inhaltlichen Struktur wurden umgesetzt • Medizinische Aufarbeitung • Handlungsoptionen • Bewertung 1 • Bewertung 2 • Synthese • Kritische Reflexion	
Fachfragen und Bewertungen differenzieren	• Es erfolgte eine Klärung, ob unterschiedliche Bewertungen fachlich oder ethisch begründet waren. • »Versteckte« ethische Bewertungen in Fachargumentationen wurden bei Bedarf explizit gemacht.	
Neutralität als Moderator*in wahren	• Es wurden keine eigenen ethischen Bewertungen der Gruppe aufgedrängt. • Unterschiedliche Positionen in der Gruppe wurden angemessen gewürdigt.	

> **Merke**
>
> Erforderliche Kompetenzen von Ethikberater*innen wurden unter anderem von der Society for Health and Human Values-Society for Bioethics Consultation Task Force on Standards for Bioethics Consultation und von der AEM formuliert. Für den Erwerb praktischer Fertigkeiten empfiehlt sich im Anschluss an die formale Qualifizierung eine Praxisphase mit strukturiertem Feedback. Hierfür können Checklisten zur Selbst- und Fremdeinschätzung im Rahmen von Inter- und Supervisionen angewandt werden.

9 Ethikberatung im ambulanten Sektor und in stationären Pflegeeinrichtungen

Jan Schildmann und Georg Marckmann

Im Mittelpunkt der meisten Kapitel dieses Buches stehen Angebote der Ethikberatung, wie sie in Krankenhäusern umgesetzt werden. Dieser Fokus ist einerseits durch die in der Klinik bereits länger etablierten Ethikberatungsstrukturen und andererseits durch den Schwerpunkt unserer Tätigkeit im klinischen Kontext bedingt. Allerdings ist auch im deutschsprachigen Raum ein steigendes Interesse an Ethikberatung im »außerklinischen Kontext« zu beobachten. Damit ist insbesondere der Aufbau von Strukturen und Angeboten der Ethikberatung gemeint, die in der *ambulanten Versorgung* sowie in *stationären Pflegeeinrichtungen* umgesetzt werden. Bereits im Rahmen des 111. Deutschen Ärztetags 2008 wurde eine Stärkung der außerklinischen Ethikberatung gefordert. In den letzten Jahren wurde in verschiedenen Publikationen über den Stand der Entwicklung der außerklinischen Ethikberatung in Deutschland berichtet (Seifart et al. 2018, Seifart 2019, Seifart et al. 2020, Wenker et al. 2020, Wenker et al. 2021). Zeitlich parallel konnten wir gemeinsam mit Kolleg*innen der Zentralen Ethikkommission bei der Bundesärztekammer (ZEKO) eine Stellungnahme zur außerklinischen Ethikberatung erarbeiten, die 2020 veröffentlicht wurde (ZEKO 2020). Aufbauend auf dieser Stellungnahme und unseren praktischen Erfahrungen mit Anfragen nach Ethikberatungen im außerklinischen Setting sollen in diesem Kapitel vorrangig die Besonderheiten hinsichtlich der inhaltlichen Bedarfe sowie der strukturellen und organisatorischen Aspekte im ambulanten Kontext und in Pflegeeinrichtungen thematisiert werden.

9.1 Anlässe für Ethikberatung im außerklinischen Kontext

Es ist nicht überraschend, dass der wesentliche Grund für Angebote der Ethikberatung in der außerklinischen Versorgung darin liegt, dass auch niedergelassene Ärzt*innen und Mitarbeitende in stationären Pflegeeinrichtungen ethische Herausforderungen bei der Versorgung ihrer Patient*innen erfahren. Exemplarisch hierfür stehen ethische Abwägungen bei Entscheidungen über die Durchführung bzw. Begrenzung künstlicher Ernährung von Menschen, die in Pflegeeinrichtungen oder im häuslichen Kontext versorgt werden. Eine solche Entscheidungssituation in einer Pflegeeinrichtung war übrigens Auslöser für ein wegweisendes Urteil des Bundesgerichtshofs, in dem klargestellt wurde, dass auch eine lebenserhaltende künstliche Ernährung nur dann durchgeführt werden darf, wenn diese durch den (mutmaßlichen) Patientenwillen gedeckt ist (Bundesgerichtshof 2010).

In den letzten Jahren haben sich *Veränderungen der außerklinischen Patientenversorgung* ergeben, die auch *für die Ethikberatung relevant* sind. Im Zusammenhang mit der deutlich gesunkenen durchschnittlichen Krankenhausverweildauer und neuen technischen Entwicklungen ist die Komplexität der medizinischen und pflegerischen Versorgung zu Hause oder in Pflegeeinrichtungen gestiegen (Gágyor 2012, Kallusky et al. 2018). Dies umfasst auch die Versorgung von Menschen in der letzten Lebensphase durch die ambulante Palliativversorgung. Komplexe Versorgungssituationen sind häufig ein Trigger für werterelevante Fragestellungen nach einer »guten«, »angemessenen« bzw. »richtigen« Versorgung und geben damit auch Anlass für Anfragen nach Ethikberatungen.

Häufige oder zumindest typische ethische Herausforderungen und mögliche Anlässe für Ethikberatungen im außerklinischen Kontext wurden in den letzten Jahren in verschiedenen Umfragen unter ambulant tätigen Ärzt*innen untersucht (Kallusky et al. 2018, Seifart et al. 2018). Wie bereits oben angesprochen, sind einige der genannten Themen, wie z. B. die Ermittlung des mutmaßlichen Patientenwillens oder ethische Aspekte der Therapiezieländerung, auch aus der klinischen Ethikberatung bekannt. Allerdings können im außerklinischen Kontext auch ethische Herausforderungen identifiziert werden, die eher spezifisch für die ambulante Versorgung bzw. die Pflegeeinrichtungen scheinen. Beispiele hierfür sind *ethische Herausforderungen im Umgang mit der Privatsphäre*, bspw. etwa in Pflegeeinrichtungen, *Gewalt* in der Pflege oder auch Entscheidungen hinsichtlich der *längerfristigen Versorgung* chronisch Kranker (Übersicht Seifart et al. 2018, Sauer et al. 2012). Weiterhin ist für den hausärztlichen Bereich zu bedenken, dass sozialmedizinische und psychische Konsultationsanlässe häufiger sind als im akutmedizinischen Setting einer Klinik (Slowther 2009).

9.2 Strukturelle und organisatorische Besonderheiten der außerklinischen Ethikberatung

Darüber hinaus unterscheidet sich auch der institutionelle Kontext der außerklinischen Ethikberatung. Da dieser Aspekt nach unserer Erfahrung wichtig für die erfolgreiche Implementierung ist, findet er besondere Berücksichtigung im vorliegenden Praxisbuch.

Während die »klinische« Ethikberatung in eine Klinik (oder einen Klinikverbund) organisatorisch eingebunden ist, bestehen bei der außerklinischen Ethikberatung unterschiedliche *Möglichkeiten der institutionellen Anbindung.* Pflegeinrichtungen, *Palliativnetzwerke* oder auch *Landesärztekammern* sind nach unserer Kenntnis Einrichtungen, an denen häufiger außerklinische Ethikstrukturen angesiedelt sind (Seifart et al. 2020).

Die im Vergleich zur klinischen Ethikberatung offenere bzw. heterogenere institutionelle Struktur wirkt sich auf die Umsetzung der verschiedenen Angebote in der Ethikberatung aus. So arbeiten die Teilnehmenden an außerklinischen Ethikfallberatungen häufig in unterschiedlichen Einrichtungen (z. B. hausärztliche Praxis, Pflegeeinrichtung, ambulanter Pflegedienst). Dies stellt erhöhte Anforderungen etwa bei der Organisation einer gemeinsamen ethischen Fallbesprechung. Weitere für die praktische Tätigkeit von Ethikberatung im außerklinischen Kontext relevante Fragen betreffen *Arbeitszeitregelung* sowie die *Übernahme von Kosten*, die bspw. für die Fahrten zur Fallbesprechung anfallen. Es stellen sich nach unserer Erfahrung bisweilen auch Herausforderungen bezüglich des *vertraulichen Umgangs mit medizinischen Daten* und der *Schweigepflicht*, die im klinischen Kontext für die teilnehmenden Berufsgruppen häufig qua Zugehörigkeit zur Gesundheitseinrichtung geregelt sind. So können bei der klinischen Ethikberatung die für eine Fallbesprechung notwendigen Informationen, im Sinne des Versorgungsauftrags und geltender Schweigeverpflichtungen der Mitarbeitenden, vielfach ohne größeren Aufwand innerhalb der Gruppe der an einer Fallbesprechung Teilnehmenden ausgetauscht werden. Im außerklinischen Bereich besteht dieser geteilte Behandlungskontext, der eine solche Informationsweitergabe rechtfertigt, nicht immer in vergleichbarer Weise. Ein Lösungsansatz ist die Autorisierung der Informationsweitergabe durch die Betroffenen.

Neben den vorstehend genannten organisatorischen und praktischen Aspekten der außerklinischen Ethikberatung sind, auch für die Gestaltung der Beratung und den resultierenden Empfehlungen, einige Besonderheiten zu berücksichtigen. So sind die betreuenden Ärzt*innen im ambulanten Setting nicht selten mit der Versorgung mehrerer Mitglieder einer Familie betraut. Daher können *bei der ethischen Abwägung* (z. B. in Bezug auf Verpflichtungen gegenüber Dritten) *Konflikte bestehen* (Slowther 2009, Kallusky et al. 2018). So ist etwa mit der Entscheidung über die weitere Versorgung zu Hause oder in einer Gesundheitseinrichtung nicht selten eine Belastung oder auch Entlastung für weitere Familienangehörige verbunden, die unter ethischen Gesichtspunkten relevant sein kann. Während diese Abwägungen unabhängig vom Kontext getroffen werden müssen, besteht der Unterschied darin, dass das Behandlungsteam in einer Klinik in der Regel nur eine Patient*in und nicht gleichzeitig auch Angehörige versorgt. *Konkurrierende Interessen* können bestehen, wenn mit der Versorgung von Patient*innen auch finanzielle Interessen von Seiten der behandelnden Ärzt*innen bestehen. Vergleichbare Interessen kann es auch im klinischen Kontext geben, allerdings ist hier das finanzielle Risiko und der mögliche finanzielle Gewinn häufig weniger unmittelbar als für die Ärzt*in, die gleichzeitig wirtschaftliche Verantwortung für die eigene Praxis hat. Auch der spezielle Charakter des Arzt-Patient-Verhältnisses in der außerklinischen Versorgung kann einen Einfluss auf die ethische Beratung haben. Niedergelassene Ärzt*innen bzw. die Pflegenden kennen die Patient*innen oft über einen längeren Zeitraum. Dies fundiert die Angaben zur bisherigen Krankengeschichte, zum sozialen Umfeld der Patient*in sowie zum (mutmaßlichen)

Willen in einer anderen Qualität, als dies in der Regel im klinischen Kontext möglich wäre (Gágyor 2012). Mit Blick auf die Umsetzung von Handlungsempfehlungen als Ergebnis einer ethischen Fallbesprechung ist zu bedenken, dass im außerklinischen Bereich nicht immer alle relevanten Ressourcen oder die technische Ausstattung für eine ethisch präferierte Handlungsoption zur Verfügung stehen. Gleichzeitig ist für die Versorgung im hausärztlichen Setting zu bedenken, dass ambulant tätigen Ärzt*innen in ihren eigenen Praxen die Leitung und Organisation obliegt, sodass hier ein größerer Handlungsspielraum als im hierarchisch strukturierten Krankenhaus besteht (Gágyor 2012).

Tab. 9.1: Vergleichende Übersicht zu ausgewählten inhaltlichen und organisatorischen Merkmalen klinischer und außerklinischer Ethikberatung (in Anlehnung an Seifart 2018 et al., Bockenheimer-Lucius 2015)

Merkmal	Klinische Gesundheitsversorgung	Außerklinische Gesundheitsversorgung
Zielgruppen	akut erkrankte Menschen	Menschen mit Bedarf an Pflege, hausärztliche Beratung/Versorgung chronisch Kranker
Dauer der Behandlung	in der Regel wenige Tage bis Wochen	häufig Monate oder Jahre bis zum Tod
Zielsetzung der versorgenden Einrichtung	akutmedizinische Versorgung	Pflege, Versorgung, Wohnort für Menschen
Beziehung zwischen Behandlungsteam und Patient*in	eher selten enge Beziehung von Team mit Patient*innen	teilweise langdauernde und intensive Beziehung zwischen Team und Bewohner*in/Hausärzt*in und Patient*in
Rolle der Angehörigen	kurzzeitige und häufig eher oberflächliche Kontakte mit Behandlungsteam	häufig langdauernde und intensivere Kontakte mit Behandlungsteam
Organisatorische Anbindung der Ethikberatung	Klinik, in der Regel integriert in bestehende Strukturen	unterschiedliche Möglichkeiten der Anbindung (z. B. Ärztekammer, Palliativnetz, Pflegeeinrichtung etc.)
Inhalte von Anträgen nach Ethikberatung	ethische Fragen im Kontext akutmedizinischer Behandlung	ergänzend Themen der Pflege, der längerfristigen Versorgung und weiteren Betreuung
Ort der Ethikberatung	Krankenhaus	unterschiedlich, teilweise im Wohn- und Lebensbereich der betroffenen Person
Legitimation der Ethikberatung	in der Regel im Kontext des Versorgungsauftrags der Klinik	Legitimation durch die jeweilige Organisationsstruk-

Tab. 9.1: Vergleichende Übersicht zu ausgewählten inhaltlichen und organisatorischen Merkmalen klinischer und außerklinischer Ethikberatung (in Anlehnung an Seifart 2018 et al., Bockenheimer-Lucius 2015) – Fortsetzung

Merkmal	Klinische Gesundheitsversorgung	Außerklinische Gesundheitsversorgung
		tur der außerklinischen Ethikberatung
Umsetzbarkeit der Empfehlung in Ethikfallberatung	angesichts vielfältiger Handlungsoptionen in Klinik meist möglich	je nach Beratungsergebnis, ggf. Verlegung zur Umsetzung von Beratungsempfehlung

> **Merke**
>
> Außerklinische Ethikberatungsangebote können unterschiedlich institutionell angebunden werden. Es bestehen im Vergleich zur klinischen Ethikberatung spezifische Herausforderungen bspw. hinsichtlich der Organisation, Durchführung und Honorierung von Fallberatungen. Weitere Spezifika bestehen bei der Versorgung mehrerer Familienmitglieder und durch konkurrierende Interessen, etwa mit Blick auf die finanzielle Vergütung unterschiedlicher Versorgungsmaßnahmen.

9.3 Vorschläge zur Implementierung außerklinischer Ethikberatung

Aufbauend auf der Darstellung inhaltlicher und organisatorischer Besonderheiten der außerklinischen Ethikberatung möchten wir in diesem Abschnitt aufzeigen, was bei der Implementierung außerklinischer Ethikberatung zu beachten ist. Viele Implementierungsschritte, die wir in ▶ Kap. 3 für das Ethikkomitee im klinischen Kontext beschrieben haben, sind auch für den außerklinischen Bereich relevant. Daher fokussieren wir uns im Folgenden auf Aspekte der Organisation und Durchführung, die im außerklinischen Kontext besonderer Aufmerksamkeit bedürfen.

9.3.1 Sondierung bestehender regionale Angebote der Ethikberatung

Angebote außerklinischer Ethikberatung sind hinsichtlich ihrer Zielgruppe oft weniger scharf umrissen als Angebote in einer Klinik. Dies gilt insbesondere für die

Ethikberatung im ambulanten Setting, die sowohl Menschen, die zu Hause leben, als auch Menschen, die in Pflegeeinrichtungen versorgt werden, adressiert. Weiterhin bestehen in der Praxis Ethikberatungsangebote, die in spezifischen Versorgungskontexten eingebunden sind. Ein Beispiel sind Ethikberatungsangebote von Palliativnetzwerken, die teilweise auch von Menschen außerhalb der Palliativversorgung genutzt werden können. Angesichts der verschiedenen Varianten von Ethikstrukturen im ambulanten Setting und zur Vermeidung von Doppelstrukturen empfehlen wir, vor der Implementierung bereits bestehende Angebote zu sondieren und mögliche Bedarfe mit *einschlägigen Akteur*innen*, wie bspw. *Ärztekammern*, *Pflegeeinrichtungen* und *Netzwerken der ambulanten (palliativen) Versorgung zu ermitteln*.

9.3.2 Organisatorische Anbindung der außerklinischen Ethikberatung

Wie bereits erwähnt, sind Angebote der außerklinischen Ethikberatung derzeit unterschiedlich organisatorisch angebunden. Eine Möglichkeit ist die *Verankerung von Ethikberatung an einer Landesärztekammer*. Vorteile sind neben etablierten Strukturen, die unter anderem für die Kommunikation des Angebotes genutzt werden können, auch die Möglichkeit, die Arbeit der Ethikberater*innen durch die Finanzierung von Qualifizierungsmaßnahmen und einer Aufwandsentschädigung, etwa für die mit der Fallberatung verbundene Zeit und Reisetätigkeit, zu unterstützen. Eine Herausforderung kann aber die Umsetzung der inhaltlich und methodisch sinnvollen Multiprofessionalität bei der Beratung unter dem Dach der ärztlichen Standesvertretung darstellen. Weiterhin sollte sichergestellt werden, dass ein solches außerklinisches Ethikberatungsangebot nicht nur von Ärzt*innen angefordert werden kann.

Eine zweite, häufiger gewählte Möglichkeit ist die organisatorische Anbindung an ein regionales *Netzwerk für Palliativversorgung*. Während die Multiprofessionalität hier in der Regel fachlich verankert ist, kann eine solche Anbindung mit einer inhaltlichen Engführung der Fallberatungen auf »palliative Entscheidungssituationen« verbunden sein. Dies muss kein Manko sein. Zum einen kann von Seiten des Palliativnetzwerkes geprüft werden, wie mit Anfragen außerhalb des eigenen fachlichen Kontextes professionell umgegangen werden kann und zum anderen können komplementäre Angebote der Ethikberatung entwickelt werden. Eine weitere Besonderheit der Ethikberatung im Palliativkontext können normative Positionierung etwa hinsichtlich der Ablehnung aller Maßnahmen zur Beschleunigung des Todeseintritts sein. Solche normativen Setzungen, sollten unabhängig vom Träger reflektiert und, sofern für die Ethikberatung relevant, transparent gemacht werden.

Eine dritte Möglichkeit ist die Anbindung außerklinischer Ethikberatung an eine *Gesundheitseinrichtung*, wie etwa an ein Pflegeheim oder einen Träger mehrerer Einrichtungen. Vorteile bei einer solchen Konstellation sind klare Strukturen, die – teilweise ähnlich der klinischen Ethikberatung – die Kommunikation und Legitimation der Ethikberatungsangebote unterstützen. Mit Blick auf die regionale

Verfügbarkeit von Ethikberatung ist in solchen Fällen zu prüfen, wie sich einrichtungsbezogene Angebote zu den Bedarfen an Ethikberatung von Menschen, die außerhalb der entsprechenden Einrichtung arbeiten bzw. leben, verhalten.

9.3.3 Durchführung außerklinischer Ethikberatung

Auch bei der Durchführung der außerklinischen bzw. ambulanten Ethikberatung sind einige organisatorische und andere Besonderheiten zu beachten. Wie bereits angesprochen, sind die Teilnehmenden an der Ethikberatung meist nicht – wie im Krankenhaus – in einer Organisation verfügbar, sondern räumlich verteilt. Mit Blick auf den großen Zeitaufwand und weitere Kosten für persönliche Fallberatungen empfehlen wir die Prüfung *digitaler Falldiskussionen*. Nach unseren Erfahrungen, etwa aus Fortbildungen, verlaufen digital durchgeführte Falldiskussionen zwar durchaus abweichend von Vor-Ort-Besprechungen – etwa mit Blick auf die Spontanität von Wortbeiträgen oder auch die nonverbale Kommunikation –, allerdings kann unter inhaltlichen und methodischen Gesichtspunkten auch eine online durchgeführte Fallberatung das Ziel einer strukturierten ethischen Analyse erreichen. Darüber hinaus ist bei der Durchführung der angemessene Umgang mit der Schweigepflicht zu beachten. Wie bereits dargestellt, gilt diese natürlich grundsätzlich für alle Teilnehmenden der Ethikberatung, allerdings besteht in der klinischen Ethik hierfür bereits bisweilen ein rechtlicher Rahmen dadurch, dass die Ethikberatung im Behandlungsvertrag erwähnt ist. Im Rahmen der außerklinischen Ethikberatung und bei Einbeziehung von Akteur*innen unterschiedlicher Einrichtungen sind die beteiligten Personen zur Verschwiegenheit zu verpflichten, sofern dies nicht ohnehin durch die Schweigepflicht qua Angehörigkeit zu einem Gesundheitsberuf geregelt ist. Darüber hinaus ist in der Regel die Einwilligung der Patient*in oder der Vertreter*in einzuholen (siehe auch ▶ Kap. 11).

> **Merke**
>
> Als erster Schritt zur Implementierung außerklinischer Ethikberatung sollten bereits bestehende Angebote und Bedarfe erfasst werden. Danach ist die organisatorische Anbindung der Angebote zu klären. Hier bieten sich Landesärztekammern, regionale Netzwerke für Palliativversorgung oder Gesundheitseinrichtung an. Aufgrund der räumlichen Entfernung der Beteiligten kommen digitale Fallberatungen als Alternative infrage.

10 Organisationsethik in Gesundheitseinrichtungen

Georg Marckmann

Ethik in Gesundheitseinrichtungen befasst sich traditionell vor allem mit ethischen Herausforderungen in der individuellen Interaktion zwischen Patient*innen und Ärzt*innen. Individualethische Fragen stehen meist auch im Mittelpunkt klinischer Ethikfallberatung. Allerdings prägen die Rahmenbedingungen sowohl auf Ebene der jeweiligen Einrichtung als auch allgemein im Gesundheits- und Pflegesystem maßgeblich die Spielräume für ethisch gut begründete Entscheidungen auf der Mikroebene. Die individualethischen Bemühungen auf der Einzelfallebene müssen deshalb durch organisationsethische Ansätze ergänzt werden (Dinges 2010, Wallner 2022).

Die *Organisationsethik* widmet sich den ethischen Fragen auf der Ebene der jeweiligen *Gesundheitseinrichtung*, bspw. auf der Ebene des Krankenhauses oder der Pflegeeinrichtung. Betrachtet wird die Organisation als soziales System, in dem verschiedene Akteursgruppen miteinander kooperieren. Organisationsethik reflektiert zentrale Ziele und Werte der Einrichtung, die die Strukturen und Prozesse sowie das Verhalten der Menschen in der Organisation leiten. Damit möchte sie einen Beitrag zur Weiterentwicklung der Organisation und damit zur *Organisationskultur*, d. h. zum »Charakter« der Organisation, leisten. Die Organisationsethik kann auf diese Weise die Rahmenbedingungen (mit-)gestalten, unter denen (medizinische) Entscheidungen im Einzelfall getroffen werden. Als *Entscheidungsprämissen* können diese Rahmenbedingungen weiter differenziert werden (Wallner 2022): Programme (Leitbild, Visionen, Strategien), Strukturen und Prozesse (Aufbau und Ablauf von Entscheidungen), Personen (die insbesondere als Führungskräfte Entscheidungsprämissen gestalten) sowie die Kultur der Organisation bieten Ansatzpunkte für die organisationsethische Arbeit. Zu berücksichtigen und entsprechend zu reflektieren sind dabei die vielfältigen Wechselwirkungen zwischen den verschiedenen Ebenen von Personen, Teams und der Organisation (Dinges 2010) sowie die Verantwortlichkeiten und rollengebundenen Zuständigkeiten der beteiligten Akteur*innen. Gefordert sind hierbei nicht nur die Führungskräfte der Einrichtung, sondern auch das an den kranken und/oder pflegebedürftigen Menschen tätige Personal: Neben ihren individualethischen Pflichten in der unmittelbaren Versorgung tragen sie auch eine (Mit-)Verantwortung für die Gestaltung der Organisation.

Wie bei der Ethikfallberatung geht es bei der Organisationsethik weniger darum, konkrete ethische Vorgaben für Strukturen und Prozesse in der Organisation zu entwickeln, sondern vielmehr um die Unterstützung der *Selbstreflexion der Organisation* hinsichtlich ethisch relevanter Fragen, um auf diese Weise einen Beitrag zur *Organisationsentwicklung* zu leisten (vgl. ▶ Abb. 10.1).

10 Organisationsethik in Gesundheitseinrichtungen

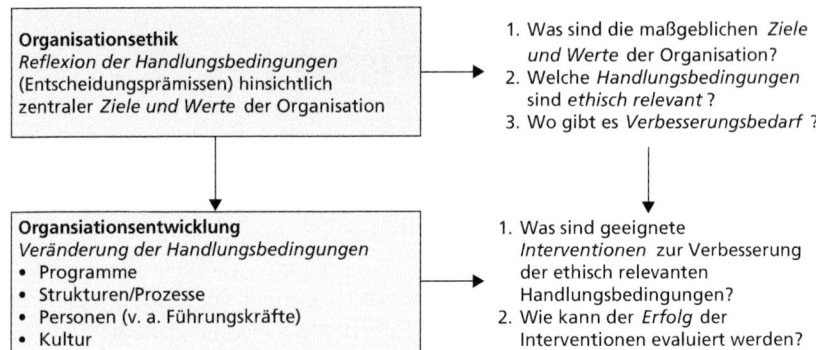

Abb. 10.1: Handlungsfelder der Organisationsethik

Effektive Organisationsethik kann dabei nicht von einem Ethikkomitee allein geleistet werden, sondern bedarf der Zusammenarbeit mit der Leitung und den Führungskräften der jeweiligen Einrichtung. Hierbei sind andere Kompetenzen erforderlich als für die ethische Entscheidungsunterstützung im Einzelfall, insbesondere hinsichtlich Methoden der Organisationsberatung und -Entwicklung (Lobnig & Grossmann 2013). Zudem muss die Organisationsethik auch die *Umwelten der Organisation* mit reflektieren, in diesem Fall die gesundheitspolitischen Rahmenbedingungen des Krankenhauses. Auch wenn Organisationen in vielen Fällen ihre Umwelten nur eingeschränkt direkt verändern können, so bleibt es doch Aufgabe der Verantwortlichen in den Organisationen, bspw. in politischen Diskursen auf erforderliche Veränderungen in den übergeordneten Rahmenbedingungen des Gesundheitssystems hinzuwirken.

10.1 Organisationsethische Handlungsperspektiven in Gesundheitseinrichtungen

Welche konkreten Handlungsperspektiven ergeben sich nun für die Organisationsethik in Gesundheitseinrichtungen? Es gehört zu den zentralen Aufgaben der Organisationsethik, die Werte und Ziele der jeweiligen Einrichtung zu reflektieren und Lösungsperspektiven für identifizierte Schwachstellen (die Werte werden nicht realisiert) und Konfliktkonstellationen (es gibt Spannungsverhältnisse zwischen den Werten) zu erarbeiten. Ein erster Schritt kann darin bestehen, die für die Organisation relevanten Werte herauszuarbeiten. ▶ Tab. 10.1 bietet eine Übersicht, welche *normativen Vorgaben* für die handelnden Akteur*innen in einer Gesundheitseinrichtung leitend sein können bzw. sollten. Da es ein zentrales Ziel von Gesundheitseinrichtungen ist, die Gesundheit der (kranken) Menschen zu fördern, müssen sich die Vorgaben vor allem auch an den drei klassischen medizinethischen

Prinzipien Wohltun, Nichtschaden und Achtung der Autonomie orientieren, die die ethischen Verpflichtungen gegenüber Patient*innen definieren. Die normativen Anforderungen der Gerechtigkeit und der Effizienz weisen dann über die einzelnen Patient*innen hinaus, beziehen sich aber noch wesentlich auf die Versorgung der kranken und/oder pflegedürftigen Menschen.

Tab. 10.1: Normative Vorgaben für Gesundheitseinrichtungen (nach Marckmann & Maschmann 2014)

Ethische Kriterien	Konkretisierung: organisationsethische Anforderungen
Wohlergehen der Patient*in	→ gesundheitlichen Nutzen für Patient*innen optimieren; Evidenz zu Nutzen und Schadenspotenzialen der Maßnahmen berücksichtigen, hohe Indikationsqualität
Schaden für die Patient*in	→ Belastungen und gesundheitliche Risiken durch die Versorgung minimieren
Respekt der Autonomie von Patient*innen	→ Patient*innen informieren; ihre Wünsche respektieren; Selbstbestimmung fördern; Gesundheitskompetenz stärken
Gerechtigkeit	→ gleichen Zugang zur Versorgung gewährleisten; Patient*innen in vergleichbaren Situationen gleich behandeln; gesundheitliche Ungleichheiten reduzieren; begrenzte Ressourcen nach definierten Verfahren und Kriterien zuteilen
Effizienz	→ Ressourcen für das Erreichen eines Behandlungsziels minimieren; Wirtschaftlichkeitsreserven in Strukturen und Prozessen mobilisieren; Arbeit effizient organisieren
Auswirkungen auf das soziale Umfeld	→ Angehörige der Patient*innen respektvoll behandeln und unterstützen
Auswirkungen auf das Gesundheitspersonal	→ Mitarbeitende respektvoll behandeln und führen; physische und psychische Belastungen minimieren; beruflich fördern
Faire Entscheidungsprozesse	→ transparente, konsistente Entscheidungsprozesse mit relevanter, evidenzbasierter Begründung, Partizipations-möglichkeiten und Offenheit für Revision

Ethische Verpflichtungen bestehen aber auch gegenüber den anderen Beteiligten in der Gesundheitseinrichtung: Zu berücksichtigen sind deshalb Auswirkungen auf Personen im sozialen Umfeld der kranken und/oder pflegedürftigen Menschen und auf das Gesundheitspersonal, welche wiederum das Wohlergehen der Betroffenen beeinflussen können. Nicht zuletzt sind faire Entscheidungsprozesse in der Einrichtung zu gewährleisten: Das Personal sollte über relevante Entscheidungen der Einrichtungsleitung informiert werden, Führungsentscheidungen sollten konsistent und mit einer sachlich angemessenen Begründung getroffen werden.

Zudem sollte das Personal an wichtigen strategischen Entscheidungen und Entwicklungen in der Einrichtung mitwirken können. Die hier vorgeschlagenen organisationsethischen Vorgaben stellen ein *normatives Rahmengerüst* dar, das von den jeweiligen Einrichtungen ergänzt und konkretisiert werden muss. Ein Leitbild, in dem wesentliche Werte für die Organisation bereits formuliert sind, kann anhand des hier vorgeschlagenen Rahmengerüsts geprüft und ggf. überarbeitet werden. Mitarbeitende verschiedener Berufsgruppen und Hierarchieebenen sollten an dem Prozess beteiligt werden, damit sie die resultierenden Werte mitgestalten und sich dann besser mit ihnen identifizieren können.

In einem zweiten Schritt müssen die Einrichtungen dann dafür Sorge tragen, dass die formulierten Werte auch regelhaft im Versorgungsalltag umgesetzt werden (Marckmann & Maschmann 2014). Nur auf diese Weise kann sichergestellt werden, dass die normativen Vorgaben auch unter hohem betriebswirtschaftlichem Druck die Versorgung und das Miteinander in der Einrichtung verlässlich leiten. Im Rahmen eines solchen *Wertemanagements* sind diejenigen Bereiche der Einrichtung zu identifizieren, in denen die formulierten Werte nur eingeschränkt realisiert werden. Anschließend ist durch entsprechende Maßnahmen wie Fortbildungen, Zielvorgaben, Klimazirkel oder Anreizsysteme sicherzustellen, dass die identifizierten Schwachstellen behoben werden. Hierfür ist es wichtig herauszuarbeiten, durch welche *Entscheidungsprämissen* (Programme, Strukturen, Prozesse, Personen, Kulturen) die Fehlanreize versursacht werden. Idealerweise setzen organisationsethische Interventionen an den Entscheidungsprämissen an und tragen dabei zur *Organisationsentwicklung* bei. Alternativ können organisationsethische Fragestellungen auch innerhalb bestehender Entscheidungsprämissen bearbeitet werden (Wallner 2022).

Die Herausforderung eines solchen Wertemanagements besteht darin, dass es sich bei den normativen Vorgaben wie Patientenorientierung, Führungsqualität, Mitarbeiterorientierung oder dem verantwortlichen Umgang mit begrenzten Ressourcen um nicht einfach zu objektivierende und zu messende Faktoren handelt. Wiederholte *Mitarbeiterbefragungen* können hier ein geeignetes Instrument sein, um festzustellen, inwieweit die Leitwerte im Alltag der Gesundheitsreinrichtung tatsächlich realisiert werden (Rechkemmer 2022). Schließlich kann das Einrichtungspersonal selbst am besten beurteilen, wie gut auf die individuellen Bedürfnisse der kranken und/oder pflegedürftigen Menschen eingegangen wird, wie die Führungsqualität ist oder ob sorgsam mit den Ressourcen der Einrichtungen umgegangen wird. Dabei sollten sich die Befragungen nicht primär auf das subjektive Wohlfühlen der Mitarbeitenden richten (wie dies bei vielen etablierten Mitarbeiterbefragungen der Fall ist), sondern auf die Realisierung der zuvor definierten Werte im Alltag der Organisation. Die Befragung muss unbedingt mit entsprechenden Maßnahmen der Organisationsentwicklung im Anschluss kombiniert werden, damit die identifizierten Schwachstellen auch verbessert werden können. Hierbei sollten die Mitarbeitenden einbezogen werden. Da die Prozesse in den Einrichtungen nur eingeschränkt regel- und standardisierbar sind, spielen die Leitwerte eine besondere Rolle für die Qualität der Versorgung. Für die Umsetzung der normativen Vorgaben tragen – neben der Einrichtungsleitung – die Führungskräfte auf den verschiedenen Hierarchieebenen eine besondere Verantwortung: Verlässliche Werteorientierung, auch unter hohem betriebswirtschaftlichem Druck, setzt voraus, dass »Ethik« zu einer Führungsaufgabe wird (Marckmann 2019). Vieles spricht dafür, dass eine gute Werteorientierung die Resilienz der betreffenden Organisation stärkt, was wiederum ein wesentlicher Faktor für den wirtschaftlichen Erfolg der Einrichtung unter häufig schwierigen gesundheitspolitischen und wirtschaftlichen Rahmenbedingungen darstellen kann.

> **Merke**
>
> *Wiederholte Mitarbeiterbefragungen* können ein geeignetes Instrument sein, um die Realisierung zentraler Ziele und Werte einer Organisation im Gesundheitsbereich systematisch zu evaluieren und entsprechende Schwachstellen in einzelnen Bereichen zu identifizieren. Der »diagnostischen« Befragung müssen dann aber entsprechende »therapeutische« Maßnahmen der *Organisationsentwicklung* zur Verbesserung der erkannten Schwachstellen folgen. Die Wirksamkeit der Maßnahmen kann dann mit einer erneuten Befragung überprüft werden.

10.2 Organisationsethische Beratung durch Ethikkomitees

Ethikkomitees können einen Beitrag zur Organisationsethik und damit zur Organisationsentwicklung von Gesundheitseinrichtungen leisten. Im Gegensatz zur ethischen Beratung im Einzelfall erfordert dies aber in der Regel ein längerfristiges Engagement in enger Kooperation mit der Einrichtungsleitung und den Führungskräften. Ein erster organisationsethischer Ansatzpunkt eines Ethikkomitees kann darin bestehen, die *Ziele und Werte der Einrichtung*, wie sie z. B. in einem Leitbild bereits formuliert sind, zu reflektieren (vgl. ▶ Tab. 10.1) und gemeinsam mit der Einrichtungsleitung und den Mitarbeitenden einen Diskurs zu starten, welche Werte bspw. durch den zunehmenden wirtschaftlichen Druck im Alltag der Versorgung gefährdet sind. Alternativ kann das Ethikkomitee auch direkt mit den Mitarbeitenden der Einrichtung in einen Austausch treten, um zu ermitteln, wo die aktuellen Rahmenbedingungen nicht mehr oder nur eingeschränkt werteorientiertes Handeln erlauben. Das Ethikkomitee kann überdies eine *Mitarbeiterbefragungen* anregen, um Schwachstellen in der Werteorientierung zu ermitteln (s.o.). Die Befragung selbst wäre dann aber von der Einrichtungsleitung bzw. -verwaltung durchzuführen, da dies in der Regel die Ressourcen eines Ethikkomitees überfordern dürfte.

Zudem muss die Bereitschaft der Einrichtungsleitung gegeben sein, mit entsprechenden Steuerungsmaßnahmen in der Organisationsentwicklung auf die Ergebnisse zu reagieren. Auch diesen Prozess kann ein Ethikkomitee beratend unterstützen. Mit Blick auf die möglicherweise unterschiedlichen Problemwahrnehmungen von Personal und Geschäftsführung (Wehkamp & Naegler 2017) erscheint eine sehr behutsame, nicht konfrontative Kommunikation zwischen Ethikkomitee bzw. Mitarbeitenden und Einrichtungsleitung geboten. Sofern es im Rahmen der damit angestoßenen Organisationsentwicklung gelingt, die Werteorientierung der Einrichtung zu stärken und Verbesserungen im Verhalten der Mitarbeitenden untereinander und gegenüber den kranken und/oder pflegebedürftigen Menschen zu erzielen, können daraus auch günstigere Rahmenbedingungen für die Ethikfallberatung im Einzelfall resultieren. Insgesamt kann so die ethische Entscheidungskultur der Einrichtung verbessert werden. An dieser Stelle sei noch einmal ausdrücklich betont, dass ein organisationsethisches Engagement eines Ethikkomitees nur dann Aussicht auf Erfolg haben wird, wenn die Initiative von der Einrichtungsleitung auch entsprechend unterstützt wird, da die erforderliche Organisationsentwicklung nur mit Unterstützung von Leitung und Führungskräften realisiert werden kann. Insofern sollte am Anfang eines organisationsethischen Projekts immer ein Gespräch mit der Einrichtungsleitung stehen, um die erforderliche Unterstützung zu bekommen bzw. das Projekt gemeinsam mit der Leitung zu konzipieren.

10.3 Methodisches Vorgehen bei einer organisationsethischen Beratung

In Analogie zu ethischen Fallbesprechungen bei einzelnen Patient*innen können Ethikkomitees auch bei organisationsethischen Fragestellungen eine Entscheidungsunterstützung anbieten. Die nachfolgende Übersicht beschreibt die einzelnen Schritte einer organisationsethischen Fallanalyse mit Durchführung einer entsprechenden organisationsethischen Intervention. Da effektive Interventionen häufig Veränderungen in den Entscheidungsprämissen der Organisation erfordern, sollten die Einrichtungsleitung und die betroffenen Führungskräfte mit in die Analyse und Entscheidungsfindung einbezogen werden. Zudem sollten auch die Mitarbeitenden in den Prozess einbezogen werden, da sie wichtige Informationen zur Problemanalyse beitragen können und die erarbeiteten Lösungsansätze im Versorgungsalltag umsetzen müssen.

Infobox 22: Methodik einer organisationsethischen Analyse und Intervention (vgl. Marckmann 2021)

1. Fragestellung und Problemanalyse
2. Relevante organisationsethische Bewertungsmaßstäbe (vgl. ▶ Tab. 10.1)
3. Handlungsoptionen: mögliche organisationsethische Interventionen

4. Organisationsethische Bewertung der verschiedenen Handlungsoptionen
5. Synthese: zusammenfassende Bewertung und Abwägung der Handlungsoptionen → Auswahl der am besten geeigneten Intervention
6. Durchführung der organisationsethischen Intervention
7. Evaluation und ggf. Anpassung der Intervention

Bei der Analyse im ersten Schritt ist insbesondere herauszuarbeiten, welche *Entscheidungsprämissen der Organisation* involviert sind, um die Problemkonstellation organisationsethisch richtig verorten zu können. Im zweiten Schritt ist zu prüfen, welche *organisationsethischen Anforderungen* im vorliegenden Fall einschlägig sind (vgl. ▶ Tab. 10.1) und als Grundlage für die Bewertung der im folgenden dritten Schritt herausgearbeiteten Handlungsoptionen, d. h. der möglichen *organisationsethischen Interventionen*, dienen sollen. Im vierten Schritt, der Synthese, erfolgt dann eine *übergreifende Bewertung der organisationsethischen Handlungsoptionen*: Welche Intervention ist organisationsethisch insgesamt am besten geeignet, um die herausgearbeiteten Probleme anzugehen? Sofern es keine Handlungsoption gibt, die allen organisationsethischen Anforderungen gerecht wird, können folgende Überlegungen hilfreich sein. In der Abwägung sind die Verpflichtungen gegenüber den zu versorgenden kranken und pflegebedürftigen Menschen stärker zu gewichten, da ihr Wohlergehen die primäre Zielsetzung der Organisation Krankenhaus bzw. Pflegeeinrichtung darstellt. Sofern hierbei Einschränkungen anderer organisationsethischer Anforderungen (bspw. eine erhöhte Arbeitsbelastung des Krankenhauspersonals) unter den gegebenen Rahmenbedingungen unvermeidbar sind, sollte versucht werden, diese Einschränkungen durch geeignete Maßnahmen (z. B. optimierte Arbeitsumgebungen für das Personal) möglichst weit zu kompensieren. Die anschließend durchgeführte organisationsethische Intervention ist nach einem vorab zu definierenden Zeitraum hinsichtlich ihrer Wirksamkeit zu evaluieren und ggf. anzupassen. Insbesondere bei Änderungen von Entscheidungsprämissen in der Organisation wird hierfür ein längerer Zeitraum erforderlich sein, bis die erforderliche Organisationsentwicklung entsprechend umgesetzt ist.

11 Rechtliche Aspekte der Ethikberatung

Kim Philip Linoh

Die Ethikberatung[17] findet nicht in einem rechtsfreien Raum statt, sondern ist den allgemeinen rechtlichen Regularien, bspw. zu Haftungsfragen oder zur Schweigepflicht, unterworfen. Die rechtswissenschaftliche Literatur hierzu hält sich allerdings in Grenzen, Rechtsprechungsentscheidungen finden sich bislang nicht (vgl. Säfken 2012, S. 196). Das liegt nicht nur im relativ jungen Alter der institutionalisierten Ethikfallberatungen und Ethikkomitees begründet, sondern ist auch einem gewissen juristischen Nischendasein dieser Thematik geschuldet. Die folgende überblicksartige Darstellung soll zentrale rechtliche Fragen der klinischen Ethikberatung selbst aufgreifen. Dabei werden schlaglichtartig praxisrelevante Fragen behandelt, sodass die Darstellung weder erschöpfend ist noch den Anspruch auf Vollständigkeit erhebt. Zudem ist darauf hinzuweisen, dass es *praktisch keine spezifischen rechtlichen Regelungen* in Bezug auf die Ethikberatung gibt. Nicht behandelt werden sollen inhaltliche medizinrechtliche Fragen, wie bspw. Probleme im Zusammenhang mit der Patientenverfügung oder der Thematik »Sterbehilfe«. Diese sind in der allgemeinen medizinrechtlichen Literatur ausreichend aufgearbeitet. Eine – keinen Anspruch auf Vollständigkeit erhebende – *Systematisierung von rechtlich relevanten Themenfeldern der Ethik(fall)beratung* ist in der Infobox 23 zusammengefasst. Eine Auswahl der medizinrechtlichen Literatur zu oben genannten Themen findet sich am Ende dieses Kapitels.

> **Infobox 23: Systematisierung rechtlich relevanter Themenfelder der Ethik(fall)beratung**
>
> - **Patientenwille**
>   - Patientenverfügung
>   - Mutmaßliche Einwilligung
> - **Vertretung der Patient*in**
>   - Vorsorgevollmacht
>   - Rechtliche Betreuung und Betreuungsverfügung
>   - Ehegattennotvertretung
>   - Vertretung Minderjähriger

---

17 Dieser Beitrag fokussiert sich, sofern nicht anders angemerkt, auf die Ethikberatung in Kliniken und vergleichbaren Gesundheitseinrichtungen. Für die außerklinische Ethikberatung können sich spezielle rechtliche Aspekte ergeben, die in diesem Beitrag nicht gesondert erörtert werden.

- **Lebensende**
  - Behandlungsabbruch, -verzicht und -begrenzung
  - Indirekte Sterbehilfe
  - Suizid und Suizidassistenz
- **Lebensanfang**
  - Reproduktionsmedizin
  - Embryonenschutz
  - Schwangerschaftsabbruch
- **Spezielle Themengebiete**
  - Individueller Heilversuch (Abgrenzung zu klinischen Studien)
  - Organ- und Gewebetransplantation
  - Transfusionsrecht
  - Gendiagnostik
  - Infektionsschutz
  - Selbstbestimmung über das Geschlecht
  - Versicherungsfragen

11.1 Institution »Ethikberatung« und Beratungscharakter

Die Frage nach der *institutionellen Anbindung der klinischen Ethikberatung* ist deshalb juristisch von Bedeutung, weil sie Auswirkungen auf andere Rechtsbereiche, insbesondere den Bereich der Haftung, hat. Aus rechtlicher Sicht ist daher dringend anzuraten, der Ethikberatung einen rechtlichen Rahmen zu geben. Sie sollte als Teil einer ganzheitlichen Patientenversorgung verstanden werden, weshalb eine Institutionalisierung und Anbindung an die Krankenhaus- oder Einrichtungsleitung zweckmäßig ist. Im außerklinischen Setting sollte auch eine entsprechende Form der Institutionalisierung gewählt werden, bspw. durch eine entsprechende rechtliche Struktur wie der eines Vereins. Auch wenn grundsätzlich ein »ungeregeltes Gremium« möglich ist, bietet eine rechtliche Verfasstheit, insbesondere auch bei Haftungsfragen, deutliche Vorteile. Aus juristischer Sicht empfiehlt es sich, durch eine Satzung *Zusammensetzung, Aufgaben, Verfahrensweise, Schweigepflicht* und insbesondere auch *Haftungsfragen* zu regeln. Das schafft für alle Beteiligten Rechtssicherheit und einen institutionellen Rahmen für die Arbeit. Auch der Einbezug von externen Personen sollte bedacht werden.

Schließlich gilt es, den Charakter der *Ethik(fall)beratung als Beratungsinstanz* klarzustellen. »Entscheidungen« eines Ethikkomitees oder eines ad-hoc-Beratungsteams sind keinesfalls bindend, die Letztverantwortung für das ärztliche Handeln verbleibt bei der behandelnden ärztlichen Person. Darum sollten es Gremien der Ethikberatung auch vermeiden, »Entscheidungen« zu treffen; vielmehr bietet es sich an, den präsentierten Fall aus unterschiedlichen Perspektiven zu beleuchten und jeweils fachliche Ratschläge und Hinweise zu erteilen, ohne dass durch ein Beratungsergebnis der Entscheidung des Behandlungsteams vorgegriffen wird. Es muss immer die Möglichkeit geben, dass sich einzelne Mitglieder von der Mehrheitsmeinung distanzieren können, z. B. durch Sondervoten oder einen konsequenzlosen Verzicht auf die weitere Mitwirkung im konkreten Fall. Alle Beteiligten müssen vorab über den rein beratenden Charakter der klinischen Ethikberatung informiert sein, weil eine Beratung nur so zielführend stattfinden kann und keine falschen Erwartungen im Raum stehen.

11.2 Berufliche Schweigepflicht

»Was immer ich sehe und höre, bei der Behandlung oder außerhalb der Behandlung, im Leben der Menschen, so werde ich von dem, was niemals nach draußen ausgeplaudert werden soll, schweigen, indem ich alles Derartige als solches betrachte, das nicht ausgesprochen werden darf.« (Landesärztekammer Baden-Württemberg)

Dieser schon im sogenannten hippokratischen Eid niedergelegte Grundsatz beschreibt die ärztliche Schweigepflicht recht gut – jedenfalls besser als die »moderne Fassung« des Eides in der Deklaration von Genf des Weltärztebundes, wo es nur heißt »I WILL RESPECT the secrets that are confided in me, even after the patient has died« (World Medical Association 2017). Die ärztliche Schweigepflicht ist aber nicht nur bloßes »soft law«, also eine Regelung ohne rechtliche Bindungswirkung, sondern auch rechtlich gefasst. Sie ist Bestandteil der Berufsordnungen der Landesärztekammern, folglich Berufsrecht, und auch des staatlichen Rechts. In § 203 des Strafgesetzbuches (StGB) wird der Verstoß gegen die Schweigepflicht mit einer sogenannten Kriminalstrafe bedroht.

Bevor auf das spezifische Problem der beruflichen Schweigepflicht im Kontext der Ethikberatung eingegangen werden kann, sollen zunächst einige allgemeine Erläuterungen zum Umfang und zur Reichweite der Schweigepflicht erfolgen. Wenn hier zunächst von der ärztlichen Schweigepflicht die Rede war, ist dies vor allem historisch begründet, weil sie als seit der Antike überlieferter Prototyp der Schweigepflicht die rechtliche Literatur dominiert und lange Zeit die Schweigepflicht anderer Gesundheitsberufe von der ärztlichen Schweigepflicht abgeleitet wurde. Heute unterliegen eine Reihe von Akteur*innen im Gesundheitswesen jeweils einer eigenen Schweigepflicht; die juristisch-dogmatischen Grundsätze und die Rechtsprechung zur ärztlichen Schweigepflicht gelten dabei aber gleichermaßen, sodass im Folgenden die Schweigepflicht in einem allgemeinen Kontext betrachtet werden soll.

11.2.1 Grundzüge der Schweigepflicht

Die Schweigepflicht schützt die vertrauensvolle Beziehung zwischen Akteur*innen im Gesundheitswesen und Patient*innen. Nur wenn Patient*innen sich unbefangen und ohne Furcht vor Konsequenzen äußern und anvertrauen können, kann eine medizinische Behandlung zielführend erfolgen. *Medizinische Probleme, Krankheiten und Beschwerden* berühren immer die *Privat-*, zuweilen auch die *Intimsphäre* und bedürfen daher *besonderen Schutz*. Wer fürchten muss, dass solche Privatangelegenheiten öffentlich gemacht oder gar von Behörden zur Strafverfolgung verwendet werden, wird sich nicht in die Behandlung begeben oder die wahren Umstände eines Geschehens nicht preisgeben, was zu einer suboptimalen oder gar falschen Behandlung führen kann. Insofern dient die Schweigepflicht nicht nur dem *Schutz der Patient*innen*, sondern auch dem *Schutz des medizinischen Personals*: Zwar können sie für solche fehlerhaften Behandlungen nicht haftbar gemacht werden, wenn Patient*innen wichtige Fakten verschweigen, aber mit einer falschen, verzögerten oder suboptimal durchgeführten Behandlung gehen auch eigene Belastungen der Behandelnden einher und sei es nur die Unsicherheit des Ausgangs eines Haftungsprozesses.

Der Gesetzgeber hat daher mit § 203 StGB eine Regelung geschaffen, die *verschiedenen Berufsgruppen* einer *Schweigepflicht* unterwirft. Infobox 24 führt die betroffenen Berufsgruppen in der Gesundheitsversorgung auf.

> **Infobox 24: Berufsgruppen in der Gesundheitsversorgung, die der Schweigepflicht unterliegen**
>
> - Ärzt*innen, Zahnärzt*innen, Tierärzt*innen, Apotheker*innen sowie Angehörige eines anderen Heilberufs, der für die Berufsausübung oder die Führung der Berufsbezeichnung eine staatlich geregelte Ausbildung erfordert
> - Berufspsycholog*innen
> - Berater*innen für Suchtfragen in anerkannten Beratungsstellen
> - Mitglieder oder Beauftragte von Schwangerschaftskonfliktberatungsstellen
> - Angehörige von Versicherungen oder Abrechnungsstellen.

Geschützt ist das »fremde Geheimnis namentlich ein zum persönlichen Lebensbereich gehörendes Geheimnis oder ein Betriebs- oder Geschäftsgeheimnis« (§ 203 Abs. 1 StGB). Der Begriff des Geheimnisses geht dabei weit über die umgangssprachliche Bedeutung dieses Wortes hinaus. Es genügt allein ein *generelles Geheimhaltungsinteresse*, unabhängig davon, ob die konkret in Rede stehende Person ein solches überhaupt hat. Die Frage ist also, an welchen Tatsachen ein solches Interesse bestehen *kann*. Allein die Tatsache, dass jemand in medizinischer Behandlung ist, fällt in den Schutzbereich der Schweigepflicht. Es ist auch nicht notwendig, dass es sich um besondere Tatsachen handelt, die die Patient*in den Behandelnden anvertraut hat, sondern es genügt, dass diese Tatsachen der schweigepflichtigen Person im Rahmen der Ausübung der Tätigkeit, aus der die Schweigepflicht resultiert, bekanntgeworden ist. Zudem besteht keine Beschränkung auf nur medizinische, sondern auf alle persönlichen Sachverhalte, an denen ein Geheimhaltungsinteresse bestehen kann. Daher sind auch zufällig mitgehörte Gespräche zwischen Patient*innen und Angehörigen erfasst.

Die strafbare (und für bestimmte Berufsgruppen auch berufsrechtswidrige) Handlung ist das unbefugte Offenbaren des Geheimnisses. Das kann durch ausdrückliche Erklärung erfolgen, aber auch – wenn eine Garantenpflicht, also ein besonderes rechtliches Verhältnis besteht, aus dem heraus die Offenbarung verhindert werden muss, – durch ein Unterlassen, bspw., wenn nicht verhindert wird, dass Unbefugte Kenntnis von Krankenunterlagen nehmen, weil diese offen liegen oder ein digitales System nicht gesperrt wird.

Ein Offenbaren im gesetzlichen Sinne liegt aber nur dann vor, wenn das Geheimnis den *Kreis der zum Wissen Berufenen* verlässt. So stellt § 203 Abs. 3 StGB klar, dass die Weitergabe an Personen, die sogenannte *berufsmäßig tätige Gehilfen* (bspw. Hilfs- oder Verwaltungskräfte) oder zur *Vorbereitung auf den Beruf* tätig sind (Auszubildende, Studierende), erlaubt ist. Ebenfalls erlaubt ist die Offenbarung fremder Geheimnisse an Personen, die an der *beruflichen oder dienstlichen Tätigkeit* mitwirken, soweit dies für die Inanspruchnahme der Tätigkeit dieser Personen erforderlich ist. Erfasst sind damit bspw. das Outsourcing von Abrechnungsleistungen oder die Beschäftigung von IT-Dienstleistern für Praxis- oder Krankenhausverwaltungsprogramme, die notwendigerweise Zugriff auf Daten zur Administration haben.

Hervorzuheben ist aber, dass allein die Tatsache, dass die Empfänger*innen selbst einer Schweigepflicht unterliegen, nicht ausschließt, dass ein rechtswidriges Offenbaren vorliegt: Die Schweigepflicht gilt auch im Verhältnis von ärztlichen oder pflegerischen Personen untereinander. Maßgeblich ist aber auch der konkrete Kontext: »Begibt sich ein Patient/eine Patientin jedoch in ein Krankenhaus und ist ihm/ihr (wie meist) bewusst, dass an seiner/ihrer Behandlung mehrere Ärzte und Ärztinnen mitwirken werden, so sind diese in den Kreis der zum Wissen Berufenen einbezogen« (Cierniak & Niehaus 2021: § 203 Rn. 55). Zudem gilt die *Schweigepflicht gegenüber Angehörigen*, auch der Ehepartner*in oder Kindern von Patient*innen. *Ausgenommen* sind nur diejenigen, die *gesetzliche Vertreter*innen* nicht einwilligungsfähiger Personen sind, z.B. Bevollmächtigte oder rechtliche Betreuer*innen, oder wenn ein Ehegattennotvertretungsrecht besteht. Maßgeblich ist also stets, wer zum Kreis der zum Wissen Berufenen gehört, was aus Sicht der Patient*in in einer verständigen und lebensnahen Beurteilung zu prüfen ist.

Selbst wenn eine Schweigepflicht grundsätzlich besteht, kann ein Offenbaren aber (im strafrechtlichen Sinne) gerechtfertigt sein. So kann die Patient*in durch eine *rechtfertigende Einwilligung* von der Schweigepflicht entbinden, der Schutz höherwertiger Rechtsgüter kann im Rahmen des *rechtfertigenden Notstandes* eine Erlaubnis begründen oder gesetzliche Offenbarungspflichten oder -befugnisse können eingreifen. Im Falle des rechtfertigenden Notstandes muss eine *umfassende Abwägung der widerstreitenden Belange* erfolgen, sodass die Offenbarung grundsätzlich ultima ratio ist: Vorrangig ist zu prüfen, ob eine anonyme oder pseudonyme Weitergabe ausreicht, etwa bei der Einholung von präventivem Rechtsrat.

> **Merke**
>
> Die Schweigepflicht im medizinischen Kontext umfasst alle Daten einer Person, die dem generellen Geheimhaltungsinteresse unterliegen und ist in § 203 des StGB geregelt. Ein Verstoß gegen die Schweigepflicht durch unbefugtes Offenbaren ist mit Strafe bedroht. Erlaubt ist das Offenbaren gegenüber Personen, die als berufsmäßige Gehilfen oder zur Vorbereitung auf den Beruf tätig sind. Von der Schweigepflicht ausgenommen sind zudem gesetzliche Vertreter*innen nicht einwilligungsfähiger Personen. Außerdem dürfen Informationen im Falle einer rechtfertigenden Einwilligung durch die Patient*in und im Falle eines rechtfertigenden Notstand nach umfassender Abwägung der widerstreitenden Belange weitergeben werden.

11.2.2 Schweigepflicht und Ethikberatung

Im Kontext der klinischen Ethikberatung wird die Schweigepflicht relevant, weil die Personen, die die Ethikberatung durchführen, im *Regelfall nicht Teil des Behandlungsteams* der betroffenen Person sind. Damit gilt ihnen gegenüber grundsätzlich die Schweigepflicht, sodass ein Informationsfluss nur begrenzt möglich ist. Denkbar ist immer die Inanspruchnahme der Beratung und Weitergabe von Informationen in einer Form, in der eine Identifikation der Patient*in ausgeschlossen ist. Sofern eine solche *anonyme* oder *pseudonyme Beratung* möglich ist, ist dies aus rechtlicher Sicht *vorzugswürdig*: Es sollten so wenig Personen wie nötig die personenbezogenen Daten erhalten (Zentrale Ethikkommission bei der Bundesärztekammer 2006: A1706).

Oft ist eine anonyme oder pseudonyme Beratung aber nicht zweckmäßig oder möglich, bspw., wenn Patient*innen oder deren Vertreter*innen bzw. Angehörige in die Beratung eingebunden werden sollen, Gespräche mit Stellvertreter*innen stattfinden müssen oder personenbezogene Dokumente beurteilt werden sollen. Zudem gehört es zur lege artis durchgeführten Ethikfallberatung, dass alle relevanten Umstände, also auch soziale und persönliche Gegebenheiten, einbezogen werden müssen. Grundsätzlich ließe sich dies durch Auslassung des Namens bewerkstelligen, jedoch sollte jedenfalls für die Person, die das zur Krankenakte zu nehmende Protokoll der Ethikfallberatung fertigt, unzweifelhaft klar sein, auf welchen Fall sich dieses Protokoll bezieht. Damit bleibt die Frage, ob und in welchen Konstellationen eine nicht anonyme Ethikfallberatung ohne Verletzung der Schweigepflicht überhaupt möglich ist. Dies lässt sich über verschiedene Wege erreichen: Einerseits könnte das Team der klinischen Ethikberatung zu den Personen zählen, für die schon vom Gesetz eine Ausnahme gemacht wird (i), andererseits könnte die explizite oder konkludente Einwilligung der betroffenen Personen vorliegen (ii). Schließlich verbleibt noch ein Weg über eine mutmaßliche Einwilligung oder den rechtfertigenden Notstand (iii).

(i) Wenngleich man daran denken könnte, die Mitglieder der Ethikfallberatung entweder als »*berufsmäßige Gehilfen*« oder als »*sonstige Personen*« im Sinne des § 203 Abs. 3 StGB einzuordnen, geht dies aus systematischen Gründen fehl. Während die berufsmäßigen Gehilf*innen in § 203 Abs. 3 S. 1 StGB dadurch gekennzeichnet sind, dass sie von der eigentlichen Geheimnisträgerin weisungsabhängig arbeiten, dürfte gerade dieses Merkmal bei der Ethikberatung fehlen, weil hier gerade Weisungsfreiheit und Unabhängigkeit gefordert werden (Duttge 2021, S. 327). Auch als sonstige Personen im Sinne von § 203 Abs. 3 S. 2 StGB, gegenüber denen ein Offenbaren gestattet wäre, wenn dies erforderlich ist, dürften Mitglieder der Ethikberatung schwerlich zu qualifizieren sein. Denn die vom Gesetzgeber intendierte Erweiterung des Personenkreises bezieht sich nur auf Tätigkeiten, die generell und in vollem Umfang aus dem eigenen Aufgabenbereich auf Dritte ausgelagert werden, oft aus wirtschaftlichen Gründen (Duttge 2021, S. 328). Diese Erweiterung ist also für das generelle Outsourcing gedacht und nicht für den Einbezug von anderen Personen auf Einzelfallbasis, sodass diese Ausnahme auf die Klinische Ethikberatung nicht anwendbar ist. *Duttge* vergleicht die Einschaltung der klinischen Ethikberatung mit der Einholung einer (ärztlichen) Zweitmeinung, für die auch nach den hergebrachten Grundsätzen eine Einwilligung der Patient*innen erforderlich ist (Duttge 2021, S. 328). Das entspricht aber nicht der Realität der Ethikfallberatung, weil hier keine unabhängige Meinung der klinischen Ethik eingeholt wird, sondern vielmehr gemeinsam mit dem Behandlungsteam eine strukturierte Beratung durchgeführt wird, bei der die klinische Ethik die Moderation übernimmt und fachlichen Input für eine Entscheidung des Behandlungsteams gibt. Besser geeignet erscheint deshalb die Analogie zum kollegialen Konsil; denn die Ethikfallberatung lässt sich auch gut als klinisch-ethisches Konsil verstehen. Aber auch hierfür gibt es keine gesetzliche Erlaubnis für das Offenbaren, sondern es ist vielmehr – wie bei jedem Konsil – auf die (in einem Behandlungsvertrag) erklärte oder die mutmaßliche Einwilligung abzustellen (Lipp & Hohenhövel 2021, S. 333 und 336 ff.).

(ii) Greift keine Ausnahme von der Schweigepflicht, bedarf es einer *Einwilligung der Patient*innen*, um eine Offenbarung vornehmen zu dürfen (vgl. Zentrale Ethikkommission bei der Bundesärztekammer 2006: A1706). Eine solche kann einzelfallbezogen bei Einschaltung der klinischen Ethik eingeholt werden, bspw. wenn mit den Patient*innen oder Stellvertreter*innen vereinbart wird, eine Ethikfallberatung durchzuführen. Unproblematisch ist auch der Fall, in dem die Patient*in selbst die Beratung initiiert (Lipp & Hohenhövel 2021, S. 336). Aufgrund der Vergleichbarkeit mit dem kollegialen Konsil kommt auch eine konkludente, also schlüssige Einwilligung der Patient*innen in Betracht, wenn die Ethikfallberatung entsprechend etabliert ist. Im Rahmen des arbeitsteiligen Zusammenwirkens in Gesundheitseinrichtungen darf davon ausgegangen werden, dass Patient*innen sich dieser Tatsache bei der Aufnahme bewusst sind und deshalb dem Datenaustausch im Rahmen der Behandlung zustimmen. Dies erstreckt sich dort, wo die klinische Ethikberatung etabliert ist, auch auf diese, weil sie direkten Behandlungsbezug hat und die effektive und patientenorientierte Behandlung in schwierigen Situationen sichern soll (Lipp & Hohenhövel 2021, S. 336). Schließlich lässt sich auch eine generelle Einwilligung im Rahmen eines Krankenhausaufnahmevertrages einholen, sofern den Patient*innen auch die Gelegenheit gegeben wird, dies abzulehnen, also diese Einwilligung nicht zur Voraussetzung der Behandlung gemacht wird. Aus rechtlicher Sicht ist es sicherlich empfehlenswert, eine solche Option in den *Krankenhausaufnahmevertrag* aufzunehmen, wenn klinische Ethikberatungen im Haus stattfinden und auf diese Weise Vorsorge getroffen werden kann (vgl. Duttge et al. 2021). Auf das außerklinische Setting lassen sich diese Überlegungen freilich nicht einfach übertragen (Lipp & Hohenhövel 2021, S. 339).

(iii) An die Grenzen stößt das Einwilligungserfordernis dann, wenn Patient*innen überhaupt nicht mehr in der Lage sind, diese Einwilligung zu erklären, bspw. bei bewusstlos eingelieferten Patient*innen, die auch das Bewusstsein nicht mehr erlangt haben. Hier sind grundsätzlich Stellvertreter*innen zur Entscheidung berufen; jedoch kann es auch dringlichen Beratungsbedarf geben und die Stellvertreter*in ist nicht erreichbar oder noch nicht bestellt. In solchen Fällen dürfte das Rechtsinstitut der *mutmaßlichen Einwilligung* weiterhelfen. Dieses hat die gleiche rechtfertigende Kraft wie eine tatsächliche Einwilligung, kommt als Einwilligungssurrogat aber nur dort in Betracht, wo die Einholung einer tatsächlichen Einwilligung unmöglich ist. Voraussetzung ist, dass die durchgeführte Maßnahme – hier die Offenbarung bei Einbeziehung der klinischen Ethik – vom mutmaßlichen Willen der Patient*innen gedeckt ist. Wenngleich das Konstrukt systematische Schwächen aufweist (Linoh 2017), hat es sich grundsätzlich bewährt. Zu fragen ist also, ob die Patient*in eingewilligt hätte, hätte sie einwilligen können. Bei der Einschaltung einer Ethikfallberatung, die ja gerade auch zum Schutz der wohlverstandenen Interessen der Patient*innen tätig wird, dürfte dies im Regelfall anzunehmen sein, wenn keine gegenteiligen Wünsche oder Vorstellungen bekannt sind, was ggf. durch alle verfügbaren Erkenntnisquellen zu erforschen ist (Zentrale Ethikkommission bei der Bundesärztekammer 2006: A1706 f.). Das gilt auch für die außerklinische Ethikfallberatung (Lipp & Hohenhövel 2021, S. 339).

Letztlich sind – jedenfalls theoretisch – Situationen vorstellbar, in denen ein deutlich überwiegendes Interesse an einer Ethikberatung eine Rechtfertigung der Offenbarung durch rechtfertigenden Notstand ermöglicht. Diese Fälle, die vergleichbar mit der Einholung von Rechtsrat sind, dürften aber insofern sehr begrenzt sein, als hier die identifizierende Offenbarung ultima ratio sein muss und eine anonyme oder pseudonyme Beratung nicht zum erwünschten Ziel führen darf. Diese Konstellation dürfte zwar theoretisch existieren, praktisch aber kaum relevant werden.

In Infobox 25 sind die *Grundsätze zur Schweigepflicht in der Ethikberatung* zusammengefasst.

Infobox 25: Grundsätze zur Schweigepflicht in der Ethikberatung

1. Wo eine anonyme oder pseudonyme Beratung erfolgen kann, sollte dies auch geschehen.

> 2. Grundsätzlich sollte durch antizipierte oder tatsächliche Einwilligung nicht nur rechtliche Sicherheit geschaffen, sondern auch den Selbstbestimmungsinteressen der Patient*innen möglichst Rechnung getragen werden. Gleichwohl ist im klinischen Setting auch von einer konkludenten Einwilligung auszugehen.
> 3. Im Regelfall ist auch eine Berufung auf die mutmaßliche Einwilligung möglich, wenn eine Einwilligung nicht eingeholt werden kann.

Außer Frage steht, dass die *Mitglieder der Klinischen Ethikberatung* selbst zur *Verschwiegenheit verpflichtet* werden sollten, und zwar unbeschadet dessen, dass für sie – je nach Berufsgruppe und Fallgestaltung – eine eigene Schweigepflicht aus § 203 StGB gilt (Duttge et al. 2021).

11.3 Haftungsfragen

Die Frage nach der *Haftung für fehlerhaften Rat* dürfte eine der drängendsten rechtlichen Fragen zur Ethikfallberatung sein. Sie ist juristisch nicht trivial zu beantworten und hängt von einer Vielzahl von Faktoren ab, insbesondere von der rechtlichen Verfassung der klinischen Ethikberatung im konkreten Einzelfall. In der Folge sollen zunächst einige Grundlagen zur zivilrechtlichen Haftung dargelegt werden, bevor auf die konkreten Einzelkonstellationen der Ethikfallberatung eingegangen wird.

11.3.1 Grundlagen zivilrechtlicher Haftung

Die zivilrechtliche Haftung zielt auf den Ersatz eines entstandenen Schadens ab (Schadensersatz) und teilt sich vornehmlich in zwei große Bereiche: die Haftung aus Vertrag und die Haftung aus Delikt.

Die *vertragliche Haftung* beruht auf dem Gedanken, dass durch einen Vertrag oder eine ähnliche rechtliche Vereinbarung auf freiwilliger Basis eine engere Verbindung zwischen den Parteien besteht als zwischen anderen Personen. Diese rechtliche Sonderverbindung führt dazu, dass grundsätzlich eine Haftung für Fehler bei der Vertragserfüllung gegeben ist: Wer vertragliche Pflichten übernimmt, haftet auch dafür, wenn er hinter diesen Pflichten zurückbleibt. Maßgeblich sind hier entweder die Haftungsvorschriften der jeweiligen Vertragsart (z. B. des Mietvertrages, Kaufvertrages etc.) oder die allgemeinen Vorschriften zur Haftung in den §§ 280 ff. BGB. Die vertragliche Haftung ist dabei recht streng: Für den Einsatz von anderen Personen bei der Erfüllung des Vertrages, den sog. Erfüllungsgehilfen, muss gehaftet werden, als wäre deren Verschulden das eigene Verschulden. Zudem besteht eine Haftung für Vermögensschäden.

Dem gegenüber steht die *deliktische* oder *außervertragliche Haftung*. Diese basiert nicht auf einer Sonderverbindung, sondern darauf, dass jemand eine entsprechende Verletzungshandlung vornimmt. Sie ist eine »Jedermannhaftung«, d. h. jede und jeder haftet, unabhängig von Verträgen oder anderen Rechtsverhältnissen, allein aufgrund der Verletzungshandlung. Weil eben jedermann unabhängig von der Übernahme von Pflichten haftet, allein weil es um die Einhaltung von Unterlassenspflichten im sozialen Miteinander geht (»Verhalte dich so, dass du keine fremden Rechtsgüter verletzt!«), ist die Haftung weniger streng als die vertragliche Haftung. So erfolgt im deliktischen Bereich keine automatische Haftung für Dritte. Beim Verschulden von Personen, die zu einer Verrichtung bestellt sind, den sog. Verrichtungsgehilfen, ist eine Exkulpation möglich, wenn nachgewiesen wird, dass diese Personen ordnungsgemäß ausgewählt und überwacht wurden. Auch eine Haftung für Vermögensschäden ist grundsätzlich nicht gegeben. Die maßgeblichen Vorschriften finden sich in den §§ 823 ff. BGB.

In rechtlicher Hinsicht ist von dieser ersten Ebene, nämlich der Frage, ob eine Person überhaupt haftet (Haftung dem Grunde nach), eine zweite Ebene zu unterscheiden, nämlich die Frage, wie, also in welchem Umfang, jemand haftet (Haftung der Höhe nach). Wie der Schadensersatz zu leisten ist, regeln die §§ 249 ff. BGB. Vorrangig ist der Grundsatz der Naturalrestitution, d. h. es ist – in natura – der Zustand herzustellen, der bestehen würde, hätte das schädigende Ereignis nicht stattgefunden. Eine Ausnahme von diesem Grundsatz besteht bei der Verletzung von Personen oder der Beschädigung von Sachen – hier kann der oder die Geschädigte auch den zur Herstellung erforderlichen Geldbetrag verlangen und muss nicht der Schädiger*in die Herstellung ermöglichen. Ist eine Naturalrestitution nicht möglich oder unverhältnismäßig, kann entsprechend ein Geldbetrag verlangt werden. Immaterielle Schäden sind nur in Ausnahmefällen zu ersetzen, insbesondere aber bei Verletzung des Körpers, der Gesundheit, der Freiheit oder der sexuellen Selbstbestimmung als »billige Entschädigung in Geld« (sog. Schmerzensgeld, § 253 BGB). Schließlich ist noch hervorzuheben, dass ein Mitverschulden der geschädigten Person zu einer Haftungsreduzierung, sogar bis auf null, führen kann (§ 254 BGB). Das Verhältnis der Haftung hängt vom Umfang des Mitverschuldens im Verhältnis zum Verschulden der Schädiger*in ab.

Merke

Bei der zivilrechtlichen Haftung unterscheidet man die vertragliche Haftung und die deliktische (auch: außervertragliche) Haftung. Die vertragliche Haftung erfolgt, wenn vertraglichen Pflichten nicht nachgekommen wird. Die deliktische Haftung umfasst das Verletzen von Unterlassenspflichten im sozialen Miteinander. In einem Haftungsfall ist Schadensersatz nach dem Grundsatz der Naturalrestitution zu leisten. Ist dies nicht möglich oder unverhältnismäßig, kann ein Geldbetrag verlangt werden.

11.3.2 Haftung im Rahmen der Ethikberatung

Bei der Frage, wer im Rahmen der Ethikfallberatung für eine falsche, verzögerte oder nicht stattgefundene Beratung oder für Verletzung anderer Pflichten in diesem Zusammenhang haftet, liegt ein komplexes Regelungsgefüge vor. Zu unterscheiden ist, wer primär, also direkt gegenüber Patient*innen oder deren Erben, und wer nur sekundär, d. h. aufgrund eines Regresses der primär Haftenden, in die Haftung genommen werden kann (vgl. Säfken 2012, S. 197). Die Haftungsfreistellung für »einen Rat oder eine Empfehlung« aus § 678 BGB greift nicht, weil diese nur bei sog. Gefälligkeiten gilt und nicht, wenn ein anderes Verhältnis (Vertrag, Arbeitsverhältnis etc.) vorrangig ist.

(i) Primäre (direkte) Haftung

Eine *direkte Haftung der Mitglieder der klinischen Ethikberatung* dürfte in der Regel *ausscheiden*; denn mit ihnen wird von den Patient*innen kein Vertrag geschlossen und zwar auch dann nicht, wenn die Ethikberatung von den Patient*innen selbst angefragt wird. Das maßgebliche Grundverhältnis ist hier der Behandlungsvertrag mit der jeweiligen ärztlichen Person oder ein Krankenhausaufnahmevertrag. Die Mitglieder der klinischen Ethikberatung werden bei ihrer Tätigkeit als beratende Instanz für das Behandlungsteam tätig, sodass es kein direktes Verhältnis zwischen ihnen und den Patient*innen gibt. Eine vertragliche Haftung scheidet mangels Sonderverbindung daher aus. Auch eine deliktische Haftung ist im Regelfall nicht gegeben; denn die Ethikberatung wendet sich an das Behandlungsteam. Dieses entscheidet sich für oder gegen eine bestimmte Behandlung oder eine bestimmte Intervention. Selbst wenn dies auf der Grundlage des Beratungsergebnisses der Ethikfallberatung erfolgt, bleibt dies eine eigene Entscheidung des Behandlungsteams bzw. der jeweils handelnden Person. Dies bedingt im rechtlichen Sinne eine eigene Ursache für einen daraus entstehenden Schaden, welche die rechtlich erforderliche Kausalkette von der Beratung zum Schaden unterbricht (Säfken 2012, S. 197).

Eine direkte Inanspruchnahme ist also nur gegenüber den behandelnden ärztlichen (und pflegerischen) Personen möglich, und zwar sowohl aus Vertrag als auch aus Delikt. Besonderheiten ergeben sich, wenn Patient*innen im Krankenhaus behandelt werden: Hier kommt es auf die Ausgestaltung des Krankenhausaufnahmevertrages an. Beim sog. totalen Krankenhausaufnahmevertrag übernimmt der Krankenhausträger als Vertragspartner alle Leistungen im Rahmen der Krankenhausbehandlung: Ärztliche und pflegerische Dienstleistungen, Unterbringung, Verpflegung etc. Da auch hier die eigentlich handelnden Personen nicht Vertragspartner werden – dies wird nur der Krankenhausträger – kommt eine primäre Haftung dieser Personen nicht in Betracht. Vielmehr haftet der Krankenhausträger auch für ihre Fehler im Rahmen der Erfüllungsgehilfenhaftung, und zwar so, als ob es sein eigenes Verschulden wäre. Davon zu unterscheiden ist der gespaltene Krankenhausaufnahmevertrag, bei dem die ärztliche Leistung aus dem Krankenhausaufnahmevertrag ausgegliedert wird. Diese wird in einem gesonderten Behandlungsvertrag (sog. Chefarztverträge) direkt mit der behandelnden ärztlichen Person vereinbart. Der Krankenhausträger verpflichtet sich nur zur Übernahme der notwendigen Pflege sowie zur Unterbringung und Verpflegung der Patient*innen. In diesem Fall haftet grundsätzlich die behandelnde ärztliche Person selbst direkt; der Krankenhausträger haftet nur für das Verschulden in seinem Verantwortungsbereich (Säfken 2012, S. 197 f.). Letztlich hängt es also von der Ausgestaltung des Krankenhausaufnahmevertrages ab, wer haftet. Ist die klinische Ethikberatung Teil des Krankenhauses, haftet auch der Krankenhausträger für eine fehlerhafte Beratung in seinem Verantwortungsbereich – wie ausgeführt trifft diese Haftung aber nicht die Mitglieder der klinischen Ethik selbst.

> **Gut zu wissen**
>
> Gesetzlich Versicherte schließen im Regelfall einen totalen Krankenhausaufnahmevertrag ab (Säfken 2012, S. 198); privat versicherte Personen einen gespaltenen Krankenhausaufnahmevertrag (Schloßer 2009, S. 313 ff.; Anders & Gehle 2001, S. 67 ff.)

(ii)   Sekundäre Haftung (Regress)

Selbst wenn eine Haftung der Institution (Krankenhausträger) oder einer anderen Person (Ärzt*in) vorrangig ist und Patient*innen die Mitglieder der klinischen Ethikberatung nicht direkt in Anspruch nehmen können, ist es rechtlich möglich, dass diejenigen, die primär haften müssen, die Berater*innen in Regress nehmen können. Das setzt freilich voraus, dass auf der Seite der klinischen Ethikberatung eine Pflichtverletzung und ein Verschulden vorliegt. Ob und in welchem Umfang eine solche Regresshaftung gegeben ist, hängt wiederum von der Ausgestaltung der rechtlichen Verhältnisse zwischen dem oder der primär Haftenden und der klinischen Ethikberatung ab.

Ist die Institution, in der Regel das Krankenhaus, öffentlich-rechtlich organisiert, was bspw. bei Universitätskliniken der Fall ist, ist zu klären, in welchem Umfang öffentlich-rechtliche Haftungsgrundsätze eingreifen. Die Tätigkeit der klinischen Ethikberatung lässt sich schwerlich als hoheitliche Aufgabe qualifizieren, sodass eine öffentlich-rechtliche Haftungsprivilegierung nur in Betracht kommt, wenn Beamte im statusrechtlichen Sinne, bspw. Universitätsprofessor*innen, gehandelt haben (Säfken 2012, S. 199). Diese Statusbeamt*innen können nur bei einer vorsätzlichen oder grob fahrlässigen Pflichtverletzung von der Institution in Regress genommen werden (vgl. § 48 BeamtStG, § 75 BBG sowie für die Landesbeamten die jeweiligen landesrechtlichen Regelungen). Grobe Fahrlässigkeit dürfte hier aufgrund der Komplexität der klinischen Ethikberatung aber kaum in Frage kommen (Säfken 2012, S. 200). Im Bereich der kirchlichen Krankenhäuser richtet sich eine Haftungsprivilegierung nach den entsprechenden kirchenrechtlichen Grundsätzen, sofern es sich um Kirchenbeamt*innen handelt.

Für Mitglieder der klinischen Ethik, die keine Statusbeamt*innen sind, aber in einem Anstellungsverhältnis zur Institution stehen, oder generell für privatrechtlich organisierte Institutionen, was wohl die häufigste Fallgruppe sein dürfte, gilt für den Regress gegenüber diesen Personen das gängige Arbeitsrecht aus dem jeweiligen Dienst- oder Arbeitsvertrag in Verbindung mit eventuell gültigen tarifvertraglichen Regelungen. Ein Regress des Arbeitgebers gegenüber der Arbeitnehmer*in ist grundsätzlich nicht ausgeschlossen, wird aber durch die Rechtsprechung des Bundesarbeitsgerichts im Rahmen des sog. *innerbetrieblichen Schadensausgleichs* teils in erheblichem Maße begrenzt, um der Tatsache Rechnung zu tragen, dass der Arbeitgeber grundsätzlich vom Einsatz der Arbeitskraft der Arbeitnehmer*innen profitiert, in großem Umfang auch ein Direktions- und Organisationsrecht besitzt und die meisten Tätigkeiten grundsätzlich in irgendeiner Weise die Gefahr für Fehler und Haftungsrisiken bergen. Es wäre daher unbillig, den Arbeitgeber, als Inhaber dieser Betriebsgefahr, zu entlasten, weil dieser immer Regress bei Arbeitnehmer*innen nehmen könnte. Nach den Entscheidungen des Bundesarbeitsgerichts gilt daher, dass leichte Fahrlässigkeit vom Arbeitgeber hinzunehmen ist und insofern ein Regress gegenüber Arbeitnehmer*innen ausscheidet. Bei mittlerer und grober Fahrlässigkeit erfolgt eine Aufteilung des Schadens, sodass der Regress sich auf einen gewissen Prozentsatz des Schadens, der im Einzelfall aufgrund einer Gesamtschau aller Umstände, insbesondere auch der Zumutbarkeit gegenüber den Arbeitnehmer*innen, zu bestimmen ist. In vollem Umfang möglich ist ein Regress bei Vorsatz (Linck 2023: § 59 Rn. 30ff.). In Tarifverträgen können zudem arbeitnehmerfreundlichere Regeln zum Regress getroffen werden. So sehen z. B. der Tarifvertrag für den öffentlichen Dienst der Länder (TV-L), der Tarifvertrag für den öffentlichen Dienst (TVöD) sowie die Arbeitsvertragsrichtlinien (AVR) der Caritas und der Diakonie eine Begrenzung des Regresses entsprechend der beamtenrechtlichen Vorschriften auf Vorsatz und grobe Fahrlässigkeit vor. Diese Grundsätze gelten nun auch im Rahmen der klinischen Ethikberatung, sodass eine Haftung aus Regress grundsätzlich für leichte Fahrlässigkeit ausgeschlossen ist. Für den Bereich der mittleren Fahrlässigkeit ist teilweise ein Ausschluss durch Tarifvertrag erfolgt. Grobe Fahrlässigkeit dürfte – wie ausgeführt – im Rahmen der Ethikberatung kaum in Betracht kommen.

Stehen Mitglieder der klinischen Ethikberatung nicht in einem Anstellungsverhältnis zur Institution, greift eine Privilegierung, d. h. eine Haftungsfreistellung, beim Regress nicht. Vielmehr ist ein solcher grundsätzlich unbegrenzt gegenüber Externen und Selbständigen möglich (Säfken 2012, S. 201). Freilich können hier vertragliche Regelungen zur Begrenzung der Haftung getroffen werden.

Mitglieder der klinischen Ethikberatung können sich grundsätzlich nicht auf ein Mitverschulden des Behandlungsteams berufen; denn nach der Rechtsprechung darf diejenige, die Fachleute für eine Beratung heranzieht, auf die grundsätzliche Richtigkeit der Beratung vertrauen und muss diese nicht inhaltlich überprüfen. Nur bei einem offensichtlichen Beratungsfehler muss eine Hinterfragung stattfinden, sodass nur hier ein Mitverschulden überhaupt denkbar ist (vgl. Säfken 2012, S. 204; zur Frage der Haftung bei Gremienentscheidungen vgl. Säfken 2012, S. 202 f.).

Zusätzlich zu den angebrachten Grundsätzen gilt, dass in den *Satzungen der klinischen Ethik* entsprechende *Regelungen zur Haftungsbegrenzung* der Mitglieder im Rahmen des Regresses getroffen werden können. Das ist aus rechtlicher Sicht dringend zu empfehlen, um allen Beteiligten Rechtssicherheit zu geben. Die Gestaltungsmöglichkeiten sind hier vielfältig, wobei den Autoren dieses Buchs bislang keine konkreten Formulierungen aus vorliegenden Satzungen bekannt sind. Empfehlenswert wäre in jedem Fall aber die Freistellung vom Regress für leichte (und mittlere) Fahrlässigkeit sowie eine (deklaratorische) Festschreibung der Haftung für grobe Fahrlässigkeit und Vorsatz. Dies würde damit bspw. den erwähnten tarifvertraglichen Regelungen entsprechen und einen einheitlichen Maßstab für alle Beteiligten schaffen, egal in welcher Stellung sie sich befinden. In Anlehnung an die tarifvertraglichen und beamtenrechtlichen Regelungen könnte eine Formulierung lauten: »Mitglieder der klinischen Ethikfallberatung können für einen Schaden, der aus einer fehlerhaften Beratung entsteht, nur in Regress genommen werden, wenn sie vorsätzlich oder grob fahrlässig gehandelt haben«.

> **Merke**
>
> Eine direkte Haftung der Mitglieder einer Ethikberatung ist in der Regel auszuschließen, da diese keinen Vertrag mit den Patient*innen schließen. Hier haftet der Krankenhausträger oder die ärztliche behandelnde Person. Diese können die Mitglieder einer Ethikberatung infolge einer Pflichtverletzung in Regress nehmen. Das Eintreten einer Regresshaftung ist wiederum abhängig von den rechtlichen Verhältnissen zwischen den primär Haftenden und der klinischen Ethikberatung. Ein empfehlenswerter einheitlicher Maßstab für die Regresshaftung wäre eine Freistellung vom Regress für leichte (und mittlere) Fahrlässigkeit und eine festgeschriebene Haftung für grobe Fahrlässigkeit und Vorsatz.

11.4 Strafrecht

Das *Strafrecht* spielt im Rahmen der Ethikberatung allgemein eine *untergeordnete Rolle*. Während es denkbar ist, dass eine strafrechtliche Verantwortung, bspw. für den Bruch der (ärztlichen) Schweigepflicht im Raume steht, fehlt für viele andere Delikte in der Regel der notwendige Vorsatz, weil Ethikberater*innen normalerweise zum Wohle der Patient*innen handeln (möchten). Eine strafrechtliche Verantwortung für fahrlässige Delikte (z. B. fahrlässige Körperverletzung oder Tötung) durch fehlerhaften Rat dürfte zunächst nur eine theoretische Möglichkeit sein; denn der Charakter der Ethikberatung als Beratung überlässt die eigentliche Entscheidung der jeweils behandelnden ärztlichen Person. Letztlich ist diese für das eigene Handeln verantwortlich. Nur in Ausnahmefällen können hier Irrtümer aufgrund der Beratung strafbefreiend wirken. Da die praktische Relevanz im Hinblick auf die in der Ethikberatung tätigen Personen gering sein dürfte, soll es an dieser Stelle bei diesem groben Überblick verbleiben.

11.5   Ethikberatung und Rechtsberatung

»Ethikberatung [...] ist präventive Rechtsberatung« (Rothärmel 2010, S. 179). Durch Ethikfallberatungen und ihren prospektiven und partizipativen Charakter lassen sich in der Praxis häufig Rechtsstreitigkeiten vermeiden und festgefahrene Situationen im allseitigen Interesse auflösen. Damit die Beratung aber gelingen kann, ist eine ausreichende Kenntnis der medizinrechtlichen Rechtslage vonnöten, allein schon deshalb, weil sich eine ethisch angemessene Lösung für die Umsetzung in der Praxis immer innerhalb des Rahmens staatlich gesetzten Rechts wiederfinden muss. Dass im – nach unseren Erfahrungen allerdings sehr seltenen – Einzelfall die ethisch vorzugswürdige Entscheidung mit der rechtlich geltenden Regelung in Konflikt geraten kann, liegt auf der Hand. Dieser Konflikt lässt sich zulässigerweise nur durch die Wahl eines rechtlich vertretbaren Weges auflösen, der dem ethisch wünschenswerten Ergebnis so nah wie möglich kommt.

Im Rahmen der Ethikfallberatung kommen auch immer wieder schwierige rechtliche Fragen auf, die notwendigerweise eine Beurteilung des jeweiligen Einzelfalles bedingen. So muss bspw. die Gültigkeit einer konkreten Patientenverfügung oder die Anwendbarkeit einer rechtlichen Regelung auf den konkreten Fall geprüft werden, bevor überhaupt eine weitere beratende Tätigkeit erfolgen kann. Eine Prüfung des Einzelfalles, die zu einem rechtlichen Rat führt, stellt nach dem Rechtsdienstleistungsgesetz (RDG) grundsätzlich eine *Rechtsdienstleistung* dar, die gesetzlich reglementiert ist. Die Erbringung solcher außergerichtlichen Rechtsdienstleistungen ist nur beim Vorliegen einer entsprechenden gesetzlichen Erlaubnis oder Ausnahme rechtlich zulässig (§ 3 RDG). Der Grundgedanke ist hierbei – ähnlich wie bei der Regulierung der Berufsbezeichnungen und Tätigkeiten im Gesundheitswesen – die Verhinderung von »Scharlatanerie« in der Rechtsberatung.

Im Rahmen der Ethikfallberatung wird aber mit dem Behandlungsteam eine entsprechende Lösung erarbeitet, sodass hier im Regelfall *keine klassische Rechtsberatung* (mit einem abschließenden Rechtsrat) stattfindet, sondern lediglich der Blick auf verschiedene Perspektiven gelenkt wird. Auch wenn hier Denkanstöße geliefert werden, verbleibt die medizinische wie rechtliche Beurteilung des konkreten Falles beim Behandlungsteam. Ethikberater*innen haben durch ihre Ausbildung zwar entsprechendes rechtliches Grundwissen erhalten, um kompetent zu agieren. Dieses Wissen geht aber – jedenfalls in der Theorie – nicht über dasjenige hinaus, welches das Behandlungsteam ohnehin zu haben verpflichtet ist. Beispielhaft: Auch wenn Ethikberater*innen sich spezifisch mit den Fragen der Wirksamkeit einer Patientenverfügung beschäftigen, muss jede ärztliche Person in der Lage sein, diese Beurteilung zu treffen, da dies zu den Grundlagen einer ärztlichen Behandlung gehört.

Liegt eine Rechtsdienstleitung vor, weil es über die reine Ethikfallberatung hinaus einer rechtlichen Beurteilung eines Sachverhaltes bedarf – bspw. bei komplexen sozialrechtlichen Fragen der Kostenübernahme – so gilt grundsätzlich, dass selbständige Rechtsdienstleistungen nur von Personen erbracht werden dürfen, die aufgrund ihrer Ausbildung die Gewähr dafür bieten, dass Rechtsuchende vor unqualifizierten Dienstleistungen geschützt werden. Die selbständige Tätigkeit ergibt sich schon daraus, dass nicht in einem Weisungs- und Anstellungsverhältnis gehandelt wird, sondern die Beratung weisungsfrei und unabhängig vom Arbeitgeber erfolgt. Primär zur Rechtsberatung berufen sind hier Rechtsanwält*innen, bestimmte öffentlich-rechtliche Stellen und besonders registrierte Personen nach dem Rechtsdienstleistungsgesetz. Personen mit der Befähigung zum Richteramt (»Volljurist*innen«) dürfen, sofern sie nicht Rechtsanwält*innen sind, Rechtsdienstleistungen nur unentgeltlich durchführen. Selbst Hochschullehrende des Rechts sind nicht ohne weiteres zur außergerichtlichen Rechtsdienstleistung zugelassen (BT-Drs. 16/3655, S. 31). Grundsätzlich ist es daher begrüßenswert und ratsam, wenn *im Team der Ethikberatung juristischer Sachverstand vertreten* ist. Dies allein schon aufgrund des Umstandes, dass rechtliche Regelungen außerordentlich komplex sind und die für eine individuelle Beurteilung notwendigen systematischen und methodischen Kenntnisse eine umfassende Ausbildung voraussetzen (vgl. Schnapp 2011). Weiterhin können sich auch in Bezug auf die oben genannten Themen (z.B. Umgang mit Haftung) rechtliche Fragen ergeben, für die eine juristische Ansprechpartner*in vorhanden sein sollte.

Der Gesetzgeber hat aber auch erkannt, dass es Tätigkeiten gibt, »*bei deren Ausübung rechtliche Fragen berührt werden*« (BT-Drs. 16/3655, S. 38). Um hier die Ausübung solcher Tätigkeiten überhaupt zu ermöglichen, wurde in § 5 RDG die Möglichkeit geschaffen, *Rechtsdienstleistungen im Zusammenhang mit einer anderen Tätigkeit* zu erbringen: »Erlaubt sind Rechtsdienstleistungen im Zusammenhang mit einer anderen Tätigkeit, wenn sie als Nebenleistung zum Berufs- oder Tätigkeitsbild gehören«. Davon kann im Grundsatz auch die Ethikberatung Gebrauch machen, wenn hier Personen tätig sind, die nicht primär juristisch ausgebildet sind; denn der innere Zusammenhang mit der Ethikberatung ist durchaus gegeben, wenn bspw. Patient*innen im Rahmen des Advanced Care Planning (ACP) zu Patientenverfügung und Vorsorgevollmacht beraten, oder wenn im Rahmen der Ethikfallberatung die rechtlichen Grenzen eines Patientenwunsches ausgelotet werden, wie wir dies bspw. im Rahmen von Ethikfallberatungen zum Wunsch von Patient*innen nach der Amputation von Körperteilen erfahren haben. Allerdings ist stets zu beachten, dass die rechtsberatende Tätigkeit nur untergeordneten Charakter haben darf: Werden fundierte juristische Kenntnisse benötigt, liegt keine Nebenleistung mehr vor (Unseld & Degen 2009: § 5 Rn. 17; Finzel 2008: § 5 Rn. 10). Zudem ist die Rechtsdienstleistung beschränkt durch die Rechtskenntnisse, die typischerweise zum Tätigkeitsbild der Ethikberatung gehören. Dabei kommt es nicht auf die tatsächlichen Rechtskenntnisse der individuellen Person an, sondern darauf, was typischerweise qua Ausbildung in der Haupttätigkeit (hier: Ethikberatung) für juristische Kenntnisse vorhanden sind (Finzel 2008: § 5 Rn. 11).

Das Curriculum der AEM sieht bspw. die Kenntnis von Grundzügen der rechtlichen Vorgaben – als Beispiele werden »Formen der Sterbehilfe, Patientenverfügungen und Stellvertreterentscheidungen, Zwangsmaßnahmen« genannt (AEM 2022a, S. 7). Auf diesen Umfang ist die beratende Tätigkeit beschränkt.

Schließlich können unentgeltliche Rechtsdienstleistungen gemäß § 6 RDG auch dann erfolgen, wenn sie – außerhalb familiärer, nachbarschaftlicher oder ähnlicher enger persönlicher Beziehungen – unter *Anleitung einer zur Rechtsdienstleistung befugten Person* oder einer Person mit Befähigung zum Richteramt (»Volljurist*in«) erfolgt. Dabei muss die Anleitung nicht eine ständige Begleitung jedes einzelnen Falles umfassen (BT-Drs. 16/3655, S. 40), sondern es genügt die Einweisung und Fortbildung sowie die Mitwirkung an der Beratung, soweit dies im Einzelfall erforderlich ist (Unseld und Degen 2009: § 5 Rn. 20 ff.). In der Ethikberatung lässt sich dies fruchtbar machen, wenn bspw. ein *klinisches Ethikkomitee über ein Mitglied mit Befähigung zum Richteramt verfügt* und dieses die Anleitung weiterer Ethikberater*innen übernimmt und für Einzelfragen zur Verfügung steht. Dies setzt freilich voraus, dass die nicht juristisch ausgebildete Person die Grenzen der eigenen Kenntnisse und Kompetenzen ausreichend einzuschätzen vermag, was im Rahmen der Anleitung sicherzustellen ist.

Den beschriebenen Friktionslinien zur – behördlich zu untersagenden – sog. unqualifizierten Rechtsdienstleistung kann also dadurch begegnet werden, dass diese Thematik bereits bei der Organisation der Ethikberatung aufgegriffen wird. Durch entsprechende personelle Auswahl, eine entsprechende Ausbildung der Ethikberater*innen und die Einbindung juristischen Sachverstandes lassen sich Probleme größtenteils vermeiden. Festzuhalten bleibt aber, dass es nicht zwingend einer Jurist*in im Team bedarf, wenngleich dies aus juristischer Sicht natürlich vorzugswürdig wäre (Stichwort: Tätigkeit unter Anleitung); vielmehr genügen entsprechend qualifizierte Personen, die entweder durch die Grundqualifikation gewisse juristische Kenntnisse haben (müssen), wie bspw. ärztliche oder pflegerische Personen, oder durch zusätzliche Ausbildung solche erworben haben. Aufgrund der Spezifika ist aber grundsätzlich auch eine entsprechende Ausbildung in der Ethikberatung äußerst ratsam, um kompetent beraten zu können. Immer sollte die Möglichkeit der Mitglieder der klinischen Ethikberatung bestehen, sich in Zweifelsfällen juristischen Rat einzuholen, bspw. bei der Rechtsabteilung des Krankenhauses oder durch externen Sachverstand.

> **Merke**
>
> Im Regelfall werden Ethikberater*innen nicht rechtsberatend tätig, sondern moderieren nur die Fallberatung. In Einzelfällen, insbesondere bei komplexen rechtlichen Fragestellungen, kann eine Rechtsdienstleistung vonnöten sein, die bestimmten Regularien unterliegt. Durch entsprechende Ausbildung von Ethikberater*innen in grundlegenden juristischen Kenntnissen oder die Einbindung juristischen Sachverstandes kann eine rechtskonforme Rechtsdienstleistung gewährleistet werden.

Weiterführende Literatur zu medizinrechtlichen Fragestellungen in der Ethik(fall)beratung

Hobusch, S. (2022). *Recht im Gesundheitswesen für Juristen und Nichtjuristen* (2. Aufl.). UVK.
Igl, G. & Welti, F. (2022). *Gesundsheitrecht, Eine Einführung* (4. Aufl.). Vahlen.
Janda, C. (2022). *Medizinrecht* (5. Aufl.). UVK.
Kraatz, E. (2023). *Arztstrafrecht* (3. Aufl.). Kohlhammer.
Prütting, D. & Prütting, J. (2025). *Medizin- und Gesundheitsrecht* (3. Aufl.). De Gruyter.
Quaas, M., Zuck, R., Clemens, T. (2018). *Medizinrecht* (4. Aufl.). C. H. Beck.
Ratzel, R. & Luxenburger, B. (Hrsg.) (2020). *Handbuch Medizinrecht* (4. Aufl.). C. F. Müller.
Schlegel, T (2024). *Medizin- und Gesundheitsrecht* (2. Aufl.). Kohlhammer.
Waßmer, M.P. (2022). *Medizinstrafrecht* (1. Aufl.). Nomos.

12 Evaluation von Ethikfallberatung und Qualitätssicherung

Jan Schildmann

Ethikfallberatung wird häufig als ein Beitrag zur Qualitätsverbesserung der Versorgung von Menschen im Krankenhaus und anderen Einrichtungen zur medizinischen bzw. pflegerischen Versorgung beschrieben (AEM 2023). Die Frage, ob und wenn ja, in welcher Hinsicht ein spezifisches Ethikfallberatungsangebot diesen Beitrag in der Praxis tatsächlich auch leistet, ist allerdings nicht einfach zu beantworten (Chen & Chen 2008, Craig & May 2006, Williamson 2007, Schildmann et al. 2016, Schildmann et al. 2019). Gleiches gilt für die Bestimmung von Kriterien, mithilfe derer die Qualität der unterschiedlichen Ethikfallberatungsangebote angemessen beurteilt werden kann (Fox 1996, Hoffmann 1993). Wenn wir bspw. die in diesem Buch dargestellte Ethikfallberatung nach der prinzipienorientierten Methode vergleichen mit einem Angebot der Moral Case Deliberation (siehe Kapitel ▶ Kap. 5.2.2), ist leicht zu erkennen, dass sich die Kriterien zur Bestimmung der Qualität der beiden Angebote unterscheiden. Trotz der inhaltlichen und methodischen Herausforderungen gibt es gewichtige Gründe, die Qualität von Ethikfallberatungsangeboten zu evaluieren. Zum ersten gilt für die Ethikfallberatung, wie auch für andere Maßnahmen in der Gesundheitsversorgung, dass Transparenz hinsichtlich der Qualität eine wichtige vertrauensbildende Maßnahme darstellt. Weiterhin können Evaluationen Hinweise auf Möglichkeiten zur Verbesserung der eigenen Arbeit in der Ethikfallberatung geben. Schließlich können Evaluationen auch für das Nachdenken über Ziele und eingesetzte Methoden der Ethikfallberatung in einer Einrichtung genutzt werden – etwa dann, wenn sich herausstellt, dass sich die avisierten Ziele eines Ethikfallberatungsangebotes mit der gewählten Vorgehensweise nicht oder nur schwer erreichen lassen (Craig & May 2006).

Während auf die Bedeutung einer angemessenen Evaluation von Ethikfallberatung in der Literatur seit langem hingewiesen wird (Chen & Chen 2008, Craig & May 2006, Williamson 2007), ist das Thema sowohl in der Forschung als auch mit Blick auf praxisorientierte Empfehlungen bislang eher wenig bearbeitet. Die Ursachen hierfür sind vielschichtig und reichen von pragmatischen Gründen, wie die vielerorts fehlenden Ressourcen für eine fundierte Evaluation, bis hin zu den bereits kurz angesprochenen inhaltlichen und methodischen Herausforderungen einer angemessenen Evaluation. Vor diesem Hintergrund verfolgt dieses Kapitel zwei Ziele: zum einen die Einführung in Konzepte und Methoden der Evaluation von Ethikfallberatung, zum anderen die Vorstellung praktischer Unterstützungsangebote niedrigschwelliger und pragmatisch orientierter Strategien zur Prüfung und Sicherung der Qualität von Ethikfallberatungsangeboten.[18] Die 2013 veröffentlichten Empfehlungen der Akademie für Ethik in der Medizin (AEM 2013) sowie thematisch relevante Empfehlungen der American Society for Bioethics and Humanities (2017) bilden einen Startpunkt für unsere Überlegungen.

12.1 Gegenstand, Ziele und Ansätze der Evaluation

Aus den bisherigen Kapiteln ist deutlich geworden, dass im Rahmen der Ethikberatung eine Vielzahl unterschiedlicher Aufgaben bearbeitet wird. Dabei ist es zunächst wichtig, Gegenstand und Ziel der Evaluation zu präzisieren. Beispiele für den *Gegenstand* einer Evaluation sind ein konkretes Angebot der Ethikfallberatung auf Anfrage oder eine definierte Fortbildung, bspw. ein Vortrag, in dem ethische Grundkenntnisse zu Entscheidungen in der letzten Lebensphase vermittelt werden. *Ziele einer Evaluation* sind bspw. eine detaillierte Beschreibung der Prozesse einer Ethikfallberatung oder die Messung möglicher Auswirkungen einer Fortbildung auf die Kenntnisse der Fortbildungsteilnehmenden. Wie in der Kapitelüberschrift bereits angedeutet fokussieren wir im Folgenden auf die Evaluation von Ethikfallberatungsangeboten, wobei sich ein Teil der Überlegungen auch auf die Evaluation anderer Angebote der Ethikberatung übertragen lassen.

In Abhängigkeit von den jeweiligen Evaluationszielen lassen sich verschiedene *Ansätze* differenzieren. In der Literatur wird dabei häufig zwischen deskriptiver und normativer Evaluation unterschieden. *Deskriptive Evaluation* meint dabei die qualitative oder quantitative Beschreibung von Ethikfallberatungsangeboten. Beispiele hierfür sind die Darstellung unterschiedlicher Beratungsangebote im Rahmen eines Jahresberichts oder die Zählung der Häufigkeit von Ethikfallberatungen pro Zeiteinheit. *Normative Evaluation* beschreibt die Bewertung der Ethikfallberatung, gemessen an vorab bestimmten *Qualitätsparametern*. Dabei können drei Typen von Qualitätsparametern unterschieden werden (Schildmann et al. 2013). Die *Strukturqualität* bezieht sich auf die personellen, materiellen und organisatorischen Voraussetzungen der Ethikfallberatung. So könnte im Rahmen der normativen Evaluation der Strukturqualität eines Ethikfallberatungsangebotes bspw. geprüft werden, ob ein vorab definierter Anteil der Beteiligten entsprechend der K1-Stufe der AEM zertifiziert ist. Die *Prozessqualität* umfasst Merkmale, mit denen Verfahrensweisen bei den verschiedenen Angeboten der Ethikfallberatung erfasst werden können. Ein Beispiel für die normative Evaluation der Prozessqualität einer Ethikfallberatung nach der Methode der prinzipienorientierten Falldiskussion

---

18 »Evaluation« und »Maßnahmen der Qualitätsprüfung und -sicherung« sind nicht immer scharf abgrenzbar. Wir verwenden in diesem Beitrag den Begriff Evaluation für wissenschaftlich fundierte Ansätze der Beschreibung und Bewertung von Ethikberatung, während wir unter Qualitätssicherung Maßnahmen zur Förderung der Qualität von Ethikberatung fassen.

wäre die Prüfung, ob alle in ▶ Kap. 5 beschriebenen Analyse-Schritte eingehalten werden. Die *Ergebnisqualität* bezieht sich zumeist auf Effekte von Angeboten der Ethikfallberatung auf die Patientenversorgung (Fox & Arnold 1996).

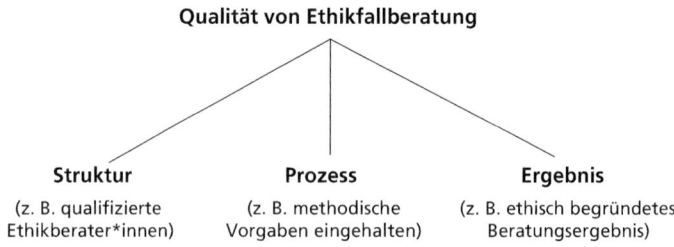

Abb. 12.1: Beispiele für Indikatoren der Qualität von Ethikfallberatung

Ein Beispiel für die normative Evaluation der Ergebnisqualität ist die Prüfung, ob die Durchführung von Ethikfallberatung die Anzahl von Sterbenden erhöht – im Vergleich zu einer zufällig ausgewählten zweiten Gruppe von Patient*innen, bei denen keine Ethikfallberatung durchgeführt wird. Dieses Kriterium der Ergebnisqualität wurde in mehreren Studien zur Evaluation von Ethikfallberatung verwendet und zeigt gleichzeitig die Schwierigkeiten dieser Art der Evaluation auf. So konnten Larry Schneiderman und sein Team in der vielzitierten multizentrisch randomisierten Evaluation von Ethikfallberatung zeigen (Schneiderman et al. 2003), dass die Sterblichkeit bei Durchführung von Ethikfallberatung auf der Intensivstation nicht signifikant ansteigt. Gleichzeitig wurden in der Interventionsgruppe mit Ethikfallberatung signifikant weniger intensivmedizinische Maßnahmen bei den Patient*innen durchgeführt, die auf der Intensivstation im Studienzeitraum verstarben. Diese auf den ersten Blick positiven Ergebnisse werfen aber Fragen nach den Zielen von Ethikfallberatung und inhaltlich angemessenen, gut messbaren Endpunkten auf. So ist bspw. zu fragen, ob ein Anstieg der Sterblichkeit ein negatives Ergebnis für die Qualität der Ethikfallberatung gewesen wäre. Die Entscheidung, das Sterben zuzulassen, ist schließlich ein häufiges und ethisch gut begründetes Ergebnis von Ethikfallberatung, wenn etwa der mutmaßliche Wille darauf hindeutet, dass die Patient*innen in der entsprechenden Situation keine weitere lebenserhaltende Behandlung gewollt hätten. Ähnliche Anfragen können an die Angemessenheit des Kriteriums »intensivmedizinische Maßnahmen vor dem Tod« gestellt werden. Schneiderman et al. (2003) bezeichnen diese Behandlung als »non-beneficial«, also als Maßnahmen, die nicht dem Wohle der Patient*innen dienen. Allerdings kann die Durchführung lebenserhaltender Maßnahmen bis zum Eintritt des Todes im Einzelfall durchaus ethisch begründet sein, wenn dies bspw. dem Patientenwillen entspricht.

> **Merke**
>
> Die Evaluation der Ethikfallberatung muss unter Berücksichtigung der jeweiligen Zielsetzung und des Vorgehens beim konkreten Angebot erfolgen. Wäh-

> rend die deskriptive Evaluation das Vorliegen bzw. die Ausprägung von vorab definierten Qualitätsmerkmalen zu Struktur, Prozess oder Ergebnis eines Ethikfallberatungsangebotes lediglich beschreibt, werden diese Merkmale bei einer normativen Evaluation gemäß entsprechender Qualitätsstandards bewertet.

Die vorstehenden Ausführungen machen deutlich, dass eine angemessene Evaluation der Ergebnisqualität der Ethikfallberatung anspruchsvoll ist. Grund hierfür ist, dass Parameter identifiziert werden müssen, die einerseits das Ziel der Ethikfallberatung inhaltlich widerspiegeln und andererseits empirisch gut messbar sind. Häufig werden aus der Gesundheitsforschung bekannte und scheinbar einfach zu messende Parameter verwendet, die bei genauerer Betrachtung allerdings Fragen hinsichtlich ihrer Angemessenheit für den Gegenstand der Ethikfallberatung oder anderer Angebote der Ethikberatung aufwerfen. Dies gilt neben den in der oben beschriebenen Schneiderman-Studie genannten Kriterien auch für das häufig verwendete Kriterium der Zufriedenheit. Informationen über die Zufriedenheit oder Unzufriedenheit der Teilnehmenden sind zweifellos ein wichtiger Hinweis für die Durchführenden von Ethikfallberatung. Allerdings sollte bedacht werden, dass das primäre Ziel der Ethikfallberatung nicht die Steigerung der Zufriedenheit, sondern eine ethisch gut begründete Entscheidung ist. Diese kann bei einem Teil der Beteiligten auch Unzufriedenheit auslösen, etwa dann, wenn die Wünsche von Angehörigen im Rahmen der Ethikfallberatung zwar geäußert werden können, aber nicht umgesetzt werden. Eine mögliche Alternative zur Messung der Zufriedenheit wäre die Messung der Akzeptanz der Beratungsergebnisse.

Bevor wir zu Methoden der Datenerhebung und -analyse sowie zu praktikablen Ansätzen der Qualitätssicherung diesseits anspruchsvoller wissenschaftlicher Evaluationsstudien kommen, soll noch auf zwei weitere Unterscheidungen bezüglich der Evaluationsansätze eingegangen werden. Zum einen wird zwischen summativer und formativer Evaluation differenziert. Diese Unterscheidung weist auf unterschiedliche Ziele bzw. den Nutzen von Evaluationen (und auch Prüfungen in einem weiteren Sinne) hin. Die *summative Evaluation* bezieht sich auf Aktivitäten, die den Status quo mit einem vorgegebenen Ziel vergleichen sollen. Im Fokus steht also die Frage der *Zielerreichung*. Ein Beispiel für eine summative Evaluation wäre die Untersuchung, ob Ethikfallberatung einen Beitrag dazu leistet, dass vorab von Patient*innen geäußerte Wünsche zur medizinischen Versorgung bei fehlender Einwilligungsfähigkeit auch umgesetzt werden. Die wesentliche Zielsetzung einer *formativen Evaluation* ist die *Steuerung* bzw. Verbesserung der laufenden Arbeit der Ethikfallberatung. Ein Beispiel hierfür wäre die Zählung der unterschiedlichen Ethikfallberatungsangebote pro Jahr im Vergleich zu den Anfragen im gleichen Zeitraum. Eine Konsequenz dieses Ergebnisses einer formativen Evaluation könnte sein, dass Ressourcen zukünftig in Arbeitsfelder investiert werden, die häufig angefragt werden. Selbstverständlich können (und sollten) solche Konsequenzen auch in Abhängigkeit von den Ergebnissen einer summativen Evaluation erwogen werden. Die gerade getroffene Unterscheidung versteht sich komplementär zu den bereits vorgenommenen Unterscheidungen. Eine normative Evaluation bspw. kann sowohl summativ als auch formativ sein.

Die letzte Unterscheidung, die im Rahmen dieser Einführung zur Evaluation getroffen werden soll, ist die zwischen externer und interner Evaluation. Bei einer *externen Evaluation* untersuchen bspw. Wissenschaftler*innen eines Forschungsinstituts, die keine Verbindung zu den Angeboten der Ethikfallberatung haben, eines oder mehrere dieser Angebote. In der Praxis erfolgt allerdings häufiger eine *interne Evaluation*. Dabei erfassen und bewerten diejenigen, die die Ethikfallberatung durchführen, ihre eigene Arbeit. Bei dieser Vorgehensweise sollten Verzerrungen, bspw. bei der Auswahl oder Interpretation von Daten, möglichst geringgehalten werden. Hierzu kann bspw. eine regelmäßige Vorstellung und Diskussion der Evaluation mit Kolleg*innen, die nicht an der Ethikfallberatung beteiligt sind, beitragen.

> **Merke**
>
> Evaluationen können durch externe Forschende erfolgen. In der Praxis der Ethikfallberatung werden Evaluationen allerdings häufig von denjenigen, die ein Ethikfallberatungsangebot umsetzen, durchgeführt (interne Evaluation). Die formative Evaluation unterstützt primär die Weiterentwicklung von Ethikfallberatungsangeboten, während die summative Evaluation prüft, ob ein definiertes Ziel eines Ethikfallberatungsangebotes messbar erreicht wird.

12.2 Methoden der Datenerhebung und Auswertung

Im Rahmen der Evaluation von Ethikfallberatungsangeboten und Maßnahmen der Qualitätssicherung in einem weiteren Sinne müssen Daten erhoben und ausgewertet werden. Unterschieden werden können hier Methoden der quantitativen und qualitativen Datenerhebung bzw. und -analyse. Beide Ansätze können im Rahmen sogenannter Mixed-Method-Ansätzen kombiniert werden.

Bei der *quantitativen Datenerhebung und -analyse* wird die Häufigkeit vorab festgelegter Merkmale (z.B. durchgeführte Fallberatungen, Anzahl der Teilnehmenden an Ethikfallberatungen, Diagnosen von Patient*innen) bei Anfragen nach einer Ethikfallberatung bestimmt. Konzeptionell und methodisch beruht das quantitative Vorgehen auf der Annahme, dass wir ausgehend von einer eingangs formulierten Hypothese (z.B. Ethikfallberatung auf der Intensivstation führt zu einer verringerten Liegedauer auf einer Intensivstation) durch das Zählen der Einzelfälle (bspw. in zwei Gruppen mit Patient*innen, von denen die eine Ethikfallberatung erhält und die andere nicht) prüfen können, ob die Hypothese verworfen oder bestätigt werden kann.

Quantitative Methoden können in *verschiedenen Studiendesigns* angewendet werden. Das am häufigsten zur Evaluation und Qualitätssicherung von Ethikfallberatung angewendete Studiendesign ist die *Querschnitts-Umfrage*. Im Rahmen einer Querschnitts-Umfrage können bspw. zu einem definierten Zeitpunkt vorab festgelegte Merkmale – etwa der Bekanntheitsgrad des Klinischen Ethikkomitees – in einer bestimmten Gruppe (z. B. alle Mitarbeitende einer Gesundheitseinrichtung) erfasst werden. Ein zweites, in wissenschaftlichen Studien häufiger angewendetes Studiendesign zur Evaluation von Ethikfallberatungsangeboten ist die *Vorher-Nachher-Untersuchung*. So kann bspw. untersucht werden, ob sich das moralische Belastungsempfinden (»Moral Distress«) der Mitarbeitenden durch die Einführung eines Ethikfallberatungsangebots verändert. *Interventionsstudien* zur Evaluation von Ethikfallberatung werden hingegen seltener durchgeführt, sicher auch aufgrund des hohen Aufwands. In der bereits erwähnten multizentrischen, randomisiert kontrollierten Studie von Schneiderman et al. (2003) wurden bspw. Patient*innen in sieben Krankenhäusern zufällig einer Gruppe mit bzw. ohne Ethikfallberatungsangebot zugeordnet. Im Verlauf wurden dann mögliche Unterschiede in der Versorgung von Patient*innen (z. B. Behandlungstage mit invasiver Beatmung) geprüft.

Die *Erhebung quantitativer Daten* kann mithilfe von hierfür entwickelten Instrumenten erfolgen. Mit einem strukturierten Fragebogen können die Teilnehmenden bspw. nach einer Ethikfallberatung mithilfe von vorgegebenen Skalen ihre Einschätzungen abgeben, etwa zu ihrer Akzeptanz des Beratungsergebnisses. Ein zweites häufiger angewendetes Vorgehen bei der Erhebung quantitativer Daten ist die Auswahl (auch als Extraktion bezeichnet) von bereits vorliegenden Daten. So können bspw. aus Krankenakten von Patient*innen, bei denen eine Ethikfallberatung durchgeführt wurde, relevante Informationen wie die Liegedauer oder das Vorliegen einer Patientenverfügung entnommen und im Anschluss separat ausgewertet werden. Die *Analyse quantitativer Daten* kann deskriptiv, im Sinne der Darstellung von Häufigkeiten, erfolgen. Im Rahmen von Forschungsvorhaben werden teilweise auch weitergehende statistische Analysen durchgeführt. Ein bereits erwähntes Beispiel wäre die Prüfung auf die Signifikanz des Unterschiedes bezüglich der Häufigkeit der Sterbefälle in einer Gruppe mit Ethikfallberatung im Vergleich zur Mortalität in einer Gruppe ohne Ethikfallberatung (Schneiderman et al. 2003).

Die *Bewertung der Qualität quantitativer Untersuchungen* kann anhand von drei *Gütekriterien* erfolgen: Objektivität, Reliabilität und Validität. Bei der *Objektivität* handelt es sich um ein Maß der Unabhängigkeit der Daten von den forschenden Personen, die keinen Einfluss auf die Ergebnisse haben sollen. Die *Reliabilität* betrifft die Zuverlässigkeit einer Methode, ein Phänomen wiederholt nachzuweisen. Das Untersuchungsergebnis sollte bei Verwendung der gleichen Methode, unabhängig von den Forschenden und Zeitpunkt der Durchführung, gleichbleiben. *Validität* bezeichnet die Eignung einer Methode, den untersuchten Gegenstand tatsächlich zu erfassen. Die Herausforderung der Gewinnung valider Ergebnisse bei der Evaluation von Ethikfallberatung haben wir oben bereits am Beispiel der Evaluationskriterien von Schneiderman et al. (2003) dargelegt.

> **Merke**
>
> Quantitative Evaluationsansätze erfassen und bewerten die Häufigkeit vorab festgelegter Merkmale. Methoden der Datenerhebung sind Umfragen, Vorher-Nachher-Vergleiche sowie Experimente, wie diese im Rahmen von randomisiert kontrollierten Studien durchgeführt werden. Die Analyse der Daten erfolgt deskriptiv oder mithilfe statistischer Testverfahren, in denen die Signifikanz eines Unterschiedes (z. B. Zufriedenheit mit der Versorgung in Patientengruppen mit und ohne Ethikfallberatung) geprüft wird. Kriterien für die Bewertung der Qualität quantitativer Evaluationsforschung sind Objektivität, Reliabilität und Validität.

Die *qualitative Datenerhebung und -analyse* umfasst die Erhebung und Auswertung von Daten, die nicht oder nur teilweise durch Merkmale bzw. Kategorien vorstrukturiert sind. Ein Beispiel ist die Auswertung der Inhalte, die in Protokollen einer Ethikfallberatung dokumentiert sind. Qualitative Forschungsansätze eignen sich dazu, ein detailliertes und differenziertes Verständnis eines Gegenstandes zu einem festgesetzten Zeitpunkt und in einem spezifischen Kontext zu gewinnen. Eine starke Realitätsnähe soll dadurch erreicht werden, dass vorwiegend im »Feld« geforscht, d. h. ein Gegenstand in seiner natürlichen Umgebung untersucht wird. So kann eine forschende Person (unter Wahrung der relevanten rechtlichen und forschungsethischen Vorgaben) bspw. die Diskussionen im Rahmen einer Ethikfallberatung beobachten und wiederkehrende sowie sich unterscheidende Prozessmerkmale notieren. Charakteristisch für die qualitative Forschung ist eine explorative Herangehensweise. Auf der Grundlage der mithilfe von offenen Fragen erhobenen empirischen Daten, wie bspw. Verschriftlichungen (sogenannte Transkripte) von leitfadengestützten Interviews mit Ethikberater*innen, werden Kenntnisse zu möglichen Zusammenhängen sowie Hypothesen generiert. Konkret könnte auf der Grundlage solcher Leitfadeninterviews bspw. die Hypothese generiert werden, dass Ethikberater*innen mit einem ärztlich-fachlichen Hintergrund bei der Aufbereitung eines »Falls« andere Aspekte als bedeutsam hervorheben als Angehörige anderer Professionen. Ein weiteres Merkmal der qualitativen Forschung ist die bewusste Einbeziehung des Subjekts der Forschenden im Laufe des Forschungsprozesses. Vor diesem Hintergrund ist es bspw. wichtig, dass Vorannahmen der Forschenden in Bezug auf den Forschungsgegenstand explizit gemacht werden.

Bei den *Erhebungsmethoden der qualitativen Forschung* können drei verbreitete Zugänge zum Feld unterschieden werden. *Leitfaden gestützte qualitative Interviews* sind hilfreich, um das subjektive Verständnis und die Deutung von Interviewpartner*innen zu verstehen. Bei der Evaluation von Ethikfallberatung könnte es bspw. von Interesse sein, aus welchen Gründen Teilnehmende an einer Ethikfallberatung diese als positiv oder negativ bewerten. Häufig werden zu diesem Zweck halbstandardisierte Interviews unter Verwendung eines Gesprächsleitfadens geführt. Die zweite häufig durchgeführte Methode der qualitativen Datenerhebung ist die *Gruppendiskussion* oder auch *Fokusgruppe*. Durch Leitfragen oder andere Stimuli (sogenannte »prompts«) kann eine Diskussion unter den Beteiligten angeregt werden. Auf diese Weise können unterschiedliche Wahrnehmungen und Bewertungen bei unterschiedlichen Positionen ausgelotet und dokumentiert werden. Mit Blick auf das Thema der Ethikfallberatung wäre es denkbar, Akteur*innen aus verschiedenen Bereichen einer Gesundheitseinrichtung über die Vor- und Nachteile unterschiedlicher Ethikfallberatungsangebote diskutieren zu lassen. Eine dritte Methode der Erhebung qualitativer Daten ist die *teilnehmende Beobachtung*. So könnten Forscher*innen durch Teilnahme an Ethikfallberatungen bspw. Erkenntnisse über Interaktion und relevante Machtstrukturen in dem Gespräch untersuchen. In manchen Fällen kann es auch sinnvoll sein, die Beobachtung »nicht-teilnehmend« durchzuführen. Bei dieser Variante wären die Forschenden nicht Teil der Ethikfallberatung, sondern würden diese »von außen« beobachten.

Die *Auswertung* der Transkripte von Interviews, Gruppendiskussionen oder von Protokollen der Beobachtung kann mithilfe verschiedener Methoden erfolgen. Eine häufig verwendete Methode ist die *Inhaltsanalyse*, die in verschiedenen Versionen entwickelt wurde (Stamann et al. 2016). Typisch ist die Bildung von Kategorien (eine Art Überschrift, die einen inhaltlichen Abschnitt des Textes zusammenfasst) auf der Grundlage von einem Auszug des vorliegenden Materials – bspw. zwei oder drei Interviewtranskripten – und die Anwendung der Kategorien zur inhaltlichen Strukturierung des weiteren Materials. Dabei können neben Häufigkeiten von auftretenden Begriffen oder Konzepten auch verschiedene Ausprägungen bestimmter Merkmale unterschieden werden. Andere qualitative Verfahren sind stärker hermeneutisch geprägt bzw. verfolgen das Ziel, auf der Grundlage der ausgewerteten Daten zu Theorien oder wenigstens Vorstufen von Theorien zu kommen. Ein in dieser Hinsicht bekanntes und zugleich wiederum in verschiedenen Varianten praktiziertes Verfahren stellt die *Grounded Theory* dar (Strübing 2014).

Die *Bewertung der Qualität qualitativer Untersuchungen* erfolgt entsprechend der Grundannahmen und Zielsetzung dieser Forschung nicht entlang der oben genannten Kriterien für quantitative Forschung, sondern nach anderen bzw. angepassten Kriterien. Ein wesentliches Kriterium für die Qualität qualitativer Studien ist die *Nachvollziehbarkeit des Forschungsprozesses*, der in seinen Einzelschritten genau dokumentiert sein sollte. Weiterhin soll mithilfe der sogenannten kommunikativen *Validierung*, etwa im Rahmen der parallelen Auswertung von Transkripten durch mehrere Forschende, sichergestellt werden, dass die Interpretationen intersubjektiv nachvollziehbar sind. Für Informationen zu weiteren Qualitätskriterien sowie zur Unterstützung bei der Durchführung qualitativer Studien empfehlen wir die Teilnahme an einer sogenannten »qualitativen Werkstatt« bzw. an vergleichbaren Netzwerken.[19]

Zusammenfassend kann als *Stärke der qualitativen Forschung* die Möglichkeit der Gewinnung eines detaillierten Verständnisses eines Gegenstands genannt werden. Hierzu gehören auch Kenntnisse zu sogenanntem implizitem Wissen. Also

---

19 Das Netzwerk »Qualitative Forschung in Medizin und Public Health« (https://qfmed.de/) bietet Informationen und Kontaktdaten zum Thema.

Kenntnisse, die bei den Akteur*innen in einer Praxis, bspw. Anbietern von Ethikfallberatung, bestehen, die aber selten explizit gemacht werden und daher auch nicht zugänglich für eine wissenschaftliche Erörterung über die Qualität von Ethikfallberatung sind. Aufgrund des methodischen Aufwandes sind die Fallzahlen bei qualitativen Studien häufig recht klein. Aus diesem und weiteren methodischen Gründen können die Ergebnisse qualitativer Studien auch nicht generalisiert werden. Die Erkenntnisse qualitativer Studien können aber unter anderem dazu genutzt werden, um nachfolgend quantitative und damit potenziell generalisierbare Evaluationsforschung zu konzipieren. So können bspw. die im Rahmen einer qualitativen Untersuchung identifizierten Normen und Werte, die in Ethikfallberatungen regelmäßig thematisiert werden, in einem Fragebogen als Auswahlantwortmöglichkeit festgeschrieben werden. Mithilfe des Fragebogens wiederum kann dann eine größere, ggf. sogar repräsentative Gruppe einer Einrichtung befragt werden.

> **Merke**
>
> Qualitative Evaluationsansätze erfassen und analysieren vorab nicht oder nur wenig strukturierte Daten, wie bspw. Textabschnitte aus semistrukturierten Forschungsinterviews mit Teilnehmenden an Ethikfallberatungen. Sie ermöglichen ein detailliertes und kontextuelles Verständnis des Forschungsgegenstandes und eignen sich insbesondere dann, wenn wenig Kenntnisse bezüglich des zu untersuchenden Forschungsgegenstandes vorliegen. Neben Interviews können Gruppendiskussionen oder Beobachtungen zur Datenerhebung durchgeführt werden. Transparenz bezüglich Vorannahmen hinsichtlich des Forschungsgegenstandes sowie der angewendeten Analyseschritte sind wichtige Gütekriterien.

12.3 Praktisches Vorgehen bei der Evaluation und Beispiele

Es ist nur wenigen Einrichtungen mit Angeboten zur Ethikfallberatung möglich, die dringend erforderlichen wissenschaftlichen Evaluationsstudien durchzuführen, um die weiterhin schwache Evidenzlage zu verbessern. Gleichzeitig gilt, dass Angebote der Ethikfallberatung auch abseits wissenschaftlicher Studien einer Prüfung bzw. Sicherung der Qualität unterzogen werden sollten. Vor diesem Hintergrund soll im abschließenden Teil dieses Kapitels ein praxisorientiertes Schritt-für-Schritt-Vorgehen zur Prüfung und Sicherung der Qualität skizziert werden. Wir greifen dabei auch auf die Empfehlungen der Akademie für Ethik in der Medizin (Neitzke et al. 2013) zurück. Im Anschluss werden konkrete und vergleichsweise wenig aufwendige Beispiele für die Prüfung der Qualität von Angeboten der Ethikfallberatung vorgestellt.

12.3.1 Planung der Evaluation: Ein Schritt-für-Schritt-Vorschlag für die Praxis

1. Warum soll eine Prüfung der Qualität des Ethikfallberatungsangebotes durchgeführt werden?
   Mögliche Anliegen (es können auch mehrere Ziele verfolgt werden):
   - Beschreibung/Nachweis der Aktivitäten in der Ethikfallberatung
   - Klärung, ob bestimmte Ziele der Ethikfallberatung erreicht wurden
   - Hinweise auf Verbesserungsmöglichkeit (z.B. Kritik an uneinheitlichen Prozessen bei der Ethikfallberatung)
   - …
2. Wem sollen die Ergebnisse präsentiert werden?
   Mögliche (primäre) Adressaten:
   - Geschäftsführung
   - Mitwirkende an der Ethikfallberatung
   - Mitarbeitende der Einrichtung
   - (Wissenschaftliche) Öffentlichkeit
   - …
3. Welche Ressourcen stehen zur Verfügung?
   - Personalmittel
   - Zeit (Umfang) von Mitwirkenden an Ethikfallberatung
   - Zeit (Umfang) von externen Personen (z.B. wissenschaftliche Mitarbeitende einer Einrichtung, Mitarbeitende im Qualitätsmanagement)
   - Sachmittel (z.B. Honorar für Transkription)
   - …
4. Welches Angebot der Ethikberatung soll überprüft werden?
   - Fortbildung zum Thema X
   - ethische Empfehlungen zum Thema X
   - Konkretes Angebot der fallbezogenen Ethikfallberatung (z.B. Ethikvisite auf Intensivstation)
   - …
5. Welcher Zugang zu Daten ist möglich/realistisch?
   - Erhebung von Daten mittels Fragebogen/Interviews unter Mitarbeitenden
   - Erhebung von Daten mittels Fragebogen/Interviews unter Patient*innen/Angehörigen
   - Erhebung von Daten mittels Fragebogen/Interviews unter Teilnehmenden eines Angebotes der Ethikfallberatung
   - Daten zur Krankenversorgung
   - Daten zu Kosten

6. Wie lautet die Fragestellung und welche Untersuchungsmethode soll verwendet werden?
   - Fragestellung 1: Wie häufig wurde ein Ethikfallberatungsangebot in einem definierten Zeitraum durchgeführt?
     – Mögliche Untersuchungsmethode: quantitative Auswertung von Protokollen oder anderen Formen der Dokumentation
   - Fragestellung 2: Wie viele Mitarbeitende einer Gesundheitseinrichtung kennen die Angebote der Ethikfallberatung?
     – Mögliche Untersuchungsmethode: schriftliche, strukturierte Umfrage unter Mitarbeitenden
   - Fragestellung 3: Welche Auswirkungen hat eine Ethikfortbildung auf die Kenntnisse der Teilnehmenden?
     – Mögliche Untersuchungsmethoden: Leitfadeninterview nach Teilnahme an Fortbildung; Fragebogen vor und nach der Fortbildung zu Fakten/Selbsteinschätzung von Kenntnissen
   - Fragestellung 4: Werden die methodischen Schritte der prinzipienorientierten Falldiskussion im Rahmen der Ethikfallberatung eingehalten?
     – Mögliche Untersuchungsmethode: Videoaufnahmen der Ethikfallberatung und semistrukturierte Analyse
   - Fragestellung 5: Welche für die Ethikfallberatung relevanten Qualifikationen haben die Mitglieder eines Ethikkomitees?
     – Mögliche Untersuchungsmethoden: Umfrage mit den Mitgliedern des Ethikkomitees; Auswertung und Dokumentation
   - Fragestellung 6: Wie viel Zeit vergeht zwischen Anfrage und Durchführung einer Ethikfallberatung?
     – Mögliche Untersuchungsmethoden: retrospektive Auswertung der Dokumentation; prospektive Erhebung entsprechender Daten
   - …
7. In welcher Form sollen die Evaluationsergebnisse präsentiert werden?
   - schriftliche Zusammenfassung, z. B. für den Jahresbericht
   - wissenschaftlicher Vortrag oder Publikation
   - …

12.3.2 Praxisbeispiele zur Evaluation und Qualitätssicherung

Darstellung der Aktivitäten von Ethikfallberatung: Der (Jahres-)Bericht

Berichte über die Ethikfallberatung und andere Arbeitsfelder der Ethikberatung in einer Einrichtung können aus einer Evaluationsperspektive unterschiedliche Funktionen erfüllen. Erstens bieten sie die Möglichkeit, die verschiedenen Aktivitäten zusammenfassend zu dokumentieren. Zweitens ermöglichen Berichte damit einen Nachweis über die geleistete Arbeit. Dies kann zum einen für die Geschäftsführung interessant sein, etwa, wenn Personal- und/oder Sachmittel investiert werden, zum anderen aber auch für die Mitarbeitenden in der Einrichtung, die sich auf diese Weise über die Angebote der Ethikfallberatung informieren können. Sollte der Bericht veröffentlicht werden, könnte dieser auch Patient*innen, Angehörigen und anderen Interessierten in der Öffentlichkeit einen Eindruck von der geleisteten Arbeit vermitteln. Drittens ermöglichen Jahresberichte den an der Ethikfallberatung Beteiligten die Reflexion der geleisteten Arbeit sowie qualitativer und quantitativer Entwicklungen, wie etwa die Einrichtung neuer Angebote oder auch die Steigerung bzw. den Rückgang von Aktivitäten in bestimmten Bereichen. Es ist bereits bei der Erstellung des Berichtes zu klären, welche Funktion und Zielgruppe der Bericht haben soll, da Inhalte und Darstellung angepasst werden sollten.

Infobox 26: Typische Elemente eines Jahresberichts zur Ethikfallberatung

- Titelblatt
- Einführung/Vorwort
- Organisationsform(en), Ziele und Aufgaben
- Vorstellung der einzelnen Arbeitsfelder und Aktivitäten
- Qualifizierungsmaßnahmen
- Vorstellung der Beteiligten und ihrer Qualifikation
- Veröffentlichungen (wissenschaftlich/Öffentlichkeitsarbeit)
- Ausblick/Ziele für das kommende Jahr
- Impressum/Kontakt, weiterführende Informationen
- Anlagen (z. B. Programme von Veranstaltungen, Satzung)

Im Kapitel »Zusatzmaterial zum Download« haben wir ein Beispiel für einen Jahresbericht aufgeführt.

Retrospektive Fallbesprechungen

Eine interaktive Möglichkeit der Fortbildung und Qualitätssicherung zugleich bieten nach unserer Erfahrung retrospektive Fallberatungen. Die Vorstellung von Fall und Analyse mit an der Fallberatung Unbeteiligten ist einerseits ein Prüfstein hinsichtlich Plausibilität des Vorgehens gemessen an den zuvor erläuterten Verfahrensregeln und der Methodik. Andererseits generiert die retrospektive Analyse nicht selten neue Facetten, die bei zukünftigen vergleichbaren Beratungen bedacht werden können. Schließlich bietet auch eine kurze Nachbefragung der an der Fallberatung Beteiligten eine Möglichkeit, Wahrnehmungen und Bewertungen von Seiten der unterschiedlichen Akteur*innen einzuholen und als Ausgangspunkt für mögliche Weiterentwicklungen der Ethikfallberatung zu nutzen.

Strukturierte Bewertung der Qualität von Ethikfallberatung anhand von Fallprotokollen

Die prospektive Ethikfallberatung auf Anfrage stellt in vielen Ethikstrukturen das Herzstück der fallbezogenen Beratungsangebote dar. Auch angesichts der unmittelbaren und weitreichenden Auswirkungen von Ethikfallberatungen auf die Patientenversorgung stellt sich die Frage, welche praktikablen Möglichkeiten der Qualitätsprüfung und -sicherung hier bestehen. Eine Möglichkeit bietet hier die Analyse der Fallberatungsprotokolle. Ein Vorteil dieses Vorgehens ist, dass Protokolle von Ethikfallberatung bereits aus Gründen einer angemessenen Dokumentation der Arbeit vorliegen (sollten). Ein weiterer Vorteil ist, dass die Evaluation dieser Dokumente im Vergleich etwa zu einer Beobachtungsstudie deutlich weniger aufwendig ist. Einen strukturierten Ansatz zur Analyse von Ethikfallberatungsprotokollen bietet das von Pearlman et al. (2016) publizierte Ethics Consultation Quality Assessment Toolkit (ECQAT), das wir im Universitätsklinikum Halle/Saale bereits verwendet haben.

Das ECQAT-Instrument besteht aus drei Bewertungsschritten:

1. Initiale globale Bewertung nach kurzer Durchsicht des Protokolls anhand der vorgegebenen Bewertungskategorien
2. Bewertung des Gesamteindrucks nach gründlicher Durchsicht entlang von vorgegebenen Bewertungskriterien und anhand der Kategorien
3. Semistrukturierte Bewertung des Protokolls anhand definierter Schlüsselkategorien

Bei der Anwendung empfiehlt sich die Bewertung durch zwei unterschiedliche Personen, wobei eine Probephase mit Abgleich der Bewertungen anhand einiger Protokolle empfohlen wird. Der Aufwand für die Bewertung erfordert etwa 10–20 Minuten pro Protokoll. Während die Bewertung von Protokollen nicht gleichzusetzen ist mit der Bewertung von Ethikfallberatungen, kann nach unseren Erfahrungen das Vorgehen mittels des ECQAT in strukturierter Art und Weise Hinweise auf Stärken und Schwächen des (dokumentierten) Beratungsprozesses geben, etwa dann, wenn Teile der im Instrument abgefragten Informationen wiederholt fehlen. Entsprechend können die Ergebnisse für die Weiterentwicklung der Dokumentation sowie der Fallberatung genutzt werden.

Auswirkungen der Ethikfallberatung – Befragung von Beteiligten

Die Frage nach den Auswirkungen einer durchgeführten Ethikfallberatung beschäftigt nicht nur diejenigen, die an einer Ethikfallberatung teilgenommen haben. Auch für Patient*innen, Angehörige oder die Klinikleitung ist es von Interesse, welchen Einfluss die Ethikfallberatung (möglicherweise) auf den weiteren Behandlungsverlauf nimmt.

Angesichts der oben bereits skizzierten Herausforderungen bei der Auswahl von angemessenen Evaluationskriterien zur Bestimmung der Ergebnisqualität von Ethikfallberatung bietet sich im Rahmen von Maßnahmen der Qualitätssicherung ein pragmatisches Vorgehen an, unter Verwendung (semi-)strukturierter Fragen zur Wahrnehmung und Bewertung der Auswirkungen im Nachgang zu einer Ethikfallberatung. Infobox 27 und 28 fassen einige geschlossene bzw. offene Fragen zusammen, die schriftlich oder mündlich beantwortet werden können.

> **Infobox 27: Auswahl geschlossener Fragen zu möglichen Auswirkungen der Ethikfallberatung (Antwortoptionen jeweils unter Verwendung von Schulnoten oder anderer Auswahlantworten)**
>
> - Wie zufrieden waren Sie mit der Durchführung der Ethikfallberatung?
> - Ist das Ergebnis der Ethikfallberatung für Sie nachvollziehbar?
> - Hat die Ethikfallberatung die bestehenden Fragen bzw. Unklarheiten angemessen beantwortet?
> - Hat die Ethikfallberatung Ihre Kenntnisse zu ethischen Fragen der Versorgung verbessert?
> - Wurde das Beratungsergebnis in der Praxis angemessen berücksichtigt?
> - ...

> **Infobox 28: Auswahl offener Fragen zu möglichen Auswirkungen der Ethikfallberatung**
>
> - Was haben Sie bei der Ethikfallberatung *positiv* erlebt? Warum?
> - Was haben Sie bei der Ethikfallberatung *negativ* erlebt? Warum?
> - Welche positiven und/oder negativen Auswirkungen hatte die Ethikfallberatung aus Ihrer Sicht?
> - Wie ist die Behandlung im beratenen Fall anschließend weiter verlaufen?
> - Welche positiven und/oder negativen Auswirkungen hatte die Ethikfallberatung aus Ihrer Sicht auf den weiteren Behandlungsverlauf?
> - ...

Wie bereits angesprochen, können quantitative und qualitative Daten häufig nicht direkt Hinweise auf die Qualität von Ethikfallberatung geben. Es ist wichtig, diese Daten im Lichte der Zielsetzungen und Rationale eines bestimmten Ethikfallberatungsangebotes zu interpretieren. Auf diese Weise können solche Untersuchungen wertvolle Anregungen geben, die Qualität des Angebotes, die Ziele und das Vorgehen eines spezifischen Ethikfallberatungsangebotes sowie Verbesserungsmöglichkeiten zu erörtern. Angebote einer Ethikfallberatung in der Patientenversorgung sind nicht gut, wenn sie existieren, sondern wenn sie bestimmten Anforderungen, die begründet definiert werden müssen, gerecht werden.

13 Anwendung der prinzipienorientierten ethischen Falldiskussion bei ausgewählten klinischen Konstellationen

Georg Marckmann und Jan Schildmann

13.1 Maximaltherapie oder Therapiebegrenzung?

13.1.1 Patientin mit einer Subarachnoidalblutung

Falldarstellung

Die 43-jährige Patientin hatte vor etwa vier Wochen eine Subarachnoidalblutung (SAB) (Blutung in den mit Gehirnwasser gefüllten Zwischenraum zwischen Gehirn und Schädel) aufgrund eines rechtsseitigen Carotis-Aneurysmas (Aussackung an der Halsschlagader, Arteria carotis) mit Einriss der von diesem Blutgefäß abzweigenden und das Gehirn mit Blut versorgenden Arteria carotis interna erlitten. Sie wurde umgehend neurochirurgisch versorgt, der Riss in der Carotis wurde mit einem Ummantelungs-Clip gedeckt. Bei drohender Einklemmung des Hirnstamms durch den ansteigenden Hirndruck erfolgte eine Entlastungs-Hemikraniektomie (einseitige Eröffnung der Schädeldecke). In den folgenden Tagen mussten Gefäßspasmen (krampfartige Verengungen der Gefäße) in den basalen intrakraniellen Arterien (tiefer gelegenen Arterien im Kopf) aller Stromgebiete spasmolytisch (krampflösend) behandelt werden. Zunächst fand sich kein Hinweis auf Infarkte im linken Media-Stromgebiet (das von der Arteria carotis interna versorgte Gebiet des Gehirns). Nach Verringerung der Sedierung öffnete die Patientin nach sieben Tagen die Augen und drückte die rechte Hand. In der computertomographischen Untersuchung (CT), knapp eine Woche später, zeigten sich erneut Hinweise auf Gefäßspasmen, vor allem im Media-Stromgebiet, rechts mehr als links. Die Gehirnschwellung hatte deutlich zugenommen und es zeigten sich Ischämiezonen (Schädigung des Gehirngewebes durch Mangeldurchblutung) im Media-Stromgebiet beider Gehirnhälften, rechts mehr als links. Seither reagierte die Patientin nicht mehr auf Ansprache. Das weitere zehn Tage später durchgeführte CT ergab einen deutlichen Rückgang der Hirnschwellung sowie den Nachweis der bekannten Ischämien. Bereits zu diesem Zeitpunkt war, nach Rücksprache mit den Angehörigen, beschlossen worden, die Intensivtherapie nicht weiter zu steigern. Dies bedeutete keine Erhöhung des FiO2 (Sauerstoffgehalts in der Atemluft), der Katecholamindosierung (kreislaufunterstützenden Medikamente), keine kardiopulmonale Reanimation (Herz-Lungen-Wiederbelebung) sowie keine Dialyse. Seit gut zehn Tagen atmet die Patientin intermittierend und seit zwei Tagen kontinuierlich spontan am T-Stück des Beatmungsgeräts. Über der Stelle, wo der Schädel eröffnet worden war, hat sich ein Liquorkissen (Kissen mit Gehirnwasser) gebildet, was auf einen langsam ansteigenden Hirndruck hinweist. Aus neurochirurgischer Sicht liegt deshalb die Indikation zur Anlage eines ventrikuloperitonealen(V-P-)Shunts vor (Ableitung des Gehirnwassers in den Bauchraum).

Der Vater der Patientin, der inzwischen auch als Betreuer eingesetzt ist, vertritt aber die Auffassung, dass die Anlage eines (V-P-)Shunts nicht dem Willen seiner Tochter entspräche. Um zu klären, welche lebenserhaltenden Maßnahmen (einschließlich Anlage eines (V-P-)Shunts) bei der Patientin noch durchgeführt werden sollen, wird eine ethische Beratung durch das klinische Ethikkomitee angefragt. Die Besprechung erfolgt zunächst im Team, dann mit den Angehörigen der Patientin (Eltern und Bruder).

Die Prognose der Patientin lässt sich zum jetzigen Zeitpunkt nicht genau abschätzen. Sicher ist aber, dass die Patientin auch längerfristig durch die schwere beidseitige Gehirnschädigung sowohl körperlich als auch geistig eingeschränkt sein wird. Dabei ist derzeit noch unklar, wie schwerwiegend diese Einschränkungen sein werden. Im besten Fall wird sie mit einer leichteren körperlichen Behinderung und mit einer leicht eingeschränkten Kommunikationsfähigkeit leben können, im ungünstigeren Fall drohen schwerwiegende körperliche und geistige Einschränkungen. Die Ärzt*innen sind sich sicher, dass die Patientin ihren Beruf im internationalen Marketing eines größeren Unternehmens nicht mehr wird ausüben können.

Die Patientin hatte bereits mit 29 Jahren eine Patientenverfügung mit folgender Festlegung verfasst:

> Falls ich in einen Zustand gerate, in welchem ich meine Urteils- und Entscheidungsfähigkeit unwiderruflich verloren habe, will ich, dass man auf Maßnahmen verzichtet, die nur noch eine Sterbens- und Leidensverlängerung bedeuten würden.
> Auf jeden Fall erwarte ich aber, dass eine ausreichende Schmerzbehandlung vorgenommen wird, auch wenn sich mein Leben dadurch verkürzen sollte.
> Mein Leben soll sich in Stille und Würde vollenden.

Anwendung der prinzipienorientierten ethischen Fallanalyse

Medizinische Aufarbeitung

Medizinische Situation

Die medizinische und psychosoziale Situation der Patientin ist in der Falldarstellung bereits umfassend für die ethische Fallanalyse beschrieben.

(Be-)Handlungsstrategien mit jeweiligem weiterem Verlauf (Prognose)

Handlungsoption 1: Fortsetzung der lebenserhaltenden Intensivtherapie einschließlich Anlage eines (V-P-)Shunts mit dem Ziel des Lebenserhalts.

Die Anlage eines (V-P-)Shunts zur Ableitung des Gehirnwassers in den Bauchraum würde die akute Lebensbedrohung abwenden. Der Eingriff ist wenig aufwändig und mit vergleichsweise geringen Belastungen und Risiken verbunden. Die Patientin befindet sich intensivmedizinisch aktuell in einer stabilen Situation, sodass sie mit dem Eingriff eine hohe Überlebenswahrscheinlichkeit hätte. Aufgrund des bereits festgelegten Verzichts einer Eskalation der intensivmedizinischen Maßnahmen bei einer Verschlechterung der Gesamtsituation im Verlauf kann sich die gesundheitliche Situation verschlechtern und die Patientin versterben. Wahrscheinlicher ist aber, dass sich die Patientin weiter stabilisiert und mittelfristig aus dem Krankenhaus entlassen werden kann. Das Ausmaß der zu erwartenden geistigen und körperlichen Einschränkungen lässt sich zum jetzigen Zeitpunkt noch nicht sicher abschätzen. Bei bestmöglichem neurologischem und allgemein medizinischem Verlauf könnte die Patientin mit einer leichteren körperlichen Behinderung und einer leicht eingeschränkten Kommunikationsfähigkeit überleben. Aufgrund der beidseitigen ischämischen Läsionen ist es allerdings wahrscheinlicher, dass die Patientin schwerere kognitive und körperliche Einschränkungen haben wird. Die Patientin wird nach ärztlicher Einschätzung auch bei bestmöglichem Verlauf ihren Beruf nicht mehr weiter ausüben können.

Handlungsoption 2: Verzicht auf lebenserhaltende Maßnahmen (einschließlich des (V-P-) Shunts) mit dem Ziel, der Patientin ein Sterben unter bestmöglicher Palliation zu ermöglichen.

Bei dieser Behandlungsstrategie würde der Hirndruck der Patientin durch den Verzicht auf die Anlage eines Shunts voraussichtlich weiter steigen, möglicherweise bis hin zu einer Einklemmung des Hirnstamms, was zum Tode der Patientin führen würde. Denkbar ist aber auch ein chronischer Verlauf, bei dem die Patientin nicht verstirbt, sondern durch den steigenden Hirndruck eine weitere Schädigung des Gehirns erleidet. Konsequenterweise würde man in der Folge zwar alle Maßnahmen zur Leidenslinderung durchführen, aber weitere Komplikationen, wie Infektionen oder ähnliches, nicht lebenserhaltend behandeln, sodass die Patientin mittelfristig mit einer hohen Wahrscheinlichkeit versterben würde. Bei beiden Verläufen kann das Sterben der Patientin so gestaltet werden, dass sie nicht leiden muss.

Bewertung I: Ethische Verpflichtungen gegenüber der Patientin

1. Wohltun und Nichtschaden

Die Bewertung der Handlungsoptionen aus der Wohlergehens-Perspektive ist durch die noch relativ offene Prognose erschwert. Bei Handlungsoption 1 würde die Anlage des Shunts den wahrscheinlichen Tod und eine weitere Hirnschädigung verhindern. Die unmittelbaren Belastungen und Risiken durch den Eingriff sind gering. Es stellt sich dann aber die Frage, wie stark ausgeprägt die geistigen und körperlichen Einschränkungen der Patientin sein werden. Bei einem günstigen

Verlauf kann die Patientin mit geringfügigen Einschränkungen leben, auch wenn es bis dahin noch ein weiter Weg sein dürfte, der im Rahmen der Rehabilitation auch mit Belastungen verbunden sein würde. Aufgrund der beidseitigen Schädigung des Gehirns ist es aber wahrscheinlicher, dass die Patientin mit schwereren kognitiven und körperlichen Einschränkungen überleben wird. Dies würde ihr Wohlergehen erheblich einschränken.

Handlungsoption 2 würde mit hoher Wahrscheinlichkeit zum Tode führen, unter bestmöglicher leidendlindernder Therapie.

Insgesamt ergibt sich aufgrund der Prognoseunsicherheit keine klare ethische Bewertung aus der Wohlergehens-Perspektive. Tendenziell wäre eher die Handlungsoption 1 geboten, da die Patientin zumindest eine gewisse Chance besitzt, ein Leben mit eher leichteren Einschränkungen zu führen, während sie mit der Handlungsoption 2 mit einer hohen Wahrscheinlichkeit versterben würde.

2. Achtung der Autonomie

Die Patientin ist aktuell nicht einwilligungsfähig, sodass auf ihren zuvor erklärten oder mutmaßlichen Willen zurückgegriffen werden muss. Sie hat eine Patientenverfügung verfasst, die allerdings nicht genau auf die vorliegende Situation zutrifft. Zum einen ist es nicht sicher, dass sich die Patientin in einem Zustand befindet, indem sie ihre »Urteils- und Entscheidungsfähigkeit *unwiderruflich* verloren« hat. Zum anderen handelt es sich bei dem Shunt nicht um eine Maßnahme, die »nur noch eine Sterbens- und Leidensverlängerung« bedeuten würde. Aktuell befindet sich die Patienten nicht im Sterbeprozess und leidet nicht sichtbar unter ihrem Zustand.

Im Rahmen der Ethikfallberatung können folgende für die Autonomie-Perspektive relevanten Informationen herausgearbeitet werden: Nach Auskunft der Eltern hatte die Patientin die Vorausverfügung erstellt, nachdem zwei Menschen im Bekanntenkreis eine schwere Gehirnschädigung mit erheblichen körperlichen und geistigen Einschränkungen erlitten hatten und sie unbedingt vermeiden wollte, in einer vergleichbaren Situation weiter leben zu müssen. Die Eltern schildern die Patientin als eine sehr aktive, weltoffene und ehrgeizige Frau, die ihre ganze Erfüllung in der beruflichen Tätigkeit im internationalen Marketing einer größeren Firma gefunden habe. Sie spreche mehrere Sprachen und sei viel im Ausland unterwegs gewesen. Kinder habe sie keine. Die Eltern und der Sohn bekräftigen übereinstimmend ihre Einschätzung, dass die Patientin in der vorliegenden Situation, in der sie mit höherer Wahrscheinlichkeit ein Leben mit erheblichen körperlichen und geistigen Einschränkungen zu erwarten habe, sicher den Verzicht auf die Shunt-Anlage und weitere lebensverlängernde Maßnahmen gewählt hätte. Dies gelte umso mehr, da sie die ihr sehr wichtige berufliche Tätigkeit nach ärztlicher Einschätzung voraussichtlich nicht mehr wird ausüben können. Ausdruck ihrer Entschlossenheit sei die Abfassung einer Patientenverfügung im Alter von 29 Jahren gewesen.

Die Erläuterungen der Familie zum Hintergrund der Patientenverfügung ergeben klare Hinweise auf den mutmaßlichen Willen der Patientin: Sie würde ein

Leben mit körperlichen und geistigen Einschränkungen ablehnen, sodass die Handlungsoption 2, d. h. der Verzicht auf lebenserhaltende Maßnahmen (einschließlich des Shunts), ihrem Willen entsprechen würde. Eine Unsicherheit in Bezug auf den Willen der Patientin ergibt sich daraus, dass man nicht weiß, ob diese auch ein Leben mit geringfügigen Einschränkungen abgelehnt hätte, zumal sich ihre Erfahrungen in ihrem Freundeskreis sich auf schwerwiegende Einschränkungen beziehen. Da schwerwiegende Einschränkungen aber wahrscheinlicher und die Patientin auch im besten Fall nach ärztlicher Einschätzung ihren Beruf nicht mehr würde ausüben können, sind sich die Angehörigen sicher, dass die Patientin in der vorliegenden Situation lebenserhaltende Maßnahmen ablehnen würde. Damit entspricht die Handlungsoption 2 mit der Konsequenz des Versterbens der Selbstbestimmung der Patientin.

Bewertung II: Ethische Verpflichtungen gegenüber Dritten (Gerechtigkeit)

Die Patientin hat keine Kinder oder andere Angehörige, für die sie sorgt und gegenüber denen entsprechende Verpflichtungen zu bedenken wären. Die Eltern und ihr Bruder sind zwar durch die aktuelle Situation erheblich belastet, sie tragen aber die bereits in der Patientenverfügung im Grundsatz getroffene Aussage mit, dass die Patientin nicht mit den zu erwartenden Einschränkungen würde weiterleben wollen, sodass die Verpflichtungen gegenüber Dritten ebenfalls eher für die Handlungsoption 2 sprechen.

Synthese

Gemäß den Verpflichtungen des Wohltuns und Nichtschadens wäre in der aktuellen Entscheidungssituation eher die Handlungsoption 1, gemäß den Autonomie-Verpflichtungen aber die Handlungsoption 2 geboten. Durch die divergierenden Verpflichtungen ergibt sich damit ein ethischer Konflikt zwischen dem Wohlergehen und der Selbstbestimmung der Patientin. Hier ist nun eine begründete Abwägung erforderlich, welche der konfligierenden Verpflichtungen Vorrang in der Entscheidungsfindung haben soll. Die Argumente der Wohlergehens-Perspektive für die Fortsetzung der lebenserhaltenden Maßnahmen (Handlungsoption 1) sind eher schwächer, da schwere kognitive und körperliche Einschränkungen wahrscheinlicher als ein Outcome mit nur geringen Einschränkungen sind. Dem gegenüber sind die an der Autonomie orientierten Argumente für den Verzicht auf lebenserhaltende Maßnahmen vergleichsweise stark: Zum einen hat sich die Patientin schon mit 29 Jahren anlässlich konkreter Beispiele im persönlichen Umfeld mit schwerwiegenden krankheitsbedingten Einschränkungen auseinandergesetzt, eine entsprechende Patientenverfügung verfasst und Grenzen für lebenserhaltende Maßnahmen formuliert. Zum anderen können die Angehörigen ihre Auffassung, dass die Patientin in der vorliegenden Situation mutmaßlich die Anlage des Shunts und weitere lebenserhaltende Maßnahmen abgelehnt hätte, mit konkreten Hinweisen begründen. Dieser überzeugend ermittelte Patientenwille stärkt die Autonomie-Perspektive, sodass es in der vorliegenden Entscheidungssituation gute fallbezogene ethische Gründe gibt, den Autonomie-Verpflichtungen Vorrang gegenüber den Wohltuns-Verpflichtungen einzuräumen und die Handlungsoption 2 zu wählen, d. h. den Verzicht auf die Shunt-Anlage und auf weiterführende lebenserhaltende Maßnahmen. Dies entspricht einer Therapiezieländerung vom Lebenserhalt hin zu einer ausschließlichen Palliation.

Planung der Umsetzung der Entscheidung

Zur Umsetzung des Ergebnisses wird folgendes Vorgehen vereinbart: Bei der Patientin wird konsequent auf jegliche Maßnahmen mit dem Ziel des Lebenserhalts verzichtet, d. h. keine Anlage eines (V-P-)Shunts zur Hirndruckbehandlung, zudem keine Herz-Lungen-Wiederbelebung, keine erneute Beatmung oder O2-Gabe, keine erneute Katecholamintherapie, keine antibiotische Therapie, keine Gabe von Nahrung und Flüssigkeit, keine Antikoagulation bei Vorliegen einer Beinvenenthrombose sowie die Entfernung der Lumbaldrainage; zugleich wird die palliativmedizinische Therapie zur Verhinderung von belastenden Symptomen und Leiden intensiviert. Unter Einbezug von Sozialdienst und Hausarzt soll für die Patientin ein Platz in einem stationären Hospiz oder in einer Pflegeeinrichtung organisiert werden.

Kritische Reflexion

Was ist der stärkste Einwand gegen die ausgewählte Option?

Es ist nicht mit letzter Sicherheit auszuschließen, dass die Patientin sich bei einem günstigeren Verlauf mit den leichteren Einschränkungen arrangieren und eine ausreichend gute Lebensqualität haben könnte – dies auch mit Blick auf die häufig beobachtete Anpassung von Patient*innen an ein Leben mit leichteren Einschränkungen. Allerdings sind stärkere Einschränkungen bei der Patientin wahrscheinlicher, zudem sind sich die Angehörigen sicher, dass die Patientin bei der vorliegenden Prognose mutmaßlich einen Verzicht auf die lebenserhaltenden Maßnahmen bevorzugt hätte.

Wie hätte der Konflikt möglicherweise vermieden werden können?

Der ethische Konflikt an sich hätte nicht vermieden werden können. Allerdings hätten sich im Rahmen eines Advance Care Planning-Gesprächs möglicherweise noch konkretere Anhaltspunkte dafür ergeben, wie die Patientin in einer solchen Situation behandelt werden möchte. Dies hätte die fallbezogene Abwägung im Rahmen der Ethikfallberatung unterstützen können, da der Wille der Patient*innen damit noch verlässlicher und präziser nachgewiesen gewesen wäre.

Ergänzende Literatur zum Fall

Bundesärztekammer. (2011). Grundsätze der Bundesärztekammer zur ärztlichen Sterbebegleitung. *Deutsches Ärzteblatt, 108*(7), A346–348.
Bundesärztekammer, Zentrale Ethikkommission bei der Bundesärztekammer. (2018). Hinweise und Empfehlungen zum Umgang mit Vorsorgevollmachten und Patientenverfügungen im ärztlichen Alltag. *Deutsches Ärzteblatt, 115*(51–52), A2434–2441.
Jox, R. J. (2022). Entscheidungen bei einwilligungsunfähigen Patienten. In: G. Marckmann (Hrsg.), *Praxisbuch Ethik in der Medizin* (S. 169–176). Medizinisch Wissenschaftliche Verlagsgesellschaft.
Jox, R. J., Krones, T., Marckmann, G., in der Schmitten, J.(Hrsg.). (2025). *Praxisbuch Advance Care Planning. Behandlungsentscheidungen gemeinsam vorausplanen*. Kohlhammer.
Marckmann, G., Sandberger, G., Wiesing, U. (2010). Begrenzung lebenserhaltender Behandlungsmaßnahmen: Eine Handreichung für die Praxis auf der Grundlage der aktuellen Gesetzgebung. *Dtsch Med Wochenschr, 135*(12), 570–574.
Zentrale Kommission zur Wahrung ethischer Grundsätze in der Medizin und ihren Grenzgebieten (Zentrale Ethikkommission) bei der Bundesärztekammer. (2019). Stellungnahme »Advance Care Planning (ACP)«. *Dtsch Arztebl, 116*(50), A-2372.

13.1.2 Patient mit lebensbedrohlichem Zustand bei chronisch myeloischer Leukämie

Falldarstellung[20]

> Ein 36-jähriger Patient wird nach einer Wiederbelebung in einem auswärtigen Krankenhaus auf die Intensivstation aufgenommen. Der Patient hatte sich dort am Vorabend mit zunehmenden Schmerzen und Taubheitsgefühl im rechten Oberschenkel vorgestellt. Er zeigte sich in kachektischem Ernährungszustand (Mangelernährung) bei stabilen Vitalparametern (u. a. Herzfrequenz, Atmung). Klinisch fiel eine massive Hepatosplenomegalie (Vergrößerung von Leber und Milz) auf. Milz und Leber reichten jeweils bis ins kleine Becken. Das Blutbild zeigte eine massive Leukozytose (Erhöhte Anzahl weißer Blutkörperchen) von 550.000/µl, Thrombozyten (Blutplättchen) von 440.000/µl und eine Anämie (Verringerung des roten Blutfarbstoffes) von 5 g/dl. Retentionsparameter (Werte zur Nierenfunktion), Leberwerte und Blutgerinnung lagen noch im Normbereich. Pathologisch erhöht zeigten sich, im Sinne eines erhöhten Umsatzes bzw. Zerfalls von Blutzellen, Harnsäure mit 12 mg/dl, LDH mit 2200 U/l sowie Serum-Kalium. C-reaktives Protein und Procalcitonin als Entzündungszeichen waren deutlich erhöht. Wenige Stunden später fand die Pflege den Patienten mit Schnappatmung im Bett liegen. Es wurde sofort eine kardiopulmonale Reanimation (Wiederbelebung) begonnen. Nach Intubation (Zugang für künstliche Beatmung) und Gabe von Adrenalin zur Kreislaufunterstützung stabilisierte sich der Kreislauf des Patienten; er wurde umgehend in das Universitätsklinikum verlegt.

---

20 Die Falldarstellung ist der folgenden Publikation entnommen: Marckmann, G., Mayer, F. (2009). Ethische Fallbesprechungen in der Onkologie. *Onkologie, 15*(10), 980–988.

Bei Übernahme war der Patient unter Flüssigkeitszufuhr und hohen Katecholamindosen (kreislaufunterstützende Medikamente) kreislaufstabil, die Oxygenierung (Versorgung mit Sauerstoff) war unter der Beatmung mit einer Sauerstoffkonzentration von 70 % ausreichend. Der Patient war sediert und daher nicht ansprechbar. Er war anurisch (keine Urinproduktion). Eine unter Reanimation ausgebildete Laktazidose (Übersäuerung des Bluts) war rückläufig. Im Labor waren die Werte vergleichbar mit denen des Vorabends, lediglich die Retentionsparameter waren – passend zur Anurie – angestiegen und die Werte der Blutgerinnung verschlechterten sich. Im Differenzialblutbild zeigte sich eine Linksverschiebung der myeloischen Reihe bis zu Blasten (Vorläufer von reifen Blutzellen, wie dies typisch für eine Blutkrebserkrankung ist); es ergab sich kein Anhalt für eine Akzeleration oder einen Blastenschub (schneller Anstieg von weißen Blutzellen) bei einer vermuteten chronisch myeloischen Leukämie (CML, Blutkrebserkrankung).

Mittlerweile waren die Eltern des Patienten eingetroffen. Sie teilten mit, dass beim Patienten fünf Jahre zuvor eine CML diagnostiziert worden sei. Nach der Diagnosestellung und den ersten Aufklärungsgesprächen sei der Patient zunächst sehr zuversichtlich gewesen. Im Laufe der nächsten Wochen habe er jedoch eine fatalistische Einstellung gegenüber der Erkrankung entwickelt. Er habe sich nur noch von Heilpraktiker*innen behandeln lassen. Die Eltern hätten ihn über Jahre immer wieder gedrängt, sich mit einer spezifischen Antitumotherapie behandeln zu lassen. Dabei hätten sie insbesondere auch auf seine Verantwortung gegenüber den zwei minderjährigen Kindern hingewiesen. Der Patient habe dies aber immer abgelehnt.

Die Ehefrau bestätigte, dass der Patient eine spezifische Therapie der CML immer strikt abgelehnt habe, da er sich bei unausweichlichem Schicksal ein therapiebedingtes Leiden ersparen wolle. Offen blieb in den Gesprächen, wie die negative Einstellung zustande kam. Der Ehefrau zufolge war der Patient umfassend über die Therapieoptionen, einschließlich einer Behandlung mit Imatinib (einer Krebstherapie in Tablettenform, die für die große Mehrheit der Patienten gut verträglich ist und gut gegen die CML wirkt), informiert worden. Dennoch würde er in der aktuellen Situation keine »Apparatemedizin« wünschen, auch wenn dies den Tod bedeute. In die auswärtige Klinik habe er sich explizit nicht zur Therapie der CML, sondern ausschließlich zur Linderung der Beschwerden begeben. Eine Patientenverfügung oder Vorsorgevollmacht existiere nicht.

Anwendung der prinzipienorientierten ethischen Fallanalyse

Medizinische Aufarbeitung

Medizinische Situation

Die medizinische und psychosoziale Situation des Patienten ist in der Falldarstellung bereits umfassend für die ethische Fallanalyse beschrieben. Ergänzend können im Rahmen der medizinischen Aufarbeitung folgende Aspekte geklärt werden: Es liegt eine sogenannte BCR-ABL positive CML vor, die mithilfe von Tabletten (sog. Tyrosinkinase-Inhibitoren) gut behandelbar ist. Die Mehrheit der Patient*innen kann mehrere Jahre weiterleben, bei einer niedrigen Wahrscheinlichkeit von in der Regel geringfügigen Nebenwirkungen.

(Be-)Handlungsstrategien mit jeweiligem weiterem Verlauf (Prognose)

Handlungsoption 1: Fortsetzung der lebenserhaltenden Intensivtherapie und sofortiger Beginn einer Therapie mit Tyrosinkinaseinhibitoren mit dem Ziel, das Überleben des Patienten zu sichern

Die Fortsetzung und bei Bedarf weitere Steigerung der intensivmedizinischen Therapie in Verbindung mit dem Beginn der tumorspezifischen Therapie würde einerseits auf die Beseitigung der akuten Lebensbedrohung abzielen und andererseits zum frühestmöglichen Zeitpunkt die Leukämie und die damit verbundenen Risiken für Leben und Gesundheit angehen. Unter Berücksichtigung der prognostischen Scores, die auf einer Intensivstation angewendet werden, hat der Patient eine Chance von etwa 20%, die intensivmedizinische Therapie zu überleben und im Anschluss mehrere Jahre und ohne größere Nebenwirkung mit einer kontrollierten CML zu leben. Die hierfür notwendige intensivmedizinische Behandlung ist allerdings mit Belastungen verbunden; sie ist langwierig und umfasst auch Risiken. Letztere betreffen unter anderem ein sogenanntes Tumorlyse-Syndrom, also den Zerfall der großen Anzahl von Leukämiezellen, was wiederum zu einer weiteren Verschlechterung der Gesundheitssituation (sowohl akut als auch langfristig, bspw. durch Einschränkung bzw. Verlust der Nierenfunktion) führen kann. Das Ausmaß der zu erwartenden Einschränkungen im Falle eines Überlebens lässt sich zum jetzigen Zeitpunkt noch nicht sicher abschätzen. Im bestmöglichen Fall kommt es zu einem Überleben ohne nennenswerte Einschränkungen. Es ist allerdings auch möglich, dass der Patient kognitive und körperliche Einschränkungen haben wird.

Handlungsoption 2: Fortsetzung der lebenserhaltenden Intensivtherapie, Leukapherese zur Reduktion der Tumorlast vor Entscheid über eine tumorspezifische Therapie

Bei dieser Handlungsoption würde man die Entscheidung über die Aufnahme einer Antitumortherapie vom weiteren Verlauf auf der Intensivstation in Verbindung mit einer Reduktion der Leukämiezellen durch Leukapherese abhängig machen. Mit dem Vorgehen verbindet sich die Hoffnung, das Risiko einer Tumorlyse bei Einleitung einer spezifischen Tumortherapie durch die Leukapherese zu reduzieren. Wenn sich der Zustand des Patienten weiter verschlechtert, würde man auf eine spezifische Tumortherapie verzichten und die lebenserhaltenden Maßnahmen beenden (vgl. Handlungsoption 3). Wenn sich der Zustand bessert, würde man eine spezifische Antitumortherapie beginnen. Die längerfristige Prognose bei Überleben wäre dann mit der Handlungsoption 1 vergleichbar.

Handlungsoption 3: Verzicht auf lebenserhaltende Maßnahmen mit dem Ziel, dem Patienten ein Sterben unter bestmöglicher Palliation zu ermöglichen.

Bei dieser Behandlungsstrategie würde aufgrund des Ausfalls lebenswichtiger Organe absehbar der Tod des Patienten eintreten. Etwaige Symptome würden konsequent bis zum Tode lindernd behandelt werden.

Bewertung I: Ethische Verpflichtungen gegenüber dem Patienten

1.   Wohltun und Nichtschaden

Bei der Bewertung der Handlungsoptionen aus der Wohlergehens-Perspektive ist zunächst festzuhalten, dass nur Handlungsoptionen 1 und 2 eine Überlebenschance bieten. Allerdings besteht auch bei Durchführung der Intensivtherapie nur für eine Minderheit der Patient*innen in einer vergleichbaren Situation eine Überlebenschance (ca. 20%). Der mögliche Vorteil einer früheren tumorspezifischen Therapie bei Handlungsstrategie 1 ist verbunden mit dem Risiko eines Tumorlyse-Syndroms. Dies kann wiederum auch langfristige Folgen haben, bspw. für die Funktion der Niere. Dieses Risiko kann bei Handlungsoption 2 durch die Leukapherese etwas reduziert werden, allerdings belastet die Leukapherese den Kreislauf und birgt ein gewisses Blutungsrisiko. Handlungsoption 3 hat zur Folge, dass der Patient unter einer palliativen Therapie mit Linderung etwaiger Symptome in absehbarer Zeit versterben wird.

Zusammenfassend ergibt sich aus der Wohlergehens-Perspektive folgende ethische Bewertung: Da Handlungsoption 3 mit dem sicheren Versterben verbunden wäre und die beiden anderen Optionen dem Patienten zumindest eine gewisse Chance bieten würden zu überleben – im Falle eines Ansprechens der tumorspezifischen Therapie auch längerfristig – und dies bei voraussichtlich akzeptabler Lebensqualität, sind die Handlungsoptionen 1 und 2 gemäß den Verpflichtungen von Wohltun und Nichtschaden geboten. Eventuell wäre von beiden die Handlungsoption 2 zu bevorzugen, da durch die Leukapherese die Risiken eines Tumorlyse-Syndroms reduziert werden können.

2.   Achtung der Autonomie

Der Patient ist aktuell nicht einwilligungsfähig und eine Patientenverfügung liegt nicht vor, sodass auf den mutmaßlichen Willen zurückgegriffen werden muss. Den Aussagen der Ehefrau zufolge hatte sich der Patient nach Diagnosestellung vor fünf Jahren bewusst gegen eine Antitumortherapie entschieden und würde auch in der vorliegenden Situation keine »Apparatemedizin« mehr wünschen.

Ergänzend werden in der ethischen Falldiskussion folgende Informationen herausgearbeitet: Die Einschätzungen der Ehefrau zum mutmaßlichen Willen hinsichtlich Ablehnung von Tumortherapie und »Apparatemedizin« werden von den Eltern des Patienten gestützt. Weiterhin wird bestätigt, dass der Patient über die Möglichkeit der Einnahme von Tabletten gegen die Leukämie, die sich von einer klassischen Chemotherapie unterscheiden, informiert worden sei. Schließlich gibt es keinen Anhalt für eine Depression oder andere psychische Erkrankung, die die Entscheidungsfähigkeit hätte beeinflussen können.

Die Erläuterungen der Familie zum mutmaßlichen Willen machen deutlich, dass der Patient bislang keine tumorspezifische Therapie wollte. Weiterhin sind sich die Angehörigen sicher, dass der Patient in der vorliegenden Situation lebenserhaltende Maßnahmen ablehnen würde. Damit entspricht die Handlungsoption 3 mit der Konsequenz des Versterbens der Selbstbestimmung des Patienten.

Bewertung II: Ethische Verpflichtungen gegenüber Dritten (Gerechtigkeit)

Der Patient hat Kinder und eine Partnerin. Insbesondere die Kinder könnten vom Überleben des Vaters profitieren. Gleichzeitig unterstützt die Partnerin die Berücksichtigung des mutmaßlichen Willens, trotz des damit für sie verbundenen Verlustes des Partners. In der Zusammenschau und unter besonderer Berücksichtigung der Verpflichtungen gegenüber den Kindern sprechen diese eher für die Handlungsoption 1 oder 2.

Synthese

Gemäß den Verpflichtungen des Wohltuns und Nichtschadens wäre in der aktuellen Entscheidungssituation die Handlungsoption 2 (oder ggf. auch Option 1), gemäß den Autonomie-Verpflichtungen aber die Handlungsoption 3 geboten. Die Verpflichtungen gegenüber Dritten wiederum sprechen eher für Handlungsoption 1 oder 2. Durch die divergierenden Verpflichtungen ergibt sich ein ethischer Konflikt. Es muss mit fallbezogenen Argumenten abgewogen werden, welche der konfligierenden Verpflichtungen Vorrang in der Entscheidungsfindung haben sollen.

Die Argumente der *Wohlergehens-Perspektive* für die Fortsetzung der lebenserhaltenden Maßnahmen (Handlungsoption 2 oder 1) sind eher schwächer, da einerseits die Chance auf Überleben vergleichsweise gering ist und andererseits der Beginn einer spezifischen Tumortherapie mit dem Risiko eines Tumorlyse-Syndroms verbunden ist. Dieses reduziert die Überlebenswahrscheinlichkeit und kann mit bleibenden Einschränkungen verbunden sein. Demgegenüber sind die an der *Autonomie* orientierten Argumente für den Verzicht auf lebenserhaltende Maßnahmen eher stärker: Der Patient hat informiert und zumindest ohne berichtete Anzeichen einer psychischen Erkrankung, die die Selbstbestimmungsfähigkeit beeinträchtigen kann, die tumorspezifische Therapie abgelehnt und diese Entscheidung in den letzten fünf Jahren nicht revidiert. Er hat weiterhin auch in der aktuellen Situation die Klinik lediglich zur Symptomlinderung aufgesucht und »Apparatemedizin« abgelehnt.

Damit gibt es in der vorliegenden Entscheidungssituation gute fallbezogenen ethische Gründe, den Autonomie-Verpflichtungen Vorrang gegenüber den Wohltuns-Verpflichtungen einzuräumen und die Handlungsoption 3 zu wählen, d.h.

den Verzicht auf tumorspezifische und weiterführende lebenserhaltende Maßnahmen.

Planung der Umsetzung der Entscheidung

Zur Umsetzung des Ergebnisses wird folgendes Vorgehen vereinbart: Bei dem Patienten werden die lebenserhaltenden Maßnahmen unter palliativmedizinischer Therapie zur Verhinderung von etwaigen belastenden Symptomen und Leiden beendet.

Kritische Reflexion

Was ist der stärkste Einwand gegen die ausgewählte Option?

Es ist nicht mit letzter Sicherheit auszuschließen, dass der Patient sich bei einem besseren Verständnis für eine tumorspezifische Therapie entschieden hätte. Allerdings stehen in der aktuellen Situation die Belastungen und Risiken der intensivmedizinischen Therapie im Vordergrund. Diesbezüglich hatte der Patient entsprechend der Ehefrau »Apparatemedizin«, auch um den Preis des Todes, abgelehnt, sodass die Entscheidung gegen eine Weiterführung der Intensivtherapie am ehesten dem mutmaßlichen Willen des Patienten entspricht.

Wie hätte der Konflikt möglicherweise vermieden werden können?

Der ethische Konflikt an sich hätte nicht vermieden werden können. Allerdings hätten sich im Rahmen eines Advance Care Planning-Gesprächs oder vergleichbarer Vorausplanung möglicherweise noch konkretere Anhaltspunkte in Bezug auf den Stand der Information des Patienten und die Gründe für seine Ablehnung der tumorspezifischen Therapie ergeben. Zudem hätten die Behandlungswünsche für eine Reanimation oder eine Intensivbehandlung explizit ermittelt und entsprechend in einer Patientenverfügung dokumentiert werden können. Der schriftlich formulierte Patientenwille hätte die fallbezogene Abwägung im Rahmen der Ethikfallberatung noch unterstützen können.

Ergänzende Literatur zum Fall

Bundesärztekammer. (2011). Grundsätze der Bundesärztekammer zur ärztlichen Sterbebegleitung. *Deutsches Ärzteblatt, 108*(7), A346–348.
Jox, R. J. (2022). Entscheidungen bei einwilligungsunfähigen Patienten. In: G. Marckmann (Hrsg.), *Praxisbuch Ethik in der Medizin* (S. 169–176). Medizinisch Wissenschaftliche Verlagsgesellschaft.
Jox, R. J. (2022). Entscheidungen über lebensverlängernde Maßnahmen. In: G. Marckmann (Hrsg.), *Praxisbuch Ethik in der Medizin* (S. 177–184). Medizinisch Wissenschaftliche Verlagsgesellschaft.

Marckmann, G., Mayer, F. (2009). Ethische Fallbesprechungen in der Onkologie. *Onkologie*, *15*(10), 980–988.

Marckmann, G., Sandberger, G., Wiesing, U. (2010). Begrenzung lebenserhaltender Behandlungsmaßnahmen: Eine Handreichung für die Praxis auf der Grundlage der aktuellen Gesetzgebung. *Dtsch Med Wochenschr*, *135*(12), 570–574.

13.2 Patientenwohl durch Zwangsbehandlung? – Ethikfallberatung bei einem Menschen mit psychischer Erkrankung

13.2.1 Patient mit einer therapierefraktären Schizophrenie[21]

Falldarstellung

Die Vorstellung des 42-jährigen Patienten in einer psychiatrischen Klinik erfolgt notfallmäßig durch die Polizei und den Rettungsdienst. In der Aufnahmesituation liegt ein akutes paranoid-psychotisches Zustandsbild mit einem religiösen Wahnsystem, Verfolgungs- und Vergiftungsideen sowie akustischen Halluzinationen vor. Der Patient wirkt sehr ängstlich, sein Antrieb ist rasch wechselnd mit häufigen starken Erregungszuständen. Da der Patient eine Aufnahme auf freiwilliger Basis ablehnt, erfolgt über die gesetzliche Betreuerin eine Unterbringung nach dem Betreuungsrecht. Die Betreuerin gibt an, dass der Patient seit dem 19. Lebensjahr an einer Schizophrenie (psychische Erkrankung, die das Denken, Fühlen und Wahrnehmen verändern kann) erkrankt ist.

Der Verlauf der medikamentösen Behandlung in der Klinik gestaltet sich insgesamt als äußerst schwierig. Auch unter Hochdosistherapie mit verschiedenen Medikamentenklassen bessert sich das psychische Gesamtbild nur wenig. Nahezu täglich kommt es im Rahmen akuter Erregungszustände und Situationsverkennungen zu tätlichen Übergriffen auf Mitpatient*innen und Personal. Der Patient zerstört Stationsmobiliar und Eigentum von Mitpatient*innen und benutzt Aufenthaltsräume als Toilette. Er verweigert zudem lange Zeit die Nahrungs- und Flüssigkeitsaufnahme, verliert fast 30 kg an Gewicht, ist deutlich untergewichtig und muss vorübergehend parenteral ernährt werden. Es wird wiederholt eine 5-Punkt-Fixierung vorgenommen, die aufgrund der schlecht zu kupierenden, mit starken Ängsten einhergehenden Erregung nur unter Gegenwehr erfolgt und trotz der dauerhaften Anwesenheit mindestens einer Pflegekraft zu Hautrötungen und Druckstellen beim Patienten führt. Auf Seiten des Personals tragen mehrere Pflegekräfte Verletzungen davon, eine Pflegekraft

---

21 Bei diesem Beitrag handelt sich um eine modifizierte Version der folgenden Falldarstellung: Problematik einer Patientenverfügung in der Psychiatrie. (2014). *Ethik Med*, *26*, 237–238. Mit Genehmigung von Springer Nature.

erleidet durch einen körperlichen Übergriff des Patienten einen Knochenbruch und ist mehrere Wochen arbeitsunfähig.

Angesichts der Schwere und Therapieresistenz der Erkrankung diskutieren die behandelnden Ärzt*innen einen anderen Behandlungsansatz: die Elektrokonvulsionstherapie (EKT). Die EKT beruht im Wesentlichen darauf, dass in Narkose und unter Muskelrelaxation durch eine kurze elektrische Reizung des Gehirns ein generalisierter Krampfanfall ausgelöst wird. Der genaue Wirkmechanismus ist noch nicht geklärt. Nach heutigem Kenntnisstand ist die Wirkung auf neurochemische Veränderungen verschiedener Neurotransmittersysteme (Botenstoffe für Weiterleitung von Signalen zwischen Nervenzellen) zurückzuführen. Die S3-Behandlungsleitlinie Schizophrenie der Deutschen Gesellschaft für Psychiatrie und Psychotherapie, Psychosomatik und Nervenheilkunde (DGPPN) empfiehlt, bei eindeutiger medikamentöser Behandlungsresistenz nach adäquater Therapie in ausreichender Dosis und Zeitdauer, eine EKT mit dem Ziel einer Verbesserung des klinischen Gesamtzustands anzubieten. Der bei hochgradiger Therapieresistenz zu erwartenden erhöhte Rückfallrate nach erfolgreicher EKT-Behandlung kann durch die Einleitung einer Erhaltungs-EKT begegnet werden.

In einer Patientenverfügung, die mittels eines Vordrucks eines Betroffenenverbandes angefertigt und laut den schriftlichen Angaben des ambulanten Psychiaters im Stadium der Selbstbestimmungsfähigkeit unterschrieben worden war, lehnte der Patient jedoch eine solche Therapie ohne weitere Erläuterungen explizit ab. In den Anmerkungen des Vordrucks wird die EKT im Kontext »besonders brutale[r] und gefährliche[r] Behandlungsformen« genannt und es wird ausdrücklich empfohlen, die Behandlung mittels »Elektroschock« abzulehnen. Sie ist vor einem Jahr verfasst worden.

Aus der Anamnese des Patienten ist bekannt, dass er vor drei Jahren von einer nach richterlicher Genehmigung gegen seinen natürlichen Willen durchgeführten EKT profitiert hatte. Nach einem mehrmonatigen und therapierefraktären Behandlungsverlauf war es damals zu einer raschen Besserung und einer Entlassung nach etwa vier Wochen gekommen.

Aufgrund der Schwere der formalen Denkstörungen (Störungen des Denkablaufs) und der andauernden Realitätsverkennung gelingen mit dem Patienten – trotz wiederholter Bemühungen auch unter Einbeziehung von Angehörigen – keine Gespräche über den gegenwärtigen Gesundheitszustand, die zur Verfügung stehenden Therapieoptionen und den Inhalt der Patientenverfügung. Auf vollgeschriebenen Zetteln ist der Wunsch des Patienten zu erkennen, »sich frei bewegen« zu können und »nie mehr in eine Klapse gehen« zu müssen.

Dem Behandlungsteam stellt sich in der vorliegenden Situation die Frage, ob es ethisch vertretbar wäre, bei dem Patienten gegen den zuvor in der Patientenverfügung dokumentierten Willen eine EKT durchzuführen.

Anwendung der prinzipienorientierten ethischen Fallanalyse

Medizinische Aufarbeitung

Medizinische Situation

Zusammenfassend handelt es sich um einen 42-jährigen Patienten, der seit dem 19. Lebensjahr an einer Schizophrenie erkrankt ist und aufgrund einer akuten paranoid-psychotischen Exazerbation der Erkrankung mit Fremdgefährdung nach dem Betreuungsrecht in einer psychiatrischen Klinik untergebracht ist. Nachdem die Behandlung mit verschiedenen Medikamentenklassen keine Besserung der Symptome erzielen konnte, erwägen die behandelnden Ärzt*innen die Durchführung einer EKT, die der Patient aber in einer im Zustand der Selbstbestimmungsfähigkeit unterschriebenen Patientenverfügung ohne Begründung abgelehnt hat. Es stellt sich deshalb für die behandelnden Ärzt*innen die Frage, ob es ethisch vertretbar wäre, eine EKT gegen den zuvor schriftlich geäußerten Willen des Patienten durchzuführen. Für weitere Details verweisen wir auf die vorangehende ausführliche Falldarstellung.

(Be-)Handlungsstrategien mit jeweiligem weiterem Verlauf (Prognose)

Handlungsoption 1: Fortführung der medikamentösen Therapie mit Durchführung einer EKT

Nach der S3-Leitlinie Schizophrenie der DGPPN kann eine EKT bei einer anhaltenden medikamentösen Behandlungsresistenz zur Augmentierung angeboten werden. Die den Metaanalysen zugrunde liegenden Studien sind zwar alle von geringer methodischer Qualität, zeigen aber eine Überlegenheit bei verschiedenen Endpunkten wie kurzfristige symptomatische Verbesserung, Ansprechen oder Remission gegenüber der ausschließlich medikamentösen Therapie. Auch mit Blick auf die frühere erfolgreiche EKT-Behandlung erscheint es deshalb wahrscheinlich, dass mit einer erneuten EKT eine deutliche Besserung des psychischen Zustands mit einer guten Chance auf eine Entlassung zu erwarten ist. Die EKT gilt als sicheres Behandlungsverfahren, das neben dem Narkose-Risiko nur mit geringen Nebenwirkungen verbunden ist. Berichtet ist eine vorrübergehende leichte Verschlechterung der Gedächtnisleistung. Strukturelle Schäden des Gehirns sind bislang nicht nachgewiesen worden. Zu berücksichtigen ist aber die Belastung durch die Anwendung von Zwang, damit die EKT gegen den natürlichen Willen des Patienten durchgeführt werden kann. Die Belastungen für das Team und für die Mitpatient*innen werden mit dem Behandlungserfolg der EKT deutlich abnehmen.

Handlungsoption 2: Fortführung der medikamentösen Therapie

Nachdem alle etablierten medikamentösen Behandlungsoptionen ausgeschöpft sind und keine Besserung des psychischen Gesamtbilds erzielt werden konnte, ist ein längerer Krankenhausaufenthalt zu erwarten, der aufgrund der Fremdgefährdung weiterhin auf einer geschützten Station erfolgen muss. Die Lebenssituation verbleibt für den Patienten durch die paranoiden Symptome und die Anwendung von Zwang aufgrund der Fremdgefährdung äußerst belastend. Es ist nicht mit Sicherheit auszuschließen, aber zumindest in absehbarer Zeit eher unwahrscheinlich, dass sich die psychische Situation des Patienten mit der fortgesetzten medikamentösen Behandlung verbessern wird. Aufgrund der Übergriffe des Patienten ist damit eine fortgesetzt hohe Belastung des Teams und der Mitpatient*innen verbunden.

Handlungsoption 3: Unterbringung des Patienten ohne weitere medikamentöse Therapie

Auch bei dieser Behandlungsoption ist auf absehbare Zeit nicht mit einer Besserung der psychischen Situation des Patienten zu rechnen, aber mit einer fortgesetzt hohen Belastung des Patienten selbst sowie des Teams und der Mitpatient*innen. Dass sich nach längerer Zeit die psychotischen Symptome noch bessern, ist nicht vollständig ausgeschlossen.

Bewertung I: Ethische Verpflichtungen gegenüber dem Patienten

1.   Wohltun und Nichtschaden

Mit Blick auf das Wohlergehen ist bei diesem Patienten die Behandlungsstrategie 1 geboten, d. h. die Augmentierung der medikamentösen Behandlung durch die Elektrokonvulsionstherapie (EKT). Sie bietet für den Patienten eine gute Chance einer zeitnahen Besserung der psychotischen Symptome mit anschließender Entlassung aus dem Krankenhaus. Damit hat der Patient eine mit Blick auf die Lebensqualität deutlich bessere Perspektive als mit den Behandlungsstrategien 2 und 3, bei denen der Patient weiterhin erheblichen Belastungen durch die psychotischen Symptome und die wiederholte Anwendung von Zwang ausgesetzt ist. Diese Belastungen erscheinen deutlich höher als die einmalige Anwendung von Zwang für die Durchführung der EKT, die selbst nur mit geringen Risiken und Belastungen verbunden ist.

2.   Achtung der Autonomie

Die Bewertung der Autonomie-Perspektive ist in diesem Fall schwieriger. Aufgrund der psychotischen Symptome ist der Patient einwilligungsunfähig, sodass er seine Behandlungswünsche aktuell nicht äußern kann. Es liegt aber eine im einwilligungsfähigen Zustand unterschriebene Patientenverfügung vor, in der der Patient eine EKT kategorisch ablehnt. Demzufolge würde am ehesten die Behandlungsstrategie 2, d. h. die Fortsetzung der medikamentösen Therapie, dem zuvor erklärten Patientenwillen entsprechen, da diese eine im Vergleich zur EKT zwar geringe, aber doch höhere Chance auf eine Besserung bietet als die Behandlungsstrategie 3. Zudem äußert er in seinem nicht selbstbestimmungsfähigen Zustand den Wunsch, die psychiatrische Klinik zu verlassen. Um diesen Wunsch zu realisieren, wäre die EKT die beste Handlungsoption, die er aber in seiner Patientenverfügung ausgeschlossen hat. Diese Festlegung hat der Patient nicht widerrufen, sodass sie weiterhin verbindlich bleibt, da sie die letzte Äußerung des Patienten zur Behandlungsoption einer EKT im einwilligungsfähigen Zustand darstellt. Um die Autonomie des Patienten zu achten, müsste folglich die medikamentöse Therapie des Patienten ohne EKT fortgesetzt werden (Handlungsoption 2).

Bewertung II: Ethische Verpflichtungen gegenüber Dritten (Gerechtigkeit)

Im vorliegenden Fall sind insbesondere die Verpflichtungen gegenüber dem Team und den Mitpatient*innen relevant. Aufgrund der schweren paranoiden-psychotischen Symptome kommt es immer wieder zu Übergriffen des Patienten gegenüber dem Personal und den Mitpatient*innen. Diese Belastung könnte, insbesondere für das Team, am besten durch die Durchführung der EKT, d. h. der Behandlungsoption 1, reduziert werden. Die Handlungsoptionen 2 und 3 sind mit fortgesetzt hohen Belastungen verbunden. Auch mit Blick auf den Einsatz begrenzt verfügbarer Ressourcen (v. a. Behandlungsplätze und Personal) ist hier die Handlungsoption 1 geboten.

Synthese

Gemäß den Wohltuns-Verpflichtungen und den Verpflichtungen gegenüber Dritten ist im vorliegenden Fall die Handlungsoption 1 geboten, gemäß den Autonomie-Verpflichtungen aber die Handlungsoption 2. Damit ergibt sich in der Synthese ein ethischer Konflikt zwischen dem Wohlergehen und dem Willen des Patienten einerseits und zwischen dem Willen des Patienten und den Verpflichtungen gegenüber Dritten andererseits. Da die Verpflichtungen gegenüber dem Patienten im Einzelfall Vorrang genießen, sollten hier zunächst die Wohltuns-Verpflichtungen gegenüber den Autonomie-Verpflichtungen abgewogen werden. Dabei sind fallbezogene Argumente herauszuarbeiten, welche der konfligierenden Verpflichtungen im vorliegenden Fall Vorrang genießen soll. Die am *Wohlergehen* orientierten Argumente für die Handlungsoption 1, d.h. die Durchführung der EKT gegen den natürlichen Willen des Patienten, sind in diesem Fall sehr gewichtig, da sie – im Gegensatz zu den Handlungsoptionen 2 und 3 – eine gute Chance für den Patienten bietet, eine Linderung der paranoid-psychotischen Symptome zu erfahren und in absehbarer Zeit aus der psychiatrischen Klinik entlassen zu werden. Mit Blick auf die weitere Lebensqualität des Patienten sind die Handlungsoptionen 2 und 3 klar unterlegen, da diese aufgrund der fortgesetzten großen Belastung durch die psychotischen Symptome, die wiederholte Anwendung von Zwang und die Unterbringung auf einer geschützten Station erheblich eingeschränkt sein wird.

Auf der anderen Seite sind die an der *Selbstbestimmung* orientierten Argumente gegen die Handlungsoption 1 dadurch geschwächt, dass der Patientenwille auf einem Formular dokumentiert ist, in dem die EKT nicht sachgemäß als eine »besonders brutale und gefährliche Behandlungsform« beschrieben wird. Es ist damit nicht unwahrscheinlich, dass der Patient die EKT auf der Grundlage falscher Informationen abgelehnt hat. Dass er zuvor bereits erfolgreich mit einer EKT behandelt wurde, unterstreicht die Zweifel an den Grundlagen seiner Entscheidung: Wenn er in der Lage gewesen wäre, den Therapieerfolg durch die zuvor durchgeführte EKT entsprechend zu würdigen, hätte er der Durchführung einer EKT eigentlich eher zustimmen müssen. Vieles spricht deshalb dafür, dass die Ablehnung der EKT in der Patientenverfügung nicht auf einer gut informierten, wohl abgewogenen Entscheidung beruht. Dies schwächt das Gewicht der autonomieorientierten Argumente gegen die EKT.

Im *Ergebnis* liegen starke am Wohlergehen orientierte Argumente für die Durchführung der EKT (Behandlungsoption 1) vor. Dem gegenüber stehen eher schwächere autonomieorientierte Argumente gegen die EKT, sodass es gute fallbezogene Argumente gibt, im vorliegenden Fall den Wohltuns-Verpflichtungen Vorrang gegenüber den Autonomie-Verpflichtungen einzuräumen. Diese Abwägung wird weiter unterstützt durch die Verpflichtungen gegenüber Dritten, die in diesem Fall aufgrund der relevanten Schadenspotenziale für das Team und die Mitpatient*innen vergleichsweise hohes Gewicht haben. Insgesamt gibt es damit gute fallbezogene ethische Argumente, die Behandlungsoption 1 zu wählen und die medikamentöse Therapie mit Augmentierung durch eine EKT fortzusetzen.

Planung der Umsetzung der Entscheidung

Für die Durchführung der EKT gegen den natürlichen Willen des Patienten ist eine gerichtliche Genehmigung erforderlich. Diese soll zeitnah beantragt werden, damit die Behandlung bei dem Patienten möglichst bald durchgeführt werden kann.

Kritische Reflexion

Was ist der stärkste Einwand gegen die ausgewählte Option?

Der stärkste Einwand gegen die bevorzugte Behandlungsoption 1, d. h. eine Augmentierung der medikamentösen Therapie durch eine EKT, ist die im einwilligungsfähigen Zustand schriftlich vorausverfügte Ablehnung einer EKT durch den Patienten. Es bestehen aber begründete Zweifel, ob es sich um eine informierte Ablehnung handelte, zugleich gibt es aufgrund des anhaltend hohen Leidensdrucks des Patienten sehr starke am Wohlergehen orientierte Argumente für die EKT, sodass es ethisch gerechtfertigt erscheint, dem Wohlergehen des Patienten im vorliegenden Fall Vorrang gegenüber seiner Selbstbestimmung einzuräumen.

Wie hätte der Konflikt möglicherweise vermieden werden können?

Vorausplanungen von Behandlungsentscheidungen sollten nach Möglichkeit im Rahmen einer qualifizierten Gesprächsbegleitung erfolgen, wie sie bspw. in Advance Care Planning-Programmen angeboten wird. Dies kann sicherstellen, dass die in einer Patientenverfügung festgelegten Behandlungswünsche auf einer ausgewogenen sachlichen Information beruhen und vom Patienten hinsichtlich ihrer Vor- und Nachteile gut abgewogen wurden. Im vorliegenden Fall ist diese Gesprächsbegleitung nicht dokumentiert. Ob der Patient auch auf der Grundlage ausgewogener Informationen zu Nutzen und Schaden eine EKT kategorisch abgelehnt hätte, ist schwer zu sagen. Auf jeden Fall hätte der dann schriftlich dokumentierte Patientenwille aber ein höheres Gewicht bei der ethischen Abwägung in der Synthese gehabt.

Ergänzende Literatur zum Fall

Borbé, R., Kühlmeyer, K., Radenbach, K. (2025). Vorausplanung psychiatrischer Behandlung. In: R. J. Jox, T. Krones, G. Marckmann et al. (Hrsg.), *Praxisbuch Advance Care Planning. Behandlungsentscheidungen gemeinsam vorausplanen* (S. 556–566). Kohlhammer.
Deutsche Gesellschaft für Psychiatrie und Psychotherapie, Psychosomatik und Nervenheilkunde (GPPN) (Hrsg.). (2019). S3-Leitlinie Schizophrenie. AWMF-Register Nr. 038–009. Langfassung. https://register.awmf.org/de/leitlinien/detail/038-009 (Zugriff am 16.11.2024)
Gather, J., Scholten, M. (2024). Theoretische Grundlagen der klinischen Ethikberatung in der Psychiatrie. *Der Nervenarzt, 95*(11), 1026–1032.
Gather, J., Vollmann, J. (2022). Ethische Herausforderungen bei Patienten mit psychischen Erkrankungen. In: Marckmann, G. (Hrsg.), *Praxisbuch Ethik in der Medizin* (S. 403–412). Medizinisch Wissenschaftliche Verlagsgesellschaft.

13.3 »Unser Kind soll nicht sterben« – Ethikfallberatung bei einem Kind

13.3.1 Ein Kind mit irreversibel fortschreitender neurologischer Erkrankung

Falldarstellung

Mehmet ist ein 14-jähriger Junge mit einer Infantilen Neuroaxonalen Dystrophie Seitelberger (INAD), einer irreversibel fortschreitenden Erkrankung des Nervensystems, die über zunehmende Lähmungen zum Tode führt. Mehmet hat inzwischen eine schwerste Mehrfachbehinderung mit einer spastischen Tetraparese (Lähmung aller Extremitäten mit hoher Muskelanspannung), multiplen Gelenkkontrakturen (Gelenkversteifungen), einer schweren neuromuskulären Kyphoskoliose (Verkrümmungen der Wirbelsäule) und einer Optikusatrophie (degenerativen Erkrankung des Sehnervs mit fortschreitender Erblindung). Er ist praktisch nicht kontaktfähig, reagiert wohl etwas auf seine Mutter, zeigt aber sonst keine gezielten Reaktionen. Vor zwei Jahren wurde zur

Ernährung eine PEG-Sonde (Ernährungssonde in den Magen) gelegt. Mehmet ist schwer dystroph (mangelernährt) und leidet unter rezidivierenden bronchopulmonalen Infekten. In der letzten Zeit hat sich seine Atemfunktion so weit verschlechtert, dass eine technisch nicht einfach durchzuführende 24 h-Maskenbeatmung erforderlich ist. Vor einem Jahr hatte er aufgrund der ausgeprägten Osteoporose (Verringerung der Knochendichte) eine Oberschenkelspontanfraktur rechts erlitten. Wie lange Mehmet noch leben wird, ist schwer zu prognostizieren. Die durchschnittliche Lebenserwartung von Kindern mit einer INAD hat er bereits überschritten; die meisten betroffenen Kinder versterben bereits vor dem zehnten Lebensjahr.

Mehmets Eltern stammen aus der Türkei, die Schwester hatte die gleiche Erkrankung und war vor knapp zwei Jahren an einer Pneumonie (Lungenentzündung) verstorben. Darüber hinaus gibt es noch ein jüngeres gesundes Geschwisterkind.

Aktuelle Situation

Mehmet war vor knapp einer Woche mit einer Aspirationspneumonie (Lungenentzündung nach Verschlucken von Nahrung bzw. Flüssigkeit) aus einem kleineren Krankenhaus auf die Kinder-Intensivstation verlegt worden. Die Beatmungssituation stabilisierte sich in den folgenden Tagen so weit, dass Ende letzter Woche eine Extubation (Entfernung des Beatmungsschlauchs aus der Lunge) möglich war. Mehmet benötigt aber nach wie vor eine dauerhafte Maskenbeatmung. Leider verschlechterte sich die Beatmungssituation über das Wochenende wieder, sodass eine Intubation erforderlich werden könnte. Bei ansteigenden Entzündungsparametern (CRP) besteht der Verdacht einer erneuten Aspirationspneumonie.

Bei einer weiteren Verschlechterung der Atmung stellt sich die Frage, ob eine invasive Beatmung begonnen werden soll. Nach Einschätzung der Pflege leidet Mehmet unter seinem Zustand. Die Maskenbeatmung ist anstrengend und ineffektiv, er weint häufig beim Absaugen, vermutlich hat er aufgrund der Spastik auch Schmerzen. Mit Schmerzmedikamenten (Ibuprofen und Paracetamol) findet er besser in den Schlaf. Da die unaufhaltsam fortschreitende Grunderkrankung keine Aussicht auf Besserung bietet, stellt sich die Frage, ob eine Fortsetzung der lebenserhaltenden Maßnahmen – u. a. mit einer invasiven Beatmung – Mehmet nicht mehr Schaden als Nutzen bietet, da dies sein Leiden nur verlängert. Eine ursächliche Therapie steht für die INAD nicht zur Verfügung, eine Erleichterung der Beatmungssituation wäre durch eine Tracheotomie (Luftröhrenschnitt) möglich, evtl. könnte die Häufigkeit der Aspirationspneumonien durch eine Verlagerung der PEG-Sonde in das Jejunum (mittlerer Teil des Dünndarms) reduziert werden.

Nach dem Wunsch der muslimischen Eltern soll das Leben des Kindes aber mit allen medizinischen Mitteln erhalten werden. Nach Einschätzung der betreuenden Ärzt*innen spielen bei diesem Wunsch möglicherweise auch Schuldgefühle gegenüber ihrer Tochter eine Rolle, die vor knapp zwei Jahren an der gleichen Krankheit gestorben war.

Gespräch mit den Eltern

Der Vater spricht recht gut Deutsch und übersetzt der Mutter das Gespräch ins Türkische. Es scheint aber so, als könne die Mutter zumindest passiv dem Gespräch folgen. Die Eltern bekräftigen im Gespräch noch einmal, dass für sie eine Begrenzung der lebenserhaltenden Maßnahmen nicht infrage komme. Mehmet leide zwar akut unter der Atemnot, dies würde aber sicher besser werden, sobald der Infekt ausgeheilt sei. Sie berichten, Mehmet nehme zu Hause am Leben teil, reagiere auf Kinder, lache und höre zu, wenn man mit ihm spreche. Häufig sei eine Verständigung nur mit den Augen möglich. Ihr Sohn habe das gleiche Lebensrecht wie jedes andere Kind. Gott sei für das Sterben zuständig, er habe das Leben gegeben und würde es auch wieder nehmen. Die Eltern sehen aber auch, dass die medizinischen Möglichkeiten irgendwann ausgeschöpft sein werden, was sie dann auch akzeptieren würden. Das Kind solle sterben, »wenn Gott es will«. Aber zunächst solle alles medizinisch Mögliche versucht werden, um Mehmet am Leben zu erhalten. Die Eltern zeigen Verständnis für die Sorge des Teams, Mehmet könne unter seinem Zustand leiden. Sie erwidern aber, es würde Mehmet nur in der akuten Krise so schlecht gehen, zu Hause ginge es ihm dann wieder gut.

Anwendung der prinzipienorientierten ethischen Fallanalyse

Medizinische Aufarbeitung

Medizinische Situation

Zusammengefasst handelt es sich um einen 14-jährigen Patienten mit einer Infantilen Neuroaxonalen Dystrophie (INAD), der inzwischen eine schwerste Mehrfachbehinderung hat, mit einer spastischen Tetraparese, multiplen Gelenkkontrakturen, einer schweren neuromuskulären Kyphoskoliose und einer Optikusatrophie. Er ist praktisch nicht kontaktfähig, reagiert geringfügig auf seine Mutter, zeigt aber sonst keine gezielten Reaktionen. Mehmet ist stark abgemagert und leidet unter rezidivierenden bronchopulmonalen Infekten. In der letzten Zeit hat sich seine Atemfunktion so weit verschlechtert, dass eine technisch nicht einfach durchzuführende 24 h-Maskenbeatmung erforderlich ist.

Mehmet war vor knapp einer Woche mit einer Aspirationspneumonie aus einem kleineren Krankenhaus auf die Kinder-Intensivstation verlegt worden. Die Beatmungssituation stabilisierte sich in den folgenden Tagen so weit, dass Ende letzter Woche eine Extubation möglich war. Mehmet benötigt aber nach wie vor eine dauerhafte Maskenbeatmung. Aktuell verschlechtert sich die Beatmungssituation wieder, sodass eine Intubation erforderlich werden könnte. Bei ansteigenden Entzündungsparametern (CRP) besteht der Verdacht einer erneuten Aspirationspneumonie. Mit Blick auf die unaufhaltsam fortschreitende neurodegenerative Grunderkrankung und der damit verbundenen erheblichen Einschränkungen und Belastungen stellt sich für das Team die Frage, ob bei einer weiteren Verschlechterung der Atmung eine invasive Beatmung begonnen werden sollte.

(Be-)Handlungsstrategien mit jeweiligem weiterem Verlauf (Prognose)

Handlungsoption 1: Beginn intensivmedizinischer Maßnahmen mit dem Ziel des Lebenserhalts

Bei einer weiteren Verschlechterung der Beatmung wird eine invasive Beatmung begonnen. Zur Erleichterung der Beatmungssituation im weiteren Verlauf sollte dann eine Tracheotomie erwogen werden. Um die Wahrscheinlichkeit von Aspirationspneumonien zu reduzieren, kann die PEG-Ernährungssonde ins Jejunum verlegt werden. In Abhängigkeit von der Beatmungssituation kann Mehmet mit einer entsprechenden pflegerischen Unterstützung wieder nach Hause entlassen werden. Die Grunderkrankung wird allerdings weiter fortschreiten, die verbleibende Lebenserwartung dürfte im Bereich von Monaten liegen. Auch wenn die Beatmungssituation durch das Tracheostoma etwas erleichtert werden kann, wird Mehmet weiterhin unter der spastischen Tetraparese und den damit verbundenen Kontrakturen leiden. Zudem werden sich seine ohnehin schon stark eingeschränkten Teilhabemöglichkeiten weiter verschlechtern.

Handlungsoption 2: Verzicht auf lebenserhaltende Intensivmaßnahmen mit dem Ziel, dem Patienten ein Sterben unter bestmöglicher Palliation zu ermöglichen

Bei einer weiteren Verschlechterung der Beatmungssituation würde keine invasive Beatmung auf der Intensivstation begonnen, sondern durch die Atemnot von Mehmet eine entsprechende palliative Behandlung gelindert werden. Bei einer fortgesetzten Ateminsuffizienz ist mit einem Versterben des Patienten innerhalb weniger Stunden bis Tagen zu rechnen.

Bewertung I: Ethische Verpflichtungen gegenüber dem Patienten

1. Wohltun und Nichtschaden (Wohlergehen des Kindes)

Das mit der Handlungsoption 1 mögliche Weiterleben ist für Mehmet nicht nur zeitlich begrenzt, sondern vor allem auch mit sehr geringen Teilhabemöglichkeiten und belastenden Symptomen durch die Spastik und die Kontrakturen verbunden. Aus Sicht der professionellen Einschätzung von Mehmets Wohlergehens wäre deshalb eher die Handlungsoption 2, der Verzicht auf lebenserhaltende Intensivmaßnahmen bei einer weiteren Verschlechterung der Beatmungssituation, zu bevorzugen.

2. Achtung der Autonomie des Kindes, stellvertretende Entscheidung der Eltern

Mehmet selbst kann nicht an der Behandlungsentscheidung beteiligt werden, sodass die Eltern stellvertretend für ihn entscheiden müssen. Mehmets Eltern wünschen, dass alles medizinisch Mögliche unternommen wird, um das Leben ihres

Sohnes zu erhalten. Eine Begrenzung der lebenserhaltenden Maßnahmen – wie der Verzicht auf eine invasive Beatmung – kommt für sie nicht infrage. Sie begründen dies auch mit ihrem Glauben: Gott sei dafür zuständig, er habe das Leben gegeben und würde es auch wieder nehmen, wenn der Zeitpunkt dafür gekommen sei. Sie nehmen durchaus wahr, dass Mehmet aktuell unter der Atemnot erheblich leidet. Dennoch sind sie der Auffassung, dass es ihm deutlich besser gehe, wenn die Infektion erfolgreich behandelt werden würde und er wieder bei ihnen zu Hause sei. Dies bestärkt sie in ihrer Auffassung, dass bei einer weiteren Verschlechterung der Beatmung intensivmedizinische Maßnahmen ergriffen werden sollten, um Mehmets Leben zu erhalten. Die Eltern bleiben bei dieser Einschätzung, auch nach einem ausführlichen Gespräch mit dem Team, in dem sie über die divergierende Sichtweise des Teams hinsichtlich Mehmets Wohlergehen informiert wurden. Der stellvertretenden Entscheidung der Eltern zufolge müsste deshalb die Handlungsoption 1 durchgeführt werden.

Bewertung II: Ethische Verpflichtungen gegenüber Dritten (Gerechtigkeit)

Zu berücksichtigen sind hier zunächst die Bedürfnisse der Familienmitglieder. Die Eltern sind durch die Betreuung des schwerkranken Kindes belastet, wünschen sich aber selbst sehr dringlich, dass Mehmet weiter am Leben bleibt. Insofern wäre die Handlungsoption 1 in ihrem besten Interesse, wobei eine angemessene Unterstützung der Eltern im weiteren Verlauf sichergestellt werden sollte. Auch das jüngere Geschwisterkind ist höchstwahrscheinlich durch die Situation belastet, da der schwerkranke Bruder viel Zeit und Aufmerksamkeit der Eltern bindet. Hier wäre bei der Planung des weiteren Vorgehens ebenfalls zu überlegen, wie die Eltern in der Betreuung von Mehmet so unterstützt werden können, dass die Bedürfnisse der Schwester nicht allzu kurz kommen. Ressourcenfragen spielten in der Entscheidungsfindung keine Rolle, da es zu diesem Zeitpunkt keine akute Knappheit an Intensivbetten gab.

Synthese

In der Zusammenschau der ethischen Bewertungen ergibt sich ein Konflikt zwischen den Wohltuns- und Nichtschadensverpflichtungen einerseits und der Achtung der stellvertretenden Autonomie der Eltern andererseits. Damit sind fallbezogene Gründe in Bezug darauf herauszuarbeiten, welche der konfligierenden Verpflichtungen Vorrang haben soll.

Die am *Wohlergehen* orientierten Argumente für die Handlungsoption 2, d. h. einen Verzicht auf eine invasive Beatmung, sind aufgrund der voraussichtlich kurzen verbleibenden Lebenszeit, der stark eingeschränkten Teilhabemöglichkeiten und vor allem der belastenden Symptome durch die spastische Tetraparese und die eingeschränkte Atemfunktion vergleichsweise stark. Allerdings seien die Belastungen für Mehmet nach Auskunft der Eltern zu Hause deutlich geringer, zudem habe er dort bessere Teilhabemöglichkeiten, was die am Wohlergehen orientierten Argumente für die Handlungsoption 2 etwas schwächen würde. Die *stellvertretende Autonomie der Eltern* hat insofern ein hohes Gewicht, als ihr Wunsch nach Fortsetzung lebenserhaltender Maßnahmen auch am Wohlergehen ihres Kindes orientiert ist, da nach ihrer Wahrnehmung Mehmet zu Hause eine ausreichend gute Lebensqualität habe, mit Interaktionen innerhalb der Familie und Anzeichen von Lebensfreude. Zugleich sehen die Eltern aber auch die unaufhaltsam voranschreitende Erkrankung und die Grenzen der Medizin. Sie äußern auch Verständnis für die Sorge des Teams, Mehmet könne unter seinem Zustand leiden. Etwas geschwächt wird die stellvertretende Entscheidung aber dadurch, dass der elterliche Therapiewunsch nicht nur am Kindeswohl, sondern auch an ihrem Glauben orientiert ist, der es ihnen verbiete, eine Entscheidung zum Verzicht auf lebenserhaltende Maßnahmen zu treffen.

In dieser Situation, in der die konfligierenden Verpflichtungen jeweils ein vergleichsweise hohes Gewicht haben, kann es gerechtfertigt sein, sich in der Entscheidung daran zu orientieren, dass die Eltern grundsätzlich das Recht haben zu interpretieren, was dem Wohlergehen ihres Kindes entspricht (vgl. ▶ Kapitel 6.2.1). Demzufolge wäre die Handlungsoption 1 zu wählen. Mit Blick auf die zu Hause mit hoher Wahrscheinlichkeit bessere Lebensqualität von Mehmet gibt es keine hinreichend starken am Wohlergehen des Kindes orientierten Argumente, dem elterlichen Wunsch nach fortgesetzter lebenserhaltender Therapie nicht zu entsprechen. Hinzu kommen die ethischen Verpflichtungen gegenüber den Eltern, sodass es unter Berücksichtigung aller relevanten Umstände ethisch am besten begründbar erscheint, bei einer zunehmenden Ateminsuffizienz die Handlungsoption 1 durchzuführen.

Planung der Umsetzung des Ergebnisses

Im Team und mit den Eltern wird besprochen, dass Mehmet bei einer weiteren Verschlechterung auf die Intensivstation verlegt und invasiv beatmet wird.

Kritische Reflexion

Was ist der stärkste Einwand gegen die ausgewählte Option?

Der stärkste Einwand gegen die gewählte Handlungsoption 1 ist Mehmets fortgesetztes Leiden ohne Aussicht auf Besserung. Insofern erscheint es geboten, weiter mit den Eltern im Gespräch zu bleiben und sie versuchen davon zu überzeugen, dass es insbesondere dann nicht mehr in Mehmets bestem Interesse ist, lebenserhaltend weiterbehandelt zu werden, wenn er dauerhaft beatmet werden muss und damit in seinen Lebensmöglichkeiten noch weiter eingeschränkt ist. Auch sollten sie darauf vorbereitet werden, dass es im weiteren Verlauf zu medizinisch nicht mehr beherrschbaren Komplikationen kommen kann, beispielsweise im Rahmen einer schweren Infektion.

Wie hätte der Konflikt möglicherweise vermieden werden können?

Grundsätzlich ist es wichtig, die Eltern in einfühlsamen Gesprächen dafür zu sensibilisieren, was das Weiterleben für ihren Sohn bedeutet. Hinsichtlich ihrer Glaubensüberzeugung kann es hilfreich sein, ihnen ein Gespräch mit einer muslimischen Seelsorger*in oder mit einem Imam zu vermitteln. Es bleibt aber unsicher, ob der Konflikt im vorliegenden Fall in irgendeiner Form hätte vermieden werden können.

Ergänzende Literatur zum Fall

Gramm, J. D., Knochel, K., Führer, M. (2025). Advance Care Planning bei Kindern und Jugendlichen. In: R. J. Jox, T. Krones, G. Marckmann et al. (Hrsg.), *Praxisbuch Advance Care Planning. Behandlungsentscheidungen gemeinsam vorausplanen* (S. 465–478). Kohlhammer.

Wiesemann, C. (2022). Ethik in der Kinderheilkunde und Jugendmedizin. In: G. Marckmann (Hrsg.), *Praxisbuch Ethik in der Medizin* (S. 379–391). Medizinisch Wissenschaftliche Verlagsgesellschaft.

Literaturverzeichnis

Adams, D. M. (2023). Clinical Ethics Consultation and Physician Assisted Suicide. In: M. Cholbi, J. Varelius (Hrsg.), *New Directions in the Ethics of Assisted Suicide and Euthanasia* (2. Auflage, S. 93–115). Springer International Publishing.

Akademie für Ethik in der Medizin, AG Ethikberatung im Krankenhaus. (2011). Empfehlungen für die Dokumentation von Ethik-Fallberatungen. *Ethik in der Medizin*, 23, 155–159. https://doi.org/10.1007/s00481-010-0086-8 (aufgerufen am 30.04.2025)

Akademie für Ethik in der Medizin, AG Ethikberatung im Gesundheitswesen. (2013). Empfehlungen zur Evaluation von Ethikfallberatung in Einrichtungen des Gesundheitswesens. *Ethik in der Medizin*, 25, 149–156. https://doi.org/10.1007/s00481-012-0230-8 (aufgerufen am 30.04.2025)

Akademie für Ethik in der Medizin (2022a). Curriculum Ethikberatung im Gesundheitswesen. https://www.aem-online.de/fileadmin/user_upload/Ethikberatung/Curriculum_Ethikberatung_im__Gesundheitswesen_2019-06-24__geaendert_am_21.12.22_.pdf (aufgerufen am 30.04.2025)

Akademie für Ethik in der Medizin (2022b). Aktualisierte und erweiterte Stellungnahme des Vorstands der Akademie für Ethik in der Medizin e.V. (AEM) zum Urteil des Bundesverfassungsgerichts vom 26.02.2020 aus medizinethischer Sicht. https://www.aem-online.de/fileadmin/user_upload/Publikationen/Stellungnahmen/AEM_Stellungnahme_Suizidhilfe_nach_BVerfG_Urteil_2022-02-22.pdf (aufgerufen am 30.04.2025)

Akademie für Ethik in der Medizin. (2023). Standards für Ethikberatung im Gesundheitswesen. *Ethik in der Medizin*, 35, 313–324.

Akademie für Ethik in der Medizin (2024). Aktualisierte Empfehlungen zur Erstellung von Ethik-Leitlinien in Einrichtungen des Gesundheitswesens. https://aem-online.de/wp-content/uploads/2024/05/Empfehlungen-Ethik-Leitlinien-2024.pdf (aufgerufen am 30.04.2025)

AGREE Next Steps Consortium. (2014). Appraisal of Guidelines for Research & Evaluation II. AGREE II Instrument. https://www.agreetrust.org/wp-content/uploads/2014/03/AGREE_II_German-Version.pdf (aufgerufen am 30.04.2025)

Albisser Schleger, H., Meyer-Zehnder, B., Tanner, S., Mertz, M. (2014). Ethik in der klinischen Alltagsroutine – METAP, ein Modell zur ethischen Entscheidungsfindung in interprofessionellen Teams. *Bioethica Forum*, 7(1), 27–36.

Alexander, S. (1962). They decide who lives, who dies: medical miracle puts a moral burden on a small committee. *Life*, 52(19), 102.

Ambulanter Hospiz- und Palliativ-Beratungsdienst Lippe e.V. (2023). Die mobile Ethikberatung in LIPPE und der Umgang mit dem assistierten Suizid. https://ikb.kreis-hoexter.de/media/ikb.kreis-hoexter.de/org/med_2250/14829_praesentation_mobile_ethikberatung_lippe_u._der_umgang_mit_d._assistierten_suizid_19.10.2023.pdf (aufgerufen am 30.04.2025)

American Society for Bioethics and Humanities (ASBH). (2017). Resources for Developing Advanced Skills in Ethics Consultation. Clinical Ethics Consultation Affairs Committee of the American Society for Bioethics and Humanities. https://asbh.org/uploads/publications/Resources_for_Ethics_Consultation.pdf (aufgerufen am 30.04.2025)

Anders, M., Gehle, B. (2001). *Das Recht der freien Dienste, Vertrag und Haftung, Arzt-, Geschäftsführer-, Rechtsanwalts- und Steuerberatervertrag sowie rd. 100 weitere Dienstverträge in systematischer Darstellung.* De Gruyter.

Aspegren, K. (1999). BEME Guide No. 2: Teaching and learning communication skills in medicine-a review with quality grading of articles. *Medical Teacher, 21*(6), 563–570. https://doi.org/10.1080/01421599978979 (aufgerufen am 30.04.2025)

Arbeitsgemeinschaft der Wissenschaftlichen Medizinischen Fachgesellschaften e.V. (AWMF). (2024). S2k-Leitlinie Umgang mit Anfragen nach Assistenz bei der Selbsttötung. https://register.awmf.org/de/leitlinien/detail/096-001 (aufgerufen am 30.04.2025)

Aulisio, M. P., Arnold, R. M., Youngner, S. J. (2000). Health care ethics consultation: nature, goals, and competencies. A position paper from the Society for Health and Human Values-Society for Bioethics Consultation Task Force on Standards for Bioethics Consultation. *Annals of internal medicine, 133*(1), 59–69. https://doi.org/10.7326/0003-4819-133-1-200007040-00012 (aufgerufen am 30.04.2025)

Baumann, M., Fromm, C. (2023). *Ethik-Cafés im Sozial- und Gesundheitswesen. Sich über aktuelle Lebensfragen ethisch verständigen und austauschen.* Springer.

Baylis, F., Brody, H., Aulisio, M. P., Brock, D. W. (2003). Character and ethics consultation. In Aulisio, M. P., Arnold, R. M., Youngner, S. J. (Hrsg.), *Ethics consultation. From Theory to Practice* (S. 36–50). Johns Hopkins University Press.

Beauchamp, T. L., Childress, J. F. (2019). *Principles of Biomedical Ethics.* Oxford University Press.

Bockenheimer-Lucius, G. (2015). Spezifische Strukturen der Ethikfallberatung in der stationären Altenpflege. In: Coors, M., Simon, A., Stiemerling, M. (Hrsg.), *Ethikfallberatung in Pflege und ambulanter Versorgung. Modelle und theoretische Grundlagen* (S. 19–32). Detmold/Lippe.

Bosk, C. (2003). The Licensing and Certification of Ethics Consultants. In Aulisio, M. P., Arnold, R. M., Youngner, S. J. (Hrsg.), *Ethics consultation. From Theory to Practice* (S. 147–163). Johns Hopkins University Press.

Bouthillier, M. E., Perron, C., Roigt, D., Fortin, Jean-Simon et al. (2022). The Implementation of Assisted Dying in Quebec and Interdisciplinary Support Groups: What Role for Ethics? *Hospital ethics committee forum, 34*(4), 355–369. https://doi.org/10.1007/s10730-022-09484-w (aufgerufen am 30.04.2025)

Bruce, C. R., Majumder, M. A., Bibler, T., McCullough, L. et al. (2015). *A Practical Guide to Developing & Sustaining a Clinical Ethics Consultation Service.* CreateSpace Independent Publishing Platform.

Bruns, F. (2012). Ethikfallberatung und Ethikkomitees in Deutschland – Eine Bestandsaufnahme. In: Frewer, A., Bruns, F., May, A. T. (Hrsg.), *Ethikfallberatung in der Medizin* (S. 19–29). Springer.

Bundesärztekammer. (1998). Erklärung zum Schwangerschaftsabbruch nach Pränataldiagnostik. *Deutsches Ärzteblatt, 95*(47), A3013–3016.

Bundesärztekammer. (2011). Grundsätze der Bundesärztekammer zur ärztlichen Sterbebegleitung. *Deutsches Ärzteblatt, 108*(7), A346–348.

Bundesärztekammer. (2021). Hinweise der Bundesärztekammer zum ärztlichen Umgang mit Suizidalität und Todeswünschen nach dem Urteil des Bundesverfassungsgerichts zu § 217 StGB (Stand: 25.06.2021). *Deutsches Ärzteblatt, 118*(29–30), A1428–1342.

Bundesgerichtshof. (2010). Urteil vom 25. Juni 2010–2 StR 454/09. http://juris.bundesgerichtshof.de/cgi-bin/rechtsprechung/document.py?Gericht=bgh&Art=en&nr=52999&pos=0&anz=1 (aufgerufen am 30.04.2025)

Bundesverfassungsgericht. (2020). Zum Urteil des Zweiten Senats vom 26. Februar 2020–2 BvR 2347/15 -, Rn. 1–343. https://www.bverfg.de/e/rs20200226_2bvr234715.html (aufgerufen am 30.04.2025)

Chen, YY., Chen, YC.. (2008). Evaluating ethics consultation: randomised controlled trial is not the right tool. Journal of *Medical Ethics, 34,* 594–597.

Chervenak, F. A., McCullough, L. B. (1990). An ethically justified, clinically comprehensive management strategy for third-trimester pregnancies complicated by fetal anomalies. *Obstetrics & Gynäkologe, 75*(3 Pt 1), 311–316.

Cierniak, J., Niehaus, H. (2021). § 203 StGB Verletzung von Privatgeheimnissen. In: Erb, V., Schäfer, J. (Hrsg.), *Münchener Kommentar zum StGB, Band 4 (§§ 158–262 StGB)* (4. Auflage). C. H. Beck.

Clayman, M. L., Scheibler, F., Rüffer, J. U., Wehkamp, K. et al. (2024). The Six Steps of SDM: linking theory to practice, measurement and implementation. *BMJ evidence-based medicine*, 29(2), 75–78. https://doi.org/10.1136/bmjebm-2023-112289 (aufgerufen am 30.04.2025)

Craig, J. M., May, T. (2006). Evaluation the outcomes of ethics consultation. *Journal of Clinical Ethics*, 17, 168–180.

Deutscher Evangelischer Krankenhausverband und Katholischer Krankenhausverband Deutschlands e.V. (Hrsg.). (1997). *Ethik-Komitee im Krankenhaus*. Selbstverlag.

Diakonie. (2022). Orientierungshilfe zum Umgang mit Sterbewünschen, Suizidalen Gedanken und Wünschen nach Suizidassistenz. Für Begleitende, Beratende, Versorgende, Leitende in Diensten und Einrichtungen der Diakonie. https://www.diakonie.de/diakonie_de/user_upload/diakonie.de/PDFs/Presse/23-11-06_DT_Orient_assistierter_Suizid_Web.pdf (aufgerufen am 30.04.2025)

Dinges, S. (2010). Organisationsethik – Ethikberatung in der Organisation Krankenhaus. In: Dörries, A., Neitzke, G., Simon, A., Vollmann, J. (Hrsg.), *Klinische Ethikberatung. Ein Praxisbuch für Krankenhäuser und Einrichtungen der Altenpflege* (S. 142–162). Kohlhammer.

Dörries, A., Hespe-Jungesblut, K. (2007). Bundesweite Umfrage zur Implementierung Klinischer Ethikfallberatung in Krankenhäusern. *Ethik in der Medizin*, 19, 148–156.

Dörries, A., Neitzke, G., Simon, A., Vollmann, J. (Hrsg.). (2010). *Klinische Ethikfallberatung – Ein Praxisbuch für Krankenhäuser und Einrichtungen der Altenpflege*. Kohlhammer.

Dowdy, M. D., Robertson, C., Bander, J. A. (1998). A study of proactive ethics consultation for critically and terminally ill patients with extended lengths of stay. *Critical Care Medicine*, 26(2), 252–259. https://doi.org/10.1097/00003246-199802000-00020 (aufgerufen am 30.04.2025)

Duttge, G., Lipp, V., Nauck, F., Simon, A. (2021). Empfehlungen zur Schweigepflicht und zum Datenschutz in der klinischen Ethikfallberatung. *Medizinrecht*, 39, 345.

Duttge, G. (2021). Ärztliche Schweigepflicht: ein aus der Zeit gefallenes Fossil? – am Beispiel der Klinischen Ethikfallberatung –. *Medizinrecht*, 39, 325–330.

Finzel, D. (2008). *KommRDG, Kommentar zum Rechtsdienstleistungsgesetz mit Ausführungsverordnung und ergänzenden Vorschriften*. Boorberg.

Fox, E. (1996). Concepts in evaluation applied to ethics consultation research. *Journal of Clinical Ethics*, 7, 116–121.

Fox, E., Arnold, R. M. (1996). Evaluating outcomes in ethics consultation research. *Journal of Clinical Ethics*, 7(2), 127–138.

Fox, E., Danis, M., Tarzian, A. J., Duke, C. C. (2022). Ethics Consultation in U.S. Hospitals: A National Follow-Up Study. *The American Journal of Bioethics*, 22(4), 5–18. https://doi.org/10.1080/15265161.2021.1893547 (aufgerufen am 30.04.2025)

Frewer, A. (2012). Klinische Ethik und Ethikfallberatung. In: Frewer, A., Bruns, F., May, A. T. (Hrsg.), *Ethikfallberatung in der Medizin* (S. 7–16). Springer.

Gadamer, H. G. (1960). *Wahrheit und Methode*. Mohr.

Gágyor, I. (2012). Ethikfallberatung für Hausärzte bei Patienten am Lebensende. In: Frewer, A., Bruns, F., May, A. T. (Hrsg.), *Ethikfallberatung in der Medizin* (S. 141–150). Springer.

Gather, J., Kaufmann, S., Otte, I., Juckel, G. et al. (2019). Entwicklungsstand von klinischer Ethikfallberatung in der Psychiatrie. Ergebnisse einer Umfrage unter psychiatrischen Akutkrankenhäusern und Maßregelvollzugskliniken. *Psychiatrische Praxis*, 46, 90–96.

Götze, K., Bausewein, C., Chernyak, N., Feddersen, B. et al. Care Consistency With Care Preferences in Nursing Homes: A Cluster-Randomized Study of the Effects of an Advance Care Planning Program (BEVOR). Deutsches Ärzteblatt International. doi: 10.3238/arztebl.m2025.0077. Online ahead of print (aufgerufen am 07.07.2025).

Gramm, J. D., Knochel, K., Führer, M. (2025) Advance Care Planning bei Kindern und Jugendlichen. In: Jox, R. J., Krones, T., Marckmann, G., in der Schmitten J. (Hrsg.) *Praxisbuch Advance Care Planning. Behandlungsentscheidungen gemeinsam vorausplanen*. (S. 465–478). Kohlhammer.

Grisso, T., Appelbaum, P. S. (1998). *Assessing competence to consent to treatment: A guide for physicians and other health care professionals*. Oxford University Press.

Haltaufderheide, J., Nadolny, S., Vollmann, J., Schildmann, J. (2022). Framework for evaluation research on clinical ethical case interventions: the role of ethics consultants. *Journal of Medical Ethics*, 48(6), 401–406.

Hawkins, J. (2024). Affect, Values and Problems Assessing Decision-Making Capacity. *American Journal of Bioethics*, 24(8), 71–82.

Hessisches Krankenhausgesetz (HKHG). (2011). Zweites Gesetz zur Weiterentwicklung des Krankenhauswesens in Hessen (vom 21. Dezember 2010). https://www.rv.hessenrecht.hessen.de/bshe/document/jlr-KHGHE2011V13IVZ (aufgerufen am 30.04.2025)

Hester, M. D. (Hrsg.). (2007). *Ethics by Committee: A Textbook on Consultation, Organization, and Education for Hospital Ethics Committees*. Rowman & Littlefield Publisher.

Hirsch, A. (2023). *Autonomie und Wohlergehen: Eine philosophische Untersuchung ihres Verhältnisses in der Patientenversorgung*. Brill mentis.

Hoffmann, D. (1993). Evaluating ethics committees: A view from the outside. *The Milbank Quarterly*, 71, 677–701.

Ilkilic, I. (2022). Medizinethische Entscheidungen im interkulturellen Kontext. In: Marckmann, G. (Hrsg.), *Praxisbuch Ethik in der Medizin* (S. 219–226). Medizinisch Wissenschaftliche Verlagsgesellschaft.

Jöbges, S., Seidlein, A.-H., Knochel, K., Michalsen, A. et al. (2024). Zeitlich begrenzter Therapieversuch (»time-limited trial«, TLT) auf der Intensivstation. *Medizinische Klinik – Intensivmedizin und Notfallmedizin*, 119(4), 291–295.

Jox, R. J., Krones, T., Marckmann, G., in der Schmitten, J. (Hrsg.). (2025). *Praxisbuch Advance Care Planning. Behandlungsentscheidungen gemeinsam vorausplanen*. Kohlhammer.

Kallusky, K., Gágyor, I., Heßling, A., Himmel, W. (2018). Häufigkeit ethischer Konflikte in der ambulanten Versorgung und Bedarf an Ethikfallberatung – aus Sicht von Hausärzten. *Deutsche Medizinische Wochenschrift*, 143(17), e146–151.

Krones, T. (2022). Beziehungen zwischen Patienten und Behandlungs-/Betreuungsteams und gemeinsame Entscheidungsfindung. In: Marckmann, G. (Hrsg.), *Praxisbuch Ethik in der Medizin* (S. 79–88). Medizinisch Wissenschaftliche Verlagsgesellschaft.

Kupsch, L., Gather, J., Vollmann, J., Nadolny, S. et al. (2025). Assessment of decisional capacity. A systematic review and analysis of instruments regarding their applicability to requests for assisted suicide. European Psychiatry, 68(1), e91. doi:10.1192/j.eurpsy.2025.10041 (aufgerufen am 07.08.2025)

Linck, R. (2023). § 59 Arbeitnehmerhaftung. In: Schaub, G. (Begr.), *Arbeitsrechts-Handbuch* (20. Auflage). C. H. Beck.

Linoh, K. P. (2017). Die mutmaßliche Einwilligung im Medizinrecht, Gewohnheitsrechtlich anerkannte Illusion der Selbstbestimmung? *Zeitschrift für Medizinstrafrecht*, 3, 216–222.

Lipp, V., Hohenhövel, F. (2021). Ärztliche Schweigepflicht und Patientendatenschutz in der ethischen Fallberatung. *Medizinrecht*, 39, 330–340.

Lobnig, H., Grossmann, R. (2013). *Organisationsethik im Krankenhaus*. Medizinisch Wissenschaftliche Verlagsgesellschaft.

Mabel, H., Gordon, K, Ginsberg, J., Lesandrini, J. et al. (2024) Letting Go of the Status Quo: One Program's Experience Discontinuing Ethics Committees and Creating Alternative Structures for Engagement. *Journal of Clinical Ethics*, 35(4), 260–273.

Marckmann, G., Heinrich, V. (2001). In sieben Schritten zur Problemlösung. Die strukturierte Falldiskussion im Ethikunterricht. *Ethik und Unterricht*, 11(4), 16–20.

Marckmann, G. (2008). Gesundheit und Gerechtigkeit. Bundesgesundheitsblatt Gesundheitsforschung *Gesundheitsschutz*, 51(8), 887–894.

Marckmann, G., Mayer, F. (2009). Ethische Fallbesprechungen in der Onkologie: Grundlagen einer prinzipienorientierten Falldiskussion. *Der Onkologe*, 15(10), 980–988.

Marckmann, G., Sandberger, G., Wiesing, U. (2010). Begrenzung lebenserhaltender Behandlungsmaßnahmen: Eine Handreichung für die Praxis auf der Grundlage der aktuellen Gesetzgebung. *Deutsche Medizinische Wochenschrift*, 135(12), 570–574.

Marckmann, G., Maschmann, J. (2014). Zahlt sich Ethik aus? Notwendigkeit und Perspektiven des Wertemanagements im Krankenhaus. *Zeitschrift für Evidenz, Fortbildung und Qualität im Gesundheitswesen*, 108(2–3), 157–165.

Marckmann, G., in der Schmitten, J. (2014). Kostenbewusste ärztliche Entscheidungen. Normative Orientierung im Spannungsfeld zwischen Ethik und Ökonomie. *Unfallchirurg*, *117*, 406–412.

Marckmann, G. (2015). Wirksamkeit und Nutzen als alternative Konzepte zur medizinischen Indikation. In: Dörries, A., Lipp, V. (Hrsg.), *Medizinische Indikation. Ärztliche, ethische und rechtliche Perspektiven. Grundlagen und Praxis* (S. 113–124). Kohlhammer.

Marckmann, G. (2019). Ethik als Führungsaufgabe: Perspektiven für einen ethisch vertretbaren Umgang mit dem zunehmenden Kostendruck in den deutschen Krankenhäusern. In: Dieterich, A., Braun, B., Gerlinger, T. et al. (Hrsg.), *Geld im Krankenhaus. Eine kritische Bestandsaufnahme des DRG-Systems* (S. 201–208). Springer.

Marckmann, G. (2021). Ökonomisierung im Gesundheitswesen als organisationsethische Herausforderung. *Ethik in der Medizin*, *33*(2), 189–201.

Marckmann, G. (2022a). Im Einzelfall ethisch gut begründet entscheiden: Das Modell der prinzipienorientierten Falldiskussion. In: Marckmann, G. (Hrsg.), *Praxisbuch Ethik in der Medizin* (S. 21–29). Medizinisch Wissenschaftliche Verlagsgesellschaft.

Marckmann, G. (2022b). Schwangerschaftsabbruch nach Pränataldiagnostik. In: Marckmann, G. (Hrsg.), *Praxisbuch Ethik in der Medizin* (S. 355–360). Medizinisch Wissenschaftliche Verlagsgesellschaft.

Marckmann, G. (2022c). Schwangerschaftsabbruch bei zu erwartender extrauteriner Lebensfähigkeitdes Kindes. In: Marckmann, G. (Hrsg.), *Praxisbuch Ethik in der Medizin* (S. 361–367). Medizinisch Wissenschaftliche Verlagsgesellschaft.

Marckmann, G., Schildmann, J., Winkler, E. C. (2022). Indikationsstellung und ethische Bewertung von Behandlungsstrategien: Ärztliche Werturteile im Kontext der gemeinsamen Entscheidungsfindung. In: Marckmann, G. (Hrsg.), *Praxisbuch Ethik in der Medizin* (S. 15–20). Medizinisch Wissenschaftliche Verlagsgesellschaft.

Marckmann, G., Pollmächer, T. (2024). Assisted suicide in persons with mental disorders: a review of clinical-ethical arguments and recommendations. *Annals of Palliative Medicine*, *13*(3), 708–718.

Marckmann, G., Feddersen, B., Götze, K., Nauck, F. et al. (2025). Entwicklung von Advance Care Planning in Deutschland. In: Jox, R. J., Krones, T., Marckmann, G., in der Schmitten, J. (Hrsg.), *Praxisbuch Advance Care Planning. Behandlungsentscheidungen gemeinsam vorausplanen* (S. 179–189). Kohlhammer.

Marckmann, G. (2025). Assistierter Suizid: Perspektiven für eine ethisch verantwortete Praxis. In: Thöns, M. (Hrsg.). *Assistierter Suizid. Rechtliche Debatte und klinische Praxis aus interdisziplinärer Sicht* (S. 55–71). Kohlhammer.

McCullough, L. B., Ashton, C. M. (1994). A methodology for teaching ethics in the clinical setting: a clinical handbook for medical ethics. *Theoretical Medicine*, *15*(1), 39–52.

Merkel, M., Bräutigam, M., Kling, D., Engstler, A. et al. (2022). Die palliative Geburt. *Die Gynäkologie*, *55*(11), 842–850.

Neitzke, G. (2010a). Aufgaben und Modelle von Klinischer Ethikberatung. In: Dörries A, Neitzke G, Simon A, Vollmann J (Hrsg.), *Klinische Ethikfallberatung – Ein Praxisbuch für Krankenhäuser und Einrichtungen der Altenpflege* (S. 56–73). Kohlhammer.

Neitzke, G. (2010b). Beispiel einer Implementierung (Universitätsklinikum). In: Dörries, A., Neitzke, G., Simon, A., Vollmann, J. (Hrsg.), *Klinische Ethikfallberatung – Ein Praxisbuch für Krankenhäuser und Einrichtungen der Altenpflege* (S. 134–141). Kohlhammer.

Neitzke, G., Riedel, A., Dinges, S., Fahr, U. et al. (2013). Empfehlungen zur Evaluation von Ethikfallberatung in Einrichtungen des Gesundheitswesens. *Ethik in der Medizin*, *25*, 149–156. http://dx.doi.org/10.1007/s00481-012-0230-8 (aufgerufen am 07.08.2025)

Neitzke, G., Riedel, A., Brombacher, L., Heinemann, W. et al. (2015). Empfehlungen zur Erstellung von Ethik-Leitlinien in Einrichtungen des Gesundheitswesens AG »Ethikfallberatung im Gesundheitswesen« in der Akademie für Ethik in der Medizin e.V. (AEM). *Ethik in der Medizin*, *27*, 241–248. http://dx.doi.org/10.1007/s00481-015-0354-8 (aufgerufen am 30.04.2025)

Nowak, A., Schildmann, J., Nadolny, S., Heirich, N. et al. (2021). Clinical ethics case consultation in a university department of cardiology and intensive care: a descriptive evaluation of consultation protocols. *BMC Medical Ethics, 22*(1), 99. https://doi.org/10.1186/s12910-021-00668-6 (aufgerufen am 30.04.2025)

Nowak, A., Linoh, K. P., Flöther, L., Schildmann, J. et al. (2023). Advance Care Planning (ACP) als Element eines klinisch-ethischen Unterstützungsangebotes – Darstellung und Evaluation. *Ethik in der Medizin, 35,* 469–486. https://doi.org/10.1007/s00481-023-00777-3 (aufgerufen am 30.04.2025)

Pearlman, R. A., Foglia, M. B., Fox, E., Cohen, J. H. et al. (2016). Ethics Consultation Quality Assessment Tool: A Novel Method for Assessing the Quality of Ethics Case Consultations Based on Written Records. *The American journal of Bioethics, 16*(3), 3–14. https://doi.org/10.1080/15265161.2015.1134704 (aufgerufen am 30.04.2025)

Perron, C., Racine, E., Bouthillier, M. E. (2024). Medical Assistance in Dying in Quebec: A Continuum Between Teams' Accountability and Interdisciplinary Support Groups' Assumption of Responsibility. *International journal of public health, 69,* 1607407. https://doi.org/10.3389/ijph.2024.1607407 (aufgerufen am 30.04.2025)

Ranisch, R., Riedel, A., Bresch, F., Mayer, H. et al. (2021) Das Tübinger Modell der »Ethikbeauftragten der Station«: Ein Pilotprojekt zum Aufbau dezentraler Strukturen der Ethikberatung an einem Universitätsklinikum. *Ethik in der Medizin, 33*(2), 257–274.

Rechkemmer, K. (2022). Innere Qualität in Einrichtungen des Gesundheitswesens. In: Marckmann, G. (Hrsg.), *Praxisbuch Ethik in der Medizin* (S. 307–318). Medizinisch Wissenschaftliche Verlagsgesellschaft.

Richter, G. (2016a). Ethikvisiten – Was hat sich bewährt? Anästhesiologie Intensivmedizin Notfallmedizin *Schmerztherapie, 51*(05), 352–356. https://doi.org/10.1055/s-0042-107382 (aufgerufen am 30.04.2025)

Richter, G. (2016b) Methodologie der klinischen Ethikberatung und Erfahrungen mit dem Ethik-Liaisondienst In: Jox, R. J., Marckmann, G. und Rauprich, O. (Hrsg.), *Vom Konflikt zur Lösung. Ethische Entscheidungswege in der Bioethik* (S. 169–188). mentis.

Rothärmel, S. (2010). Rechtsfragen Klinischer Ethikfallberatung. In: Andreas Dörries et al. (Hrsg.), *Klinische Ethikfallberatung, Ein Praxisbuch für Krankenhäuser und Einrichtungen der Altenpflege* (2. Auflage, S. 178–185). Kohlhammer.

Rothman, D. J. (2003). *Strangers at the bedside. A history of how law and bioethics transformed medical decision making.* AldineTransaction.

Säfken, C. (2012). Ethikfallberatung und Recht, Die Haftung des Klinischen Ethikkomitees für Beratungsfehler. In: Frewer, A., Bruns, F., May, A. T. (Hrsg.), *Ethikfallberatung in der Medizin* (S. 195–207). Springer.

Salomon F (2025). Der Wunsch nach assistiertem Suizid – Herausforderungen und praktische Erfahrungen aus der ambulanten Ethikberatung. In Giese, Constanze; Rabe, Marianne, Salomon, Fred (Hrsg), *Assistierter Suizid: Ein Thema in der Pflege?,* Berlin, Boston: (S. 205–229) De Gruyter Oldenbourg, 2025.

Sass, H.-M. (1989). *Ethische Expertise und Ethische Komitees in der Medizin* (2. Auflage). ZME Zentrum für Medizinische Ethik e.V. Bochum, Medizinethische Materialien.

Sauer, T., Bockenheimer-Lucius, G., May, A. T. (2012). Ethikfallberatung in der Altenhilfe. Theoretische und konzeptionelle Überlegungen. In: Frewer, A., Bruns, F., May, A. T. (Hrsg.), *Ethikfallberatung in der Medizin* (S. 151–165). Springer.

Schildmann, J., Molewijk, B., Benaroyo, L., Forde, R. et al. (2013). Evaluation of clinical ethics support services and its normativity. *Journal of Medical Ethics, 39*(11), 681–685. https://doi.org/10.1136/medethics-2012-100697 (aufgerufen am 30.04.2025)

Schildmann, J., Gordon, J. S., Vollmann, J. (2016). *Clinical Ethics Consultation. Theories and Methods, Implementation, Evaluation.* Routledge.

Schildmann, J., Nadolny, S., Haltaufderheide, J., Gysels, M. et al. (2019). Ethical case interventions for adult patients. *Cochrane Database of Systematic Reviews, 7*(7), CD012636. https://doi.org/10.1002/14651858.cd012636.pub2 (aufgerufen am 30.04.2025)

Schloßer, P. (2009). Der gespaltene Krankenhausaufnahmevertrag bei wahlärztlichen Leistungen. *Medizinrecht, 27,* 313–318.

Schneiderman, L. J., Gilmer, T., Teetzel, H. D., Dugan, O.D. et al. (2003). Effect of ethics consultations on nonbeneficial life-sustaining treatments in the intensive care setting: a randomized controlled trial. *Journal of the American Medical Association, 290*(9), 1166–1172. https://doi.org/10.1001/jama.290.9.1166 (aufgerufen am 30.04.2025)

Schmidt, E., Vogel, C., Nadolny, S., Sommerlatte, S. et al. (2023). Gut Beraten – Darstellung und Evaluationsergebnisse einer Lehrveranstaltung zur interprofessionellen ethischen Fallberatung mit Studierenden der Evidenzbasierten Pflege, der Hebammenwissenschaft und der Humanmedizin. *GMS Journal for Medical Education.* https://dx.doi.org/10.3205/23gma006 (aufgerufen am 30.04.2025)

Schnapp, F. E. (2011). Warum können juristische Laien Gesetze nicht »verstehen«? *Juristische Ausbildung, 33,* 422–429.

Schochow, M., Schnell, D., Steger, F. (2019). Implementation of Clinical Ethics Consultation in German Hospitals. *Science and Engineering Ethics, 25*(4), 985–991. https://doi.org/10.1007/s11948-015-9709-2 (aufgerufen am 07.08.2025)

Scholten, M., Haberstroh, J. (2024). *Entscheidungsassistenz und Einwilligungsfähigkeit bei Demenz: Ein Manual für die klinische Praxis und Forschung.* Kohlhammer.

Schyve, P. M. (1996). Patient Rights and Organization Ethics. *Bioethics Forum, 12*(2), 13–20.

Seidlein, A. H., Rave, F., Rogge, A., Woellert, K. et al. (2023). Ethik-Fortbildungen als Element der Klinischen Ethikarbeit: Ein Überblick über Formate und weitere strukturierende Elemente. *Ethik in der Medizin, 35,* 341–356. https://psycnet.apa.org/doi/10.1007/s00481-023-00755-9 (aufgerufen am 30.04.2025)

Seifart, C., Simon, A., Schmidt, K. (2018). Ambulante Ethikfallberatung in Deutschland – eine Landkarte bestehender Konzepte und Strukturen. *Hessisches Ärzteblatt, 79*(4), 238–240.

Seifart, C. (2019). Positive Entwicklung der Ambulanten Ethikfallberatung – Mittlerweile 40 Projekte deutschlandweit/Zweite Tagung in Frankfurt am Main. *Hessisches Ärzteblatt, 80*(3), 178.

Seifart, C., Simon, A., Schmidt, K. (2020). Entwicklung der ambulanten Ethikfallberatung in Deutschland – Verstärkte telefonische Beratung und bessere Finanzierung gefordert. *Hessisches Ärzteblatt, 81*(3),174–176.

Simon, A. (2022a). Patientenautonomie und informed consent. In: Marckmann, G. (Hrsg.), *Praxisbuch Ethik in der Medizin* (S. 71–78). Medizinisch Wissenschaftliche Verlagsgesellschaft.

Simon, A. (2022b). Der assistierte Suizid: Eine ärztliche Aufgabe? In: Deutsche Gesellschaft für Hämatologie und Medizinische Onkologie e. V. (DGHO). Ärztlich assistierte Selbsttötung – Umgang mit Anfragen von Krebspatientinnen und Krebspatienten Beiträge zur Gestaltung einer herausfordernden Praxis. Gesundheitspolitische Schriftenreihe der DGHO, Band 20, S. 39–48. https://www.dgho.de/publikationen/schriftenreihen/aerztlich-assistierte-selbsttoetung/dgho_bro_gpsr_20_web.pdf (aufgerufen am 30.04.2025)

Slowther, A. (2009). Ethics Case Consultation in Primary Care: Contextual Challenges for Clinical Ethicists. *Cambridge quarterly of healthcare ethics, 18*(4), 397–405. https://doi.org/10.1017/S0963180109090598 (aufgerufen am 30.04.2025)

Stamann, C., Janssen, M., Schreier, M. (2016). Qualitative Inhaltsanalyse – Versuch einer Begriffsbestimmung und Systematisierung. *Social Science Open Access Repository (SSOAR), 17*(3), Art. 16. https://doi.org/10.17169/fqs-17.3.2581 (aufgerufen am 30.04.2025)

Steinkamp, N., Gordijn, B. (2010). *Ethik in Klinik und Pflegeeinrichtung. Ein Arbeitsbuch.* Luchterhand.

Stolper, M., Molewijk, B., Widdershoven, G. (2016). Bioethics education in clinical settings: theory and practice of the dilemma method of moral case deliberation. *BMC Medical Ethics, 17,* 45. https://doi.org/10.1186/s12910-016-0125-1 (aufgerufen am 30.04.2025)

Strätling, M. W. M., Sedemund-Adib, B. (2013). Ethikfallberatung: Ethische Kernkompetenzen in die Medizin zurückholen. *Deutsches Ärzteblatt, 110*(17), A825–A829.

Strech, D., Schildmann, J. (2011). Quality of ethical guidelines and ethical content inclinical guidelines: the example of end-of-lifedecision-making. *Journal of Medical Ethics, 37,* 390e396. https://doi.org/10.1136/jme.2010.040121 (aufgerufen am 30.04.2025)

Strübing, J. (2014). *Grounded Theory: Zur sozialtheoretischen und epistemologischen Fundierung eines pragmatistischen Forschungsstils (Qualitative Sozialforschung)* (3. Auflage). Springer.

Sudore, R. L., Lum, H. D., You, J. J., Thomas, J. et al. (2017). Defining Advance Care Planning for Adults: A Consensus Definition From a Multidisciplinary Delphi Panel. *Journal of Pain and Symptom Management*, 53(5), 821–832. https://doi.org/10.1016/j.jpainsymman.2016.12.331 (aufgerufen am 30.04.2025)

Synofzik, M., Marckmann, G. (2008). Dein Wille geschehe? Die Pluralität evaluativer Vorstellungen eines gelingenden Lebens und die Fürsorgepflichten des Arztes. In: Michl, S., Potthast, T., Wiesing, U. (Hrsg.), *Pluralität in der Medizin. Werte – Methoden – Theoriem* (S. 271–290). Verlag Karl Alber.

Tulsky, J. A., Fox, E. (1996). Evaluation ethics consultation: framing the questions. *Journal of Clinical Ethics*, 7, 109–115.

Universitätsklinikum Bonn. (2023). SOP »Umgang mit Patientenwünschen oder -forderungen nach Suizidhilfe am Universitätsklinikum Bonn«. https://www.ukbonn.de/site/assets/files/43404/sop_umgang_mit_suizidwunschen.pdf (aufgerufen am 30.04.2025)

Unseld, J., Degen, T. A. (2009). *Rechtsdienstleistungsgesetz, Kommentar*. C. H. Beck.

US President's Commission for the study of ethical problems in medicine and biomedical and behavorial research. (1983). Decisions to forego life-sustaining treatment. A report on the ethical, medical and legal issues.

Vogel, C., Schildmann, J., Sommerlatte, S., Schmidt, E. (2025). »Gut Beraten« – Simulation einer Ethikfallberatung mit Studierenden der Evidenzbasierten Pflege, Hebammenwissenschaft und Humanmedizin im Rahmen einer interprofessionellen Lehrveranstaltung. Zeitschrift für Medizinische Ausbildung (zur Publikation angenommmen)

Vollmann, J. (2010). Prozess der Implementierung. In: Dörries, A., Neitzke, G., Simon, A. et al. (Hrsg.), *Klinische Ethikfallberatung – Ein Praxisbuch für Krankenhäuser und Einrichtungen der Altenpflege* (S. 113–125). Kohlhammer.

Wagner, B., Müller, J., Maercker, A. (2012). Death by request in Switzerland: posttraumatic stress disorder and complicated grief after witnessing assisted suicide. *European psychiatry*, 27(7), 542–546. https://doi.org/10.1016/j.eurpsy.2010.12.003 (aufgerufen am 30.04.2025)

Wallner, J. (2022). Organisationsethik: Methodische Grundlagen für Einrichtungen im Gesundheitswesen. In: Marckmann, G. (Hrsg.), *Praxisbuch Ethik in der Medizin* (S. 71–78). Medizinisch Wissenschaftliche Verlagsgesellschaft.

Wallner, J. (2024). *Ethikfallberatung im Gesundheitswesen. Handbuch für Ausbildung und Praxis* (2. Auflage). Barmherzige Brüder Österreich.

Wehkamp, K. H., Naegler, H. (2017). Ökonomisierung patientenbezogener Entscheidungen im Krankenhaus. Eine qualitative Studie zu den Wahrnehmungen von Ärzten und Geschäftsführern. *Deutsches Ärzteblatt*, 114(47), 797–804.

Weiss, E. M., Wightman, A., Webster, L., Diekema, D. (2020). Conflicts of interest in clinical ethics consults. *Journal of medical ethics*, 21. https://doi.org/10.1136/medethics-2020-106725 (aufgerufen am 30.04.2025)

Wenker, M., Bodendieck, E., von Knoblauch zu Hatzbach, G., Wedding, U. (2020). Ambulante Ethikfallberatung: Wichtige Orientierungshilfe für Ärztinnen und Ärzte. *Deutsches Ärzteblatt*, 117(15), A772–A774.

Wenker, M., Bodendieck, E., Simon, A. (2021). Ambulante Ethikfallberatung durch Ärztekammern – Ergebnisse einer Befragung der Präsident*innen der Landesärztekammern. https://www.aem-online.de/fileadmin/user_upload/Ethikberatung/Ambulante_Ethikberatung_durch_AErztekammern.pdf (aufgerufen am 30.04.2025)

White, B. (2021). Foreword. In: Bertino, J. T. (Hrsg.), *Clinical Ethics for Consultation Practice* (S. vii–xv). Springer International Publishing.

Widdershoven, G., Molewijk, B. (2010). Philosophical Foundations of Clinical Ethics: A Hermeneutic Perspective. In: Schildmann, J., John-Stewart, G., Vollmann, J. (Hrsg.), *Clinical Ethics Consultation. Theories and Methods, Implementation, Evaluation* (1. Auflage, S. 37–52). Ashgate Publishing.

Wiesemann, C. (2013). Ethikberatung: Heiße Luft. *Deutsches Ärzteblatt*, 110(26), A-1321/B-1157/C-1144.

Wiesemann, C. (2022). Ethik in der Kinderheilkunde und Jugendmedizin. In: Marckmann, G. (Hrsg.), *Praxisbuch Ethik in der Medizin* (S. 379–391). Medizinisch Wissenschaftliche Verlagsgesellschaft.

Williamson, L. (2007). Empirical assessments of clinical ethics services: implications for clinical ethics committees. *Clinical Ethics*, 2, 187–182.

World Medical Assocation. (2017). Declaration of Geneva, as amended by the 68th WMA General Assembly, Chicago, United States. https://www.wma.net/policies-post/wma-declaration-of-geneva/ (aufgerufen am 30.04.2025)

Zentrale Ethikkommission bei der Bundesärztekammer. (2006). Stellungnahme der Zentralen Kommission zur Wahrung ethischer Grundsätze in der Medizin und ihren Grenzgebieten (Zentrale Ethikkommission) bei der Bundesärztekammer zur Ethikfallberatung in der klinischen Medizin. https://www.zentrale-ethikkommission.de/fileadmin/user_upload/_old-files/downloads/pdf-Ordner/Zeko/Ethikberatung.pdf (aufgerufen am 30.04.2025)

Zentrale Ethikkommission bei der Bundesärztekammer. (2020). Stellungnahme der Zentralen Kommission zur Wahrung ethischer Grundsätze in der Medizin und ihren Grenzgebieten (Zentrale Ethikkommission) bei der Bundesärztekammer »Außerklinische Ethikfallberatung«. https://www.zentrale-ethikkommission.de/fileadmin/user_upload/_old-files/downloads/pdf-Ordner/Zeko/2020-03-20_DAEB_SN_ausserklin_EB.pdf (aufgerufen am 30.04.2025)

Zentrale Ethikkommission bei der Bundesärztekammer. (2022). Stellungnahme der Zentralen Kommission zu Ärztliche Verantwortung an den Grenzen der Sinnhaftigkeit medizinischer Maßnahmen. Zum Umgang mit »Futility«. https://www.zentrale-ethikkommission.de/fileadmin/user_upload/zentrale-ethikkommission/ZEKO_Bek_Futility_ONLINE_final.pdf (aufgerufen am 30.04.2025)

Zentrale Ethikkommission zur Wahrung ethischer Grundsätze in der Medizin und ihren Grenzgebieten (Zentrale Ethikkommission) bei der Bundesärztekammer. (2016). Entscheidungsfähigkeit und Entscheidungsassistenz in der Medizin. Deutsches Ärzteblatt, 113(15): A1–A6. https://www.zentrale-ethikkommission.de/fileadmin/user_upload/_old-files/downloads/pdf-Ordner/Zeko/SNEntscheidung2016.pdf (aufgerufen am 30.04.2025)

Zusatzmaterial zum Download

Die Zusatzmaterialien[20] können Sie unter folgendem Link herunterladen:

https://dl.kohlhammer.de/978-3-17-043516-2

---

20 Wichtiger urheberrechtlicher Hinweis: Alle zusätzlichen Materialien, die im Download-Bereich zur Verfügung gestellt werden, sind urheberrechtlich geschützt. Ihre Verwendung ist nur zum persönlichen und nichtgewerblichen Gebrauch erlaubt. Jede Verwendung außerhalb der engen Grenzen des Urheberrechts ist ohne Zustimmung des Verlags unzulässig und strafbar. Das gilt insbesondere für Vervielfältigungen, Übersetzungen, Mikroverfilmungen und für die Einspeicherung und Verarbeitung in elektronischen Systemen.

Stichwortverzeichnis

A

Abwägung, begründete 94
Advance Care Planning (ACP) 61
Angehörige 91, 107, 108
Aus- und Fortbildungsveranstaltungen 55
Außerklinische Ethikberatung
- Implementierung 158
- Institutionelle Anbindung 155
Autonomie 70, 89, 95

B

Behandlungsstrategien 82
Behandlungsziel 82
Betreuungsgericht 108

D

Dissens 96, 111
Dokumentation, Ethikfallberatung 115

E

Einwilligungsfähigkeit 89
Einwilligungsunfähigkeit 90
Empfehlungen, ethische 59
Entwicklungsprognose
- ungeborenes Kind 122
Ethik-Café 57
Ethikberater*in 26
- Ziele und Arbeitsweise 27
Ethikberatung
- Abgrenzung 16
- ambulant 154
- Arbeitsfelder 15, 45
- Assistenz bei der Selbsttötung 138
- Aus- und Fortbildungsveranstaltungen 55
- außerklinisch 154
- Bedarfsanalyse 45
- Definition 15
- Entwicklung Deutschland 19
- Evaluation 187
- fallbezogene Angebote 54
- Geschichte 17
- Gründe für Entwicklung 18
- Integrierte Modelle 28
- Organisationsformen 15, 24
- pro-aktiv 54
- Qualitätsindikatoren 188
- stationäre Pflegeeinrichtung 154
- Wirksamkeit 22
- Ziele 16
Ethikfallberatung 47
- Angehörige 79
- Anlässe 75
- auf Anfrage 49
- Dokumentation 115
- Ergebnis 100
- Evaluation 186
- Expertise 148
- Herausforderungen bei Moderation 111
- hermeneutisch-ethische Ansätze 67
- inhaltliche Herausforderungen 105
- Intensivmedizin 132
- Kinder- und Jugendmedizin 126
- Kompetenzen 148
- Kompetenzen prüfen 152
- methodische Ansätze 65
- Moderation 99
- Patient*innen 79
- prinzipienorientierte Ansätze 66
- prospektiv, retrospektiv 48
- Qualifizierung 151
- Qualitätssicherung 186
- Teilnehmende 78
- Verantwortung 102
- Verfahrensweise 50
- Vorbereitung 77
- vorgeburtliche Medizin 118
- Vorgespräch 78
- Zeitrahmen 102
- Zielsetzung 64
Ethikkomitee 24
- Arbeitsfelder 39
- Berichterstattung 43

- Etablierung 44
- Geschäftsführung 37
- Gründung 32
- Implementierung 31
- Mitglieder 33
- Öffentlichkeitsarbeit 40
- Satzung 35
- Vorstand 38
- Ziele und Arbeitsweise 25
- Zusammensetzung 37

Ethiktag 58
Ethikvisite 52, 132
- Intensivstation 133
- Leitfaden 135
Ethische Bewertungsperspektiven 73
Evaluation
- Methoden 190
- Praktisches Vorgehen 194
- Praxisbeispiele 196

F

Fallbesprechung im Team 64
Fetozid 125
Frühgeburt 132

G

Geheimnis 171
- Geheimhaltungsinteresse 171
- Offenbaren, befugt 172, 174, 175
- Offenbaren unbefugt 172
Gemeinsame Entscheidungsfindung 89
Gerechtigkeit 70, 91

H

Haftung 176
- Angestellte 180
- Beamte 179
- deliktische 177
- Ethikberatung 178
- Externe 180
- Haftungsprivilegierung 179, 180
- innerbetrieblicher Schadensausgleich 180
- Mitverschulden 180
- primäre 178
- Regress 179
- Satzungsrecht 181
- sekundäre 179
- Selbständige 180
- vertragliche 176
Hierarchie 111

I

in dubio pro vita 95, 110
Indikationsstellung 88

K

Kinder- und Jugendmedizin 126
- Autonomie-Perspektive 129
- Ethikfallberatung 131
- prinzipienorientierte ethische Falldiskussion 128
- Wohlergehens-Perspektive 129
Kindeswohl 127
- Gefährdung 127
- Konflikte 130
Kommunikationsprobleme 76
Konflikt, ethischer 94
Krankenhausaufnahmevertrag 178
Kritische Reflexion 97
Kulturelle Hintergründe 109

L

Lebensqualität 84
- Determinanten 86
Leitlinien 59
Liaison-Strukturen 27

M

Mediation 65
Medizinische Aufarbeitung 81, 84
Mitarbeiterbefragung 164
Moderation 99, 103, 110, 113
- Aufgaben 101, 113
Moral Case Deliberation 67
Mutmaßlicher Patientenwille 90, 107

N

Neonatologie, Ethikfallberatung 132
Nichtschaden 70
Nimwegener Methode 66
Notstand, rechtfertigender 175
Nutzen 70
Nutzen-Schaden-Abwägung, integrierte 73

O

Organisationsentwicklung 161
Organisationsethik 161

- Ethikkomitee 165
- Handlungsfelder 162
- Methodik 166
- normative Vorgaben 163
Organisationsethische Beratung 165

P

Patientenverfügung 90, 107
Patientenwille 89, 106
Pränatale Diagnostik 118
Pränatalmedizin 119
- Ethikfallberatung 125
- Handlungsoptionen 122
- prinzipienorientierte Falldiskussion 121
Prinzipienorientierte ethische Falldiskussion 72, 112
- Anwendung 200
- Fallbeispiel Kind 218
- Fallbeispiel psychische Erkrankung 212
- Fallbeispiel Therapiebegrenzung 200
- kritische Reflexion 97
- Medizinische Aufarbeitung 81
- Schritt für Schritt 75
- spezifische Kontexte 118
- Synthese 93
- Übersicht 74
Prinzipienorientierte Medizinethik 68

R

Rechtsberatung
- präventive 182
- Qualifikation 183
- Rechtsdienstleistung 182
Rechtsdienstleistungen
- unentgeltliche 184
- Zusammenhang mit der Haupttätigkeit 183
Ressourcenfragen 92

S

Satzung
- Haftungsfragen 181

Schwangere, Wohlergehen 123
Schwangerschaftsabbruch
- ethische Abwägung 125
- Rechtliche Regelung 118
- später 125
Schweigepflicht 170
- Einwilligung 174
- Einwilligung, mutmaßliche 175
- Ethikberatung 173
- Ethikberatung, außerklinisch 175
- gegenüber anderen Schweigepflichtigen 172
- gegenüber Angehörigen 172
shared decision making 70, 89, 127
Strafrecht 181
Suizidassistenz 138
- Autonomie-Perspektive 143
- Ethikfallberatung 141
- ethische Empfehlungen 140
- ethische Fortbildung 140
- prinzipienorientierte ethische Falldiskussion 142
- Wohlergehens-Perspektive 144
Synthese 93

T

Team 92
Therapieversuch, zeitlich begrenzter 96

U

Überlebenswahrscheinlichkeit 84

V

Verpflichtungen gegenüber Dritten 91
Visualisierung 104

W

Wertemanagement 164
Wohlergehen 85, 94, 105
- ungeborenes Kind 123
Wohltun 69